国家卫生健康委员会"十三五"规划教材

全国高等职业教育教材

供护理、助产专业用

护理心理学基础

U0292432

第 3 版

主　编　汪启荣

副主编　曹卫洁　曹建琴

编　者（以姓氏笔画为序）

邓清红（四川护理职业学院）　　　　汪启荣（沧州医学高等专科学校）

田凤娟（菏泽医学专科学校）　　　　张　毅（唐山职业技术学院）

史艳琴（山西医科大学汾阳学院）　　周雪妃（蚌埠医学院护理学院）

刘翠萍（青岛大学护理学院）　　　　胡　秦（大庆医学高等专科学校）

许　燕（首都医科大学燕京医学院）　曹卫洁（海南医学院）

李亚南（湖北中医药高等专科学校）　曹建琴（哈尔滨医科大学大庆校区）

杨　阳（沧州医学高等专科学校）

人民卫生出版社

图书在版编目（CIP）数据

护理心理学基础/汪启荣主编. —3 版. —北京：
人民卫生出版社，2018
ISBN 978-7-117-27746-4

Ⅰ.①护…　Ⅱ.①汪…　Ⅲ.①护理学－医学心理学－
高等职业教育－教材　Ⅳ.①R471

中国版本图书馆 CIP 数据核字（2018）第 274013 号

人卫智网	www.ipmph.com	医学教育、学术、考试、健康，
		购书智慧智能综合服务平台
人卫官网	www.pmph.com	人卫官方资讯发布平台

护理心理学基础
第 3 版

主　　编：汪启荣
出版发行：人民卫生出版社（中继线 010-59780011）
地　　址：北京市朝阳区潘家园南里 19 号
邮　　编：100021
E - mail：pmph @ pmph.com
购书热线：010-59787592　010-59787584　010-65264830
印　　刷：人卫印务（北京）有限公司
经　　销：新华书店
开　　本：850×1168　1/16　　印张：11　　插页：8
字　　数：348 千字
版　　次：2005 年 12 月第 1 版　　2018 年 12 月第 3 版
　　　　　2024 年 5 月第 3 版第 12 次印刷（总第 32 次印刷）
标准书号：ISBN 978-7-117-27746-4
定　　价：42.00 元
打击盗版举报电话：010-59787491　E-mail：WQ @ pmph.com
（凡属印装质量问题请与本社市场营销中心联系退换）

　　高等职业教育三年制护理、助产专业全国规划教材源于原国家教育委员会"面向21世纪高等教育教学内容和课程体系改革"项目子课题研究,是由原卫生部教材办公室依据课题研究成果规划并组织全国高等医药院校专家编写的"面向21世纪课程教材"。本套教材是我国高等职业教育护理类专业第一套规划教材,第一轮于1999年出版,2005年和2012年分别启动第二轮和第三轮修订工作。其中《妇产科护理学》等核心课程教材列选"普通高等教育'十五''十一五'国家级规划教材"和"'十二五''十三五''十四五'职业教育国家规划教材",为我国护理、助产专业人才培养做出卓越的贡献!

　　根据教育部和国家卫生健康委员会关于新时代职业教育和护理服务业人才培养相关文件精神要求,在全国卫生职业教育教学指导委员会指导下,组建了新一届教材建设评审委员会启动第四轮修订工作。新一轮修订以习近平新时代中国特色社会主义思想为指引,全面落实党的二十大精神进教材相关要求,坚持立德树人,对接新时代健康中国建设对护理、助产专业人才培养需求。

　　本轮修订的重点:

　　1. **秉承三基五性** 对医学生而言,院校学习阶段的学习是一个打基础的过程。本轮教材修订工作秉承人民卫生出版社国家规划教材建设"三基五性"优良传统,在基本知识、基本理论、基本技能三个方面进一步强化夯实医学生基础。整套教材从顶层设计到选材用材均强调思想性、科学性、先进性、启发性、适用性。在思想性方面尤其突出新时代育人导向,各教材全面融入社会主义核心价值观,体现"敬佑生命、救死扶伤、甘于奉献、大爱无疆"的卫生与健康工作者精神,将政治素养和医德医技培养贯穿修订、编写及教材使用全过程。

　　2. **强化医教协同** 本套教材评审委员会和编写团队进一步增加了临床一线护理专家,更加注重吸收护理业发展的新知识、新技术、新方法以及产教融合新成果。评委会在全国卫生职业教育教学指导委员会指导下,在加强顶层设计的同时注重指导各修订教材对接最新专业教学标准、职业标准和岗位规范要求,更新包括疾病临床治疗、慢病管理、社区护理、中医护理、母婴护理、老年护理、长期照护、康复促进、安宁疗护以及助产等在内的护士执业资格考试所要求的全部内容,力求使院校教育、毕业后教育和继续教育在内容上相互衔接,凸显本套教材的协同性、权威性和实用性。

　　3. **注重人文实践** 护理工作的服务对象是人,护理学本质上是一门人学,而且是一门实践性很强的科学。第四轮修订坚持以学生为本,以人的健康为中心,注重人文实践。各教材围绕护理、助产专业人才培养目标,将知识、技能与情感、态度、价值观的培养有机结合,引导学生将教材中学到的理论、方法去观察病情、发现问题、解决问题,在加深学生对理论的认知、理解和增强解决未来临床实际问题的能力的同时,更加注重启发学生从心灵深处自悟、陶冶灵魂,从根本上领悟做人之道。

　　4. **体现融合创新** 当前以信息技术、人工智能和新材料等为代表的新一轮科技革命迅猛发展,包括护理学在内的多个学科呈深度交叉融合。本套教材的修订与时俱进,主动适应大数据、云计算和移动通讯等新技术新手段新方法在卫生健康和职业教育领域的广泛应用,体现卫生健康及职业教育与新技术的融合成果,创新教材呈献形式。除传统的纸质教材外,本套教材融合了数字资源,所选素材主题鲜明、内容实用、形式活泼,拉近学生与理论课和临床实践的距离。通过扫描教材随文二维码,线上与线下的联动,激发学生学习兴趣和求知欲,增强教材的育人育才效果。

全套教材包括主教材、配套教材及数字融合资源,分职业基础模块、职业技能模块、人文社科模块、能力拓展模块、临床实践模块 5 个模块,共 47 种教材,其中修订 39 种,新编 8 种,供护理、助产 2 个专业选用。

教 材 目 录

序号	教材名称	版次	所供专业	配套教材
1	人体形态与结构	第2版	护理、助产	√
2	生物化学	第2版	护理、助产	√
3	生理学	第2版	护理、助产	√
4	病原生物与免疫学	第4版	护理、助产	√
5	病理学与病理生理学	第4版	护理、助产	√
6	正常人体结构	第4版	护理、助产	√
7	正常人体功能	第4版	护理、助产	
8	疾病学基础	第2版	护理、助产	
9	护用药理学	第4版	护理、助产	√
10	护理学导论	第4版	护理、助产	
11	健康评估	第4版	护理、助产	√
12	基础护理学	第4版	护理、助产	√
13	内科护理学	第4版	护理、助产	√
14	外科护理学	第4版	护理、助产	√
15	儿科护理学	第4版	护理、助产	√
16	妇产科护理学	第4版	护理	
17	眼耳鼻咽喉口腔科护理学	第4版	护理、助产	√
18	母婴护理学	第3版	护理	
19	儿童护理学	第3版	护理	
20	成人护理学（上册）	第3版	护理	
21	成人护理学（下册）	第3版	护理	
22	老年护理学	第4版	护理、助产	
23	中医护理学	第4版	护理、助产	√
24	营养与膳食	第4版	护理、助产	
25	社区护理学	第4版	护理、助产	
26	康复护理学基础	第2版	护理、助产	
27	精神科护理学	第4版	护理、助产	
28	急危重症护理学	第4版	护理、助产	

续表

序号	教材名称	版次	所供专业	配套教材
29	妇科护理学	第2版	助产	√
30	助产学	第2版	助产	
31	优生优育与母婴保健	第2版	助产	
32	护理心理学基础	第3版	护理、助产	
33	护理伦理与法律法规	第2版	护理、助产	
34	护理礼仪与人际沟通	第2版	护理、助产	
35	护理管理学基础	第2版	护理、助产	
36	护理研究基础	第2版	护理、助产	
37	传染病护理	第2版	护理、助产	√
38	护理综合实训	第2版	护理、助产	
39	助产综合实训	第2版	助产	
40	急救护理学	第1版	护理、助产	
41	预防医学概论	第1版	护理、助产	
42	护理美学基础	第1版	护理	
43	数理基础	第1版	助产、护理	
44	化学基础	第1版	助产、护理	
45	信息技术与文献检索	第1版	助产、护理	
46	职业规划与就业指导	第1版	助产、护理	
47	老年健康照护与促进	第1版	护理、助产	

数字资源编者名单

主　编　汪启荣

副主编　杨　阳　胡　秦

编　者（以姓氏笔画为序）

邓清红（四川护理职业学院）

田凤娟（菏泽医学专科学校）

史艳琴（山西医科大学汾阳学院）

刘翠萍（青岛大学护理学院）

许　燕（首都医科大学燕京医学院）

李亚南（湖北中医药高等专科学校）

杨　阳（沧州医学高等专科学校）

汪启荣（沧州医学高等专科学校）

张　毅（唐山职业技术学院）

周雪妃（蚌埠医学院护理学院）

胡　秦（大庆医学高等专科学校）

曹卫洁（海南医学院）

曹建琴（哈尔滨医科大学大庆校区）

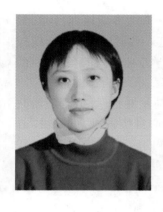

汪启荣，1973 年出生，基础心理学硕士，心理学教授，首批国家二级心理咨询师，国家心理咨询师职业资格考评师资格，英国催眠疗法委员会注册催眠师，沧州医学高等专科学校健康服务与管理系心理咨询教研室主任，学校心理咨询专业带头人。主要讲授心理基础和专业课程：护理心理学、医学心理学、变态心理学、心理咨询与治疗、人际沟通分析学和催眠与生物反馈技术等。主要专业方向：护理（医学）心理学教学与研究、青少年心理咨询（认知行为催眠和辨证行为治疗取向）。主编国家及省部级规划教材 6 部，在国家核心期刊发表专业论文 12 篇，主持省、市级科研课题 4 项，参研 6 项，在省级课题《医学专科院校心理学课程教学改革的研究》中，构建了符合医学专科院校人才培养目标的心理学课程，主要包括基础心理和临床心理的教学内容、基于案例的 SSE 教学模式、教学资源的建设和考试方式等。

寄语：

护理学先驱南丁格尔认为护理学是"担负保护个体健康的职责以及护理病人使其处于最佳状态"。随着"生物 - 心理 - 社会"现代医学模式的确立，心理护理已成为整体护理的核心内容之一。希望同学们熟练掌握护理心理学的知识和技能，认真践行"以健康为中心"的整体护理理念，成长为真正的"白衣天使"！

前　言

为了认真落实党的二十大精神，本教材按照"十三五"期间教育部高职高专护理类专业培养目标、国家卫生健康委员会行业要求以及社会和岗位对高职高专护理人才的需求进行修订。教材以现代医学模式和整体护理观为指导，强调心理学基础知识、基本理论、基本方法和技术与护理学专业实践的有机融合，本着"精理论，重应用"的原则，力求在国内现有同类教材的基础上有所突破和创新，形成自己的特色。

教材分为上、下篇，上篇是基础心理，包括绪论、心理过程、人格、心理健康与发展心理、心理应激共五章，重点介绍护理心理学的基本概念和基础理论知识；下篇是临床心理，包括心身疾病、心理评估、心理干预、病人心理与护患沟通、心理护理共五章，重点介绍在临床护理实践中所需的应用性心理学方法和技术。

本教材充分考虑到高职高专学生的认知特点，将教材结构及体例设计如下：在每章之前列出知识、技能及职业素质三维学习目标，明确学习重点；每章的重要章节设置了"导入情景"，用临床真实情景激发学生的学习兴趣；各章节中穿插"知识拓展"拓展学生专业视野；各章中新增音频、动画、微课、视频和思维导图等数字资源，可增强教材的易学性和激发学生的学习乐趣，章末的"思考题""扫一扫，测一测"等栏目可以让学生将所学应用于临床护理实践的情境中，学以致用，巩固所学。

在教材内容选择上，遵循"三基""五性"的原则，以专业培养目标为导向，以职业技能的培养为根本，满足"三个需要"。在教材的撰写过程中，我们强调了教材内容专业性，要保证心理学语言、逻辑性强，同时也注重教材中的理论知识和技术"易懂、好学、易用"。例如，教材中的心理学基础知识和基本理论内容的取舍，心理评估工具以及心理干预技术的选择等，都遵循了这一要求；在基础心理的心理知识中增加了其在临床护理工作中的应用，提高了理论的实用性和可操作性；在心理护理中将相关内容整合为常见临床身心问题的心理护理，从情绪、认知和行为三个方面阐述，体现了易懂和好学；在护患沟通中，增加了短期焦点解决技术在护患沟通中应用，体现了易用。

本书编写过程中，全体编者精诚团结，齐心协力，将自己的教学、临床经验及成果凝练成文字编入教材中。鉴于编者水平有限，书中不妥及谬误之处在所难免，诚望读者、同行和专家不吝赐教。

汪启荣

2023 年 10 月

教学大纲（参考）

目　录

上篇　基　础　心　理

下篇　临 床 心 理

上篇 基础心理

第一章 绪 论

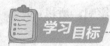

学习目标

　　1. 掌握心理学、护理心理学的概念；心理现象的组成和心理的本质。
　　2. 熟悉护理心理学的研究对象与任务；现代医学模式的主要内容；精神分析理论、行为主义理论、人本主义理论和认知理论的重要观点。
　　3. 了解护理心理学相关学科、意义和常用的研究方法。
　　4. 会运用心理学不同流派的观点分析心理现象、心理疾病的形成原因。
　　5. 具有生物 - 心理 - 社会的现代医学模式观和整体护理观。

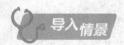

导入情景

情景描述：
　　年仅两岁半的小伊伊（化名）是某次特大交通事故中最后一名获救者，在接受了小腿切开减压手术后，医治医院表示，孩子有望保住左腿，无需截肢，目前生命体征良好。遗憾的是，她的父母已被证实在车祸中双双遇难。
　　请思考：
　　如何根据病人的心理和生理的发展特点对其进行心理护理？

第一节 概 述

一、基本概念

（一）心理学的概念

　　心理学（psychology）是研究心理现象发生、发展及其规律的科学。心理现象一般包括心理过程和人格两个部分，心理过程是心理现象的动态过程，包括认知过程、情绪和情感过程以及意志过程；人格，也称个性，是个体在社会化过程中相对稳定的特色部分，包括人格倾向性、人格心理特征和自我意识。

（二）护理心理学的概念

　　护理心理学（nursing psychology）是研究如何运用心理学理论、方法和技术，来解决护理实践中的

1

心理问题，以实施最佳护理的一门应用学科，是医学心理学在护理工作中的分支，也是护理学的重要组成部分。护理心理学是护理学和心理学的有机结合，随着现代护理学模式的不断完善和心理学理论、方法和技术在临床护理实践中越来越广泛的应用，护理心理学也将不断发展，并对现代护理学的理论与实践、发展与改革产生深远的影响，成为护理学领域的一门非常重要的学科。

（三）医学、护理学与心理学的联系

心理学是研究心理现象或大脑运动规律的学科，医学、护理学和心理学之间的重要共同之处就是其研究和服务的对象都是人。一般认为，医学侧重人的生理方面的研究，心理学侧重人的心理现象的研究，但是根据"心身统一"的观点，人的心理活动与生理活动是相互联系、相互影响的，即所有的心理活动都是生理活动，生理活动也伴随着心理活动。这也是医学、护理学和心理学之间相互联系的重要基础。

二、护理心理学的研究对象及任务

（一）护理心理学的研究对象

护理心理学的研究对象包括护理的服务对象和护理人员两部分。20 世纪 80 年代初，美国护理学会将护理定义为"护理是诊断和处理人类对其现存和潜在健康问题的反应"。因此，护理心理学不仅要关注病人的心理，还要关注有潜在健康问题人群的心理。在心理护理的过程中，护理人员作为护理活动的主体，其心理状态、个性特征和心理护理技能等都会对心理护理的效果产生影响。所以，护理心理学的研究对象就应该是病人和存在潜在健康问题的健康人以及护理人员。

（二）护理心理学的研究任务

1. 研究病人一般与特殊的心理活动规律和特点　健康人患病后，大部分人的心理活动都会受到生理疾病的影响，产生不同程度的恐惧、焦虑、抑郁等负性情绪。一般情况下，不同年龄和个性的人，患病后的心理反应各有差异，如年轻人会担心个人发展、婚姻等问题；中年人更关注事业和专业发展问题。另外，病人的个性特点对其疾病的发生、发展及预后都会产生不同程度的影响。所以，护理心理学也要研究病人的特殊心理活动特点，从而更好地对病人开展个性化心理护理。

知识拓展

　　人是各种各样的，由于社会职业、地位、民族、信仰、生活习惯和文化程度不同，所得的疾病与病情也不同，要使千差万别的人都能达到治疗或康复所需要的最佳身心状态，本身就是一项最精细的艺术。

——南丁格尔

2. 研究个体心身交互作用对心身健康的影响　个体的生理活动与心理活动相互依赖、相互制约、相互促进，统一制约着个体的心身发展，生理活动是心理活动的物质基础，心理活动对个体的生理活动又具有能动的调节作用。护理心理学的任务就是深入研究个体心身相互作用的机制，揭示疾病与心理社会因素之间的内在联系，促使护士对护理对象采取针对性的心理护理措施。

3. 研究心理社会因素与疾病对人的心理活动的影响　个体的心理活动与生理活动之间的相互关系，揭示了疾病与心理因素之间的内在联系。一方面，心理社会的应激事件会导致个体产生一系列的生理或变化；另一方面，疾病会对病人的心理活动会产生消极影响，一些严重的疾病，如恶性肿瘤、精神疾病等还会导致病人产生严重的心理问题。护理心理学要研究心理社会因素及疾病对人的心理活动的影响规律，使护理人员掌握这些规律，更好地对病人实施整体护理。

4. 研究人的亚健康（sub-health）状态的形成及转归　随着人们生活压力的增大、社会竞争的加剧，介于健康与疾病之间的亚健康问题已经受到学者们的高度关注。亚健康是一种临界状态，处于这个状态的个体虽然没有明确的疾病，但已经出现了体力、精力、效能感和适应能力的下降，这种状态极易导致心身疾病的发生。护理心理学要研究社会文化因素、情绪因素、人格因素及不良行为方式等导致亚健康状态的形成和转归的规律。

5. 研究心理护理的理论、技术和方法　主要是针对护理对象即健康人群、亚健康人群及病人现存的、潜在的心理问题，研究心理评估技术，确定个性化的心理护理方法；研究如何运用心理学知识和技术促进护理对象的心身健康。其目的是促进护理心理学理论和技术的完善和发展，增进人类的全面健康。

6. 研究护理人员应具备的心理品质及其培养　护理人员通过护理工作为病人减轻痛苦，这是一项崇高的职业。从事护理工作的人必须具有优良的心理品质，如要尊重和关怀病人；工作中要具备敏锐的观察力，尽力满足病人的合理需求；在工作中要表现出高度的责任心和精湛娴熟的技术，以增强病人的安全感等。因此，现代护理工作对护理人员的心理素质提出了更高的要求，如何培养这些优良的心理素质也是护理心理学的重要任务。

三、护理心理学的相关学科

（一）普通心理学

普通心理学（general psychology）是研究正常个体的心理现象发生和发展一般规律的学科。其研究内容包括感知觉、记忆、思维的一般规律；人的需要、动机及各种心理特征的一般规律；心理与客观现实的关系、心理与脑的关系、各种心理现象间的相互联系及这种联系在人的心理结构中的地位与作用等。普通心理学是每一门应用心理学的基础，学习护理心理学首先应学好普通心理学的基本知识。

（二）医学心理学

医学心理学（medical psychology）侧重研究心理变量与健康或疾病之间的关系，解决医学领域中的有关健康和疾病的心理行为问题。医学心理学兼有心理学和医学的特点，它研究和解决人类在健康或患病以及两者相互转化过程中的一切心理问题，即研究心理因素在疾病病因、诊断、治疗和预防中的作用。

动画：医学心理学的研究过程及方法

（三）生理心理学

生理心理学（physiological psychology）是研究心理现象的生理机制，主要内容包括神经系统的结构和功能，内分泌系统的作用，情绪和情感、需求与动机、学习与记忆等心理和行为活动的生理机制。

（四）临床心理学

临床心理学（clinical psychology）是指根据心理学原理、方法和技术，解决个体心理问题的应用心理学科，主要借助心理测验对病人的心理和行为进行评估，并通过心理咨询和心理治疗的技术改善和解决个体的心理问题。一般而言，临床心理学是医学心理学中的最大临床学科分支，属于应用心理学的范畴。

（五）咨询心理学

咨询心理学（consulting psychology）主要是对正常个体处理婚姻、家庭、教育、职业及生活习惯等方面的心理问题进行帮助，也包括对心身疾病、神经症和恢复期的精神病人及其亲属就疾病的护理与康复问题进行指导。咨询心理学与医学心理学有部分重叠或交叉，可看做是医学心理学的应用分支学科或者交叉学科。

（六）心身医学

心身医学（psychosomatic medicine）是研究心身疾病的病因、病理、临床表现、诊治和预防的学科。心身医学是研究精神和躯体健康相互关系的一个医学分支。

（七）健康心理学

健康心理学（health psychology）是利用心理学知识促进和维护健康、预防和治疗疾病、帮助个体疾病的康复，并促进健康服务体系和健康政策形成的学科。

（八）变态心理学

变态心理学（abnormal psychology）也称异常心理学或病理心理学，是研究异常心理现象的发生、发展和变化原因及规律的学科。变态心理学与精神病学关系密切，其研究成果是某些医学心理学理论和证据的重要来源。

第二节 护理心理学发展概况

一、医学模式与护理观的转变

（一）医学模式的转变

1. 医学模式（medical model） 指一定时期内人们对疾病和健康的总体认识，并成为医学发展的指导思想，也可以说是一种哲学观在医学上的反映。一种医学模式影响着医学工作的思维和行为方式，使之带有一定的倾向性和行为风格，从而影响医学工作的结果。随着人类对健康需求的不断变化和提升，使医学模式不断发展和完善，其终极目标是运用医学模式思想，不断充实、发展、深化和完善医学理论与实践，以满足人类对健康的追求。近现代的两种主要医学模式是生物医学模式和生物 - 心理 - 社会医学模式。

2. 生物医学模式（biological medical model） 指仅从生物学角度看待健康和疾病及其相互转化关系，而不考虑社会、心理行为因素对健康和疾病的影响。生物医学模式认为，健康是各器官生理功能正常和生物细胞没有损伤；疾病是微生物侵入人体或组织细胞使之受到损伤而产生病变，可通过测定偏离正常的生物学变量来加以诊断和治疗，可采用杀菌灭虫、预防接种和抗菌药物等手段来预防和治疗疾病。根据这一医学观念，医学家们针对致病的生物因素进行了深入研究，取得了很多开创性的成果，为保障人的健康、拯救人的生命，作出了巨大的贡献。

随着科学技术的高速发展，生物医学模式的缺陷日益突显出来，它只关注了人的生物属性，而忽略了人的社会属性；只着眼于发病的局部器官，而忽视了人的整体系统属性；只重视躯体的生物因素，而忽视了人的心理和社会因素；在某些医学科学研究中，忽视了心理社会因素对人类健康的影响。

3. 生物 - 心理 - 社会医学模式（biopsychosocial medical model） 也称为现代医学模式，是一种系统论和整体观的医学模式，指从生物、心理、社会三轴系统综合看待健康与疾病，认为健康是躯体（生物）、心理、社会适应和道德品质都处于良好状态；疾病发生和上述三种因素都有关系；心身是统一的，相互影响的；对任何一种疾病的诊断、治疗、预防、康复和护理都应当从三轴系统全面加以考虑。

按照现代医学模式，医护行为开始着眼于病人，医护双方变成了合作关系，护理行业受到重视，在这种思想的影响下，我国也开始实施"以病人为中心"的责任制护理，要求责任护士对病人的心身健康实行有目的、有计划的整体护理，并明确提出了心理护理的概念。它改变了以前护理只注重疾病，不注重整个病人；只关注病人的生理变化，不关注病人的心理变化；只看到疾病的生物性原因，没有看到身心的交互作用。现代化的护理理念和技术促进了护理心理学的产生和发展，更适应了生物医学模式向生物 - 心理 - 社会医学模式的转变。同时，现代医学模式也对护理心理学的发展起到重要的指导意义。

（二）护理观的转变

在一百多年前，护理学的先驱南丁格尔（Florence Nightingale）曾经说过："护理工作的对象，不是冷冰冰的石头、木头和纸片，而是有热血和生命的人类。"但是，由于长期以来，人们受生物医学模式的影响和制约，护理工作严重偏离了南丁格尔的思想。在护理理念上，过分注重人的疾病，"见病不见人"，而忽略了病人心理对疾病的影响、社会及文化等方面的需求；在护理方法和实践中，更多视病人为一架没有生命的机器，生病是零部件出现了故障，治疗与护理就是对该部件进行必要的维修。把一系列护理工作，看成是生产流水线，大家都有明确分工，各司其职，很少顾及病人的心理感受。

从上世纪70年代开始，医学模式已从过去的生物医学模式，逐步转变为生物 - 心理 - 社会医学模式。为适应现代医学模式的需要，护理理念也从过去的"以疾病为中心"转变为"以人的健康为中心"；护理对象应从单纯的病人扩大到疾病边缘的人和亚健康的人；护理目标应不仅着眼于生理上的异常，还要顾及人的心理状态的健康；护理的任务应该从只为病人提供生理方面的护理延伸到心理、社会文化等多方位的整体护理；护士角色也不仅是病人的看护者，更是身心健康的教育者、疏导者、管理者和研究者。因此，一个适应上述要求的护理工作者，不仅要具备扎实的护理学功底，还要掌握与护理学相关的心理学基础知识。

二、护理心理学的形成与发展

在南丁格尔之后，人们逐渐认识到加强病人的健康教育以及让病人保持生理和心理平衡的重要意义。美国的护理学家率先提出了"护理程序"的概念，以"重视人是一个整体，除生理因素以外，心理、社会、经济等方面的因素都会影响人的健康状态和康复程度"的新观点来重新认识护理对象，进一步提出了"在疾病护理的同时，重视人的整体护理"的专业发展目标。

20 世纪 50 年代末，美国明尼苏达大学提出并践行了责任制护理，使其在全世界得以普遍实施。1978 年，世界卫生组织提出"2000 年人人享有卫生保健"的全球战略目标，更加推动了现代护理学的快速发展，使其进入了整体护理发展的阶段，护理心理学也随之进入了系统化、科学化的学科发展轨道。

三、护理心理学的意义

（一）适应"以病人为中心"的现代护理模式

从 20 世纪 30 年代开始，心理与健康之间的相互影响越来越受到人们的重视。传统的"生物医学模式"逐渐被现代的"生物 - 心理 - 社会"医学模式所取代。在生物医学模式的影响下，护理工作实行的是"以疾病为中心"的功能制护理，即按照人体的不同功能，由护士各负其责。这种分工操作是仿效工厂流水作业的方法，忽视人具有整体性和社会性的特点。20 世纪 80 年代，我国开始实行"以病人为中心"的责任制护理，并明确提出了心理护理的概念。这些现代化的护理理念和技术的推广，既促进了护理心理学的形成与发展，也适应了生物医学模式向生物 - 心理 - 社会医学模式的转变的需要。

（二）全面提高护理质量

护理的对象是人，人是有复杂心理活动的，必须了解人的心理活动，才能使服务对象满意。护士学习了护理心理学，掌握了病人的心理活动规律，全面地认识了疾病和病人，才有可能采取相应的心理护理技术进行心理护理，这样的护理才会使病人感到生理上舒适、心理上舒畅。病人的这种良好心理状态能够促进其良好的生理功能，良好生理功能又会反过来促进其形成良好的、积极的心理状态。生理与心理的这种积极的交互作用促进病程向健康方向发展，从而全面而有效地提高了护理质量。

（三）提高护理心理评估和心理干预的能力

学习护理心理学最重要的是让护士掌握临床护理心理评估和心理干预的技术。心理评估是运用心理学的理论和技术，评定个体心理行为的功能水平，评定个体的心理特质（认知、情绪、个性、行为、社会环境、生活方式等）对健康和疾病的影响，偏重心理问题的个性化判断。心理干预则是指护士在心理学理论指导下有计划、按步骤地对护理对象的心理活动、个性特征或心理问题施加影响，使之发生朝向预期目标变化的过程。通过学习使护士提高应用心理评估和心理干预技术的能力。

（四）培养护士良好心理素质

新的护理环境下要求护士应具备良好的心理素质、敏捷的思维、丰富的想象力、精确的语言表达能力、适度的情绪感染力以及良好的沟通能力等。然而，护士也是普通人，各有其气质特点和性格特征，同样受其自身生理、心理、社会变化的影响，可能出现各种情绪和心理的变化，如心理状态调整不好，在一定程度上会对护理工作及其质量带来负面影响。所以，护士应有意识调节自我心理状态，注重培养和优化自己的职业心理素质，在护理心理学的理论指导下，在实践中不断强化专业学习和训练，努力使自己成为业务技术精湛、知识结构完善和心理素质优良的护理工作者。

第三节　护理心理学常用的研究方法

德国心理学家冯特（Wilhelm Wundt）运用自然科学的实验法来研究心理现象，并于 1879 年在德国莱比锡大学建立第一个心理学实验室，标志着科学心理学的诞生。护理心理学作为心理学的一个分支，其研究方法从属于现代心理学，主要的研究方法包括观察法、调查法、实验法、心理测验法和个案法。

一、观察法

（一）概念

观察法（observational method） 是指通过科学观察，了解观察对象心理现象的表现；是研究和分析群体或个体心理行为活动特点、探索心理活动规律的方法。

（二）分类

根据观察法所采用的环境条件，分为自然观察法和控制观察法。

1. 自然观察法（naturalistic observation） 指对观察环境不做任何人为的条件控制，了解在自然状态下群体或个体的心理行为表现并加以研究与总结。

2. 控制观察法（controlled observation） 指将观察对象置于经过预先设置或处理的观察情境中，了解观察对象在控制情境中的心理行为表现并加以研究与总结。

（三）观察法的优点和局限性

1. 观察法的优点 它具有直观性、可靠性、生动性、及时性等特点，更接近真实，不受被观察者的意愿和回答能力影响，而且简便易行，灵活性强，可随时随地进行。

2. 观察法的局限性 一般情况下，只有行为和自然的物理过程才能被观察到，而无法了解被观察者的动机、态度、想法和情感，其观察结果也会受到主观意识的影响，此方法也不适用于大样本的被试研究。

二、调查法

（一）概念

调查法（survey method）是指研究者以所需研究的问题为范围，预先拟定问题，让被试者根据自己的意愿选择作答，再对其调查结果进行统计分析的一种方法。对于护理心理学研究而言，在分析病人心理需要、了解护患关系等内容时，通常采用调查法。

（二）调查研究的主要方式

1. 问卷调查法 一般多用于短时间内大范围人群的资料收集。问卷一般由卷首语、问题与回答方式、编码和其他资料4个部分组成。问卷调查一般程序分为设计调查问卷、选择调查对象、分发问卷、回收和审查问卷。然后，再对问卷调查结果进行统计分析和相关研究。

2. 访谈调查法 访谈调查法又称询问法，是指调查人员将所要调查的事项写出访谈提纲，然后采取当面、电话、网络或书面等不同的形式，按提纲向被调查者询问情况获取所需资料，访谈调查法是护理心理学收集第一手资料最常用、最基本的方法之一。

（三）调查研究的注意事项

1. 精心设计和策划 研究者进行调查前必须精心设计调查表，力求就某范围的调查获得较大的信息量，以便在资料分析时得到更多有价值的结果。一般而言，信息量小的调查问卷往往易导致片面的结论。

2. 确保真实并承诺 为确保调查结果的真实性，调查问卷一般可采用无记名方式收集资料，以打消被调查者的顾虑。访谈调查时，则需要调查者积极营造一个和谐、宽松的谈话氛围，必要时调查者还可以向被调查者作出替他保守个人隐私的承诺，以便被调查者能客观真实地完成调查。

3. 抽样要具有代表性 调查研究的成败，主要取决于所抽样本的代表性，故调查法也称作抽样调查。随机抽样和分层抽样都是可增强调查结果代表性的常用方法。

4. 文字表达要通俗并简练 调查者在自行设计问卷时，一定要注重文字表达上的通俗易懂和言简意赅，还应考虑如何方便作答，尽量选用"是非法""选择法"答题方式供被调查者使用，以便使其能比较轻松和顺利地完成问卷。

三、实验法

（一）概念

实验法（experimental method）是指对研究对象的某些变量进行操纵或控制，以探求心理现象的原因和发展规律的研究方法。实验法的最大特点在于可以人为地控制和改变某些条件，引出所要研究的某种心理现象，以得到关于这一现象发生或起作用的规律性的结论。

（二）实验方式

1. 实验室实验（laboratory experiment）　是自然科学研究和社会科学研究都需采用的一种方法，在实验室中完成的。虽然实验室实验常需借助仪器，且以自然科学研究所用居多，但并不意味着实验法与使用仪器及自然科学之间存在必然联系。护理心理学实验研究的内容，既有自然科学的，也有社会科学的。如研究病人的情绪状态与机体免疫机制的交互影响的课题，可主要采用自然科学的实验研究方式；而研究语言暗示对病人情绪调节作用的问题，则可着重于社会科学的实验研究方式。实验室实验的优点在于研究的控制条件严格，可排除许多的干扰因素，能获得说服力较强的研究结果等。

2. 现场实验（field experiment）　是将实验法延伸到社会的实际生活情境中进行研究的一种方法。与实验室实验的不同之处在于，它是在现场（自然）情况下控制条件进行的实验。从对控制实验的干扰因素来看，现场实验虽不如实验室实验那么便利，但它具有更接近真实生活、研究范围更加广泛、实验结果容易推广等优点。因此，在社会心理学、管理心理学等领域的科学研究中被广泛采用。现场实验也是护理心理学研究的常用方法之一。

3. 模拟实验（imitative experiment）　是指由研究者根据研究需要，人为地设计出某种模拟真实社会情境的实验场所，间接地探求人们在特定情境下心理活动发生及变化规律的一种研究方法。如研究者可设计模拟护患交往的情境，请有关人员扮演病人，以观察护士个体的人际沟通能力，进而深入了解、力求解决一些共性问题。模拟情境虽是人为设计的，只要被试者未察觉自己置身于人为情境，所产生的心理行为反应与现场实验很接近，是比较真实的、可信的。所以，模拟实验情境的设计要客观、严谨、科学，使被试者不能察觉，力求得到最接近真实的结果。

四、心理测验法

心理测验法（psychological test method）是护理心理学最常使用的一种方法，是运用测验材料，通过标准化的方法，对被试者的心理和行为进行数量化的测量，并与常模进行比较，从而确定被试者心理活动的性质和程度的一种方法。

在护理心理学中常用的有症状自评量表、韦氏智力测验、明尼苏达多相人格测验、艾森克人格测验、焦虑、抑郁等情绪量表，通过心理测量，可以把握个体的心理特征，为心理评估和心理干预提供依据。

五、个案研究法

个案研究法（case study）是对个人或以个人组成的团体为对象的一种研究方法。就是对某一个体或群体组织在较长时间内（几个月、几年乃至更长时间）连续进行调查、了解、收集全面的资料，研究其心理发展变化全过程的方法。

个案法最显著的特征是描述客观世界的真实事例，所得的材料比较科学准确，具有较高的文献价值。研究对象在很大程度上是一个不能复制的过程，所以对这一过程中所发生的典型个案要进行深入细致的分析研究，其中包括收集有关个案的背景、具体材料、调查访问结果及相关人员作出的评价，如实地描述这一过程中发生的"故事"。

从事个案研究必须是多种方法并重，才能收集到各种有价值的较全面的研究资料。个案研究通过对个案的系统全面的研究，探询隐藏在个案背后的规律性结论。

第四节　心理现象及其本质

一、心理现象

心理现象（mental phenomena）是个体心理活动的表现形式，也是每个人在生活中都能切身体会到的一种最熟悉的现象。一般把心理现象分为心理过程（mental process）、人格（personality）或个性

（characteristics）和自我意识（self-consciousness）三个方面。

心理过程是个体的心理活动发生、发展的过程，包括认知、情绪情感和意志过程。认知过程（cognitive process）是信息加工的过程，指个体接受外界输入的信息并经过神经系统加工处理转换成内在的心理活动，进而支配个体行为的过程，包括感觉、知觉、记忆、思维和想象等；情绪情感过程指个体在认知输入信息的基础上形成的态度和主观体验，包括情绪和情感；意志过程是推动并维持个体行为的内部动力，包括决定阶段和决定后阶段。

人格指个体的具有一定倾向性、比较稳定的心理特征的总和，由人格倾向性、人格心理特征和自我意识组成。人格倾向性是个体对客观世界的态度和行为的内在动力，包括需要、动机、兴趣、信念、价值观和世界观等；人格心理特征是个体稳定的、本质的内在特征，包括能力、气质和性格。

自我意识是个体对自身及自身与客观世界关系的觉察状态，依据活动形式可分为自我认识、自我体验和自我调节。自我认识是自我意识的认知部分，包括自我感觉、自我观察、自我分析、自我评价等，主要回答"我是什么样的人"的问题；自我体验是自我意识的情绪部分，是人对自己情绪状态的体验，可表现为自尊、自爱、自豪、自卑、自怜等情绪状态，主要回答"我是否满意自己或悦纳自己"；自我调节是自我意识的意志部分，是个体的自觉过程，包括自我监控、自我激励、自我控制、自我暗示等形式。自我调节的实现受自我认识、自我体验的制约。

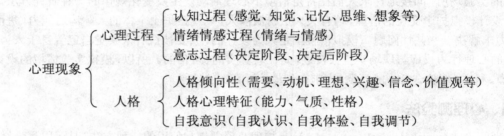

心理现象
- 心理过程
  - 认知过程（感觉、知觉、记忆、思维、想象等）
  - 情绪情感过程（情绪与情感）
  - 意志过程（决定阶段、决定后阶段）
- 人格
  - 人格倾向性（需要、动机、理想、兴趣、信念、价值观等）
  - 人格心理特征（能力、气质、性格）
  - 自我意识（自我认识、自我体验、自我调节）

二、心理的本质

（一）心理是脑的功能

案例一：盖奇的故事

受伤：1848 年，美国有一名叫盖奇的工长，在铁路施工中领着一批人向岩石里填充炸药时，铁钎撞击石头冒出的火花引燃了火药，发生了爆炸，一条长约 1m，直径一端为 3.2cm 另一端为 0.6cm 的铁钎从他的面部刺入，穿过额部，从头顶飞出，使前额叶造成严重损伤。

生理正常：盖奇当时昏迷了几分钟便清醒过来，能说话，也能活动，同伴送他去医院时，他还能自己走进去。两个月后，体力已完全恢复，一切生理功能仿佛都很正常，他不但能自己料理日常生活，还恢复了工作。

人格改变：但是盖奇在行为和性格上发生了巨大的变化，受伤前后判若两人。伤前，他精明能干、思维敏捷灵活、对人和气，同伴相处得很好。伤后却变得偏执粗野、优柔寡断、喜怒无常，对事情缺乏耐心；并似乎总是无法计划和安排自己要做到的事情，盖奇再也不能胜任工长的工作了。

心理活动最早被命名为"心理"，可能与以前人们受当时认知发展水平的限制认为心理活动的器官是心脏有关。但随着科学的发展，逐渐认识到心理活动的重要器官不是心脏而是脑。

从物种进化史看，心理是物质发展到高级阶段的产物。心理是物质发展到一定阶段才产生的。物质发展到生命阶段，当生物有了神经系统就出现心理这种功能。生物体最早出现的是感应性，随后出现感觉、知觉和记忆等，灵长类动物出现了思维的萌芽，到人类产生了意识。

从个体成长史看，心理的发生、发展与脑的发育完善密切相关。研究表明，随着个体从婴儿 - 幼儿 - 儿童脑重量的增加和脑皮质细胞的功能成熟，其相应的心理水平也不断提高，从感、知觉阶段发展到表象阶段，从形象思维阶段发展到抽象思维阶段。

近代医学研究表明，脑的某个部位受到损伤会引起相应的心理功能丧失。1861 年法国医生布洛卡（Broca）在临床观察中发现一位特殊的病人，该病人在 30 年的时间里，仅能发一个音而不能说话；

病人去世后经尸检发现其左半球额叶第三额回上有一个鸡蛋大的损伤，因此得出左半球额叶参与言语控制的结论，并将该病症称为运动性失语。此外，枕叶受到损伤，就会出现失明；大脑相关部位受到损伤会出现接受性失语症、失读症和失写症等。

现代认知科学研究表明，不同的心理活动对应着不同脑区，即功能定位。随着脑认知成像技术的发展，使得研究者能对正常人的大脑进行全面的脑功能区定位。如对神经电活动直接测量的脑电图（electroencephalography，EEG）和脑磁图（magnetoencephalogram，MEG）、反映大脑神经活动的氧与葡萄糖代谢差异的正电子发射层析照相术（positron emission tomography，PET）、同样基于血氧水平依赖来反映大脑神经活动的功能磁共振成像技术（functional mangetic resonance imaging，fMRI）和功能近红外光谱技术（functional near-infrared spectroscopy，fNIRS），前者 fMRI 基于局部磁场强度的变化间接测量大脑的活动水平，后者 fNIRS 则利用特定波长的近红外光与脑组织中脱氧血红蛋白和氧合血红蛋白之间的吸收和散射的改变，间接测量脑区的神经活动。

（二）心理是人脑对客观现实主观能动的反映

案例二：狼孩的故事

惊现狼孩：1920 年，在印度加尔各答东北的一个名叫米德纳波尔的小城，每到晚上时，人们常见到有一种神秘的生物出没于森林附近。往往在晚上时，会有两个用四肢走路像人的怪物尾随在三只大狼的后面出现。接下来，人们打死了大狼，在狼窝里发现了这两个"怪物"，原来是两个裸体的女孩，其中年龄大的约七八岁，小的约两岁。后来，这两个小女孩被送到米德纳波尔的孤儿院去抚养，并且给她们取了名字，大的叫卡玛拉，小的叫阿玛拉。

狼样习性：在孤儿院里，人们对两个小女孩进行了身体检查，发现她们虽然营养不良，但身体的生理系统是正常的。同时，还发现这两个狼孩虽然具有人的生理系统，但行为举止却完全和狼一样，她们白天睡觉、夜晚活动，常常像狼那样嚎叫，用四肢爬行，并且吃饭时直接用手抓吃食物。

艰难回归：研究者在人类的正常社会环境里对两个狼孩进行了训练，教她们学习人类的基本行为方式和生活技能。然而，不久以后阿玛拉不幸死亡，卡玛拉在 4 年之后（大约十一二岁）才开始能够讲一点点话，智力水平仅相当于一个普通婴儿的智力水平。

人脑是心理产生的重要器官，是心理活动的物质基础。但是人脑不能凭空产生心理，客观现实是心理活动的内容和源泉，没有客观现实就没有心理。狼孩的案例表明，从小脱离人类社会的个体，虽然具有人脑这一生理器官，但由于缺乏和人、社会的交往与联系，并不具备人的心理活动。因此，心理是人脑对客观现实主观、能动的反映。

1. 心理反映的内容来自客观现实　客观现实是心理活动的内容和源泉，没有客观现实就没有心理。而心理的内容也是客观的，反映的都是外界事物和现象，是由外部事物决定的。

2. 心理是观念的反映　心理的反映形式是非物质的观念反映。这种观念反映，就人类而言，可为产生这些观念的主体所知觉，成为意识。所以观念反映构成了人的精神世界，使人适应环境并改造环境，组织社会生活，从而创造新的世界。

3. 心理是对客观世界的主观能动的反映　心理的主观能动性最基本表现是反映的选择性，人脑不仅反映客观现实的外部特征，并且经过抽象与概括，而揭示其本质和规律。人的选择性不只取决于生物性，更重要的是取决于人的社会需要，这就是所谓的人的心理社会制约性。

心理病理学对大脑功能的认识

大脑半球功能具有不对称性，左半球的主要功能有言语、数理技巧书写、推理和抽象思维等；右半球的主要功能有音乐、三维空间艺术、顿悟和想象等。

心理病理学家通过对大脑功能的研究得出心理障碍的病理性学机制，即：Therapy is just another way of creating synaptic potentiation in brain pathways that control the amygdala……and the way we do this by getting the cortex to control the amygdala.

从而得出大脑处方：Change your mind，change your brain；change your brain，change your life.

第五节 心理学重要理论

一、精神分析理论

（一）代表人物

精神分析理论（psychoanalysis theory）又称心理动力理论，19世纪末由奥地利的精神病医生弗洛伊德（Sigmund Freud）创立。在精神分析的基本理论中，与临床心理学有关的部分主要有：心理结构的潜意识理论、人格结构理论、性心理发展理论、释梦理论和心理防御机制理论等，本章重点介绍心理结构、人格结构和性心理发展三个理论观点，释梦和心理防御机制理论在后续章节中讲述。

（二）主要观点

1. 心理结构的潜意识理论　弗洛伊德把人的心理结构分为意识、潜意识和前意识三个层次，并形象地把其比喻为漂浮在大海上的一座冰山。

（1）意识（consciousness）：指个体在觉醒状态下所能感知到的心理部分，能被自我意识所知觉，它只是个体心理活动的有限的外显部分。意识能保持个体对环境和自我状态的感知，对人的适应有重要作用。弗洛伊德曾做过比喻，认为心理活动的意识部分好比海平面以上的冰山的山尖部分，而潜意识则是海洋下面看不到的巨大的冰山部分。

（2）潜意识（unconsciousness）：又称无意识，指个体在觉醒状态下无法直接感知到的心理部分，如已被意识遗忘了的童年不愉快的经历、心理的创伤、无法得到满足的情感经验和本能、欲望与冲动等，潜意识的内容通常不能被外部现实、道德和理智等接受。按照弗洛伊德的观点，潜意识是整个心理活动中最具动力性的部分，几乎是各种精神活动的原动力；人的各种心理、行为并非完全由个体的意志决定，而是由潜意识的欲望、冲动等决定。弗洛伊德认为，被压抑在潜意识中的心理活动如果不能进入到意识中，就会以各种变相的方式出现，如口误、笔误、梦以及各种心理、行为或躯体症状等。潜意识是精神分析理论的重要概念之一，理解潜意识对行为特别是对异常行为的影响，是学习精神分析理论的关键。

（3）前意识（preconsciousness）：介于意识和潜意识之间，指目前不在意识之中，但通过集中注意或提醒能被带到意识层面的心理部分。前意识中的心理活动曾经属于意识领域，但由于与当前的活动关系不大或无关，暂时被逐出意识领域，但可以较快、较容易地闯入意识领域。前意识的作用就是保持对欲望和需求的控制，使其尽可能按照外界现实规范的要求和个人道德来调节，是意识和潜意识之间的缓冲区。

2. 人格结构理论　精神分析理论认为，人格结构由本我、自我和超我三部分组成。

（1）本我（id）：本我是人格最原始和最不易把握的部分，位于潜意识的深处，代表个体生物性的本能冲动。本我主要由性本能和攻击本能组成，性本能又称为力比多（libido），对人格发展有重要影响。本我遵循快乐原则，寻求无条件、即刻的满足和紧张的立即释放。

（2）自我（ego）：自我是现实化了的本我，大部分位于意识中，小部分是潜意识的，在人格结构中代表着理性和审慎。自我是人格结构中最重要的部分，自我的发展和功能决定着个体心理健康的水平。一方面，自我的动力来自于本我，是本我的各种本能、欲望与冲动的实施者；另一方面，自我又在超我的要求下，顺应外在的现实环境，采取现实社会环境所允许的方式指导个体的行为，保护个体安全。自我遵循现实原则，调节和控制本我的活动。

（3）超我（superego）：超我是从自我发展起来的道德化了的自我，是个体在长期的社会生活中，将社会规范、道德观念等内化的结果，属于道德、良心的部分，大部分是意识的。一般认为，在个体发展过程中，超我是人格发展的最后阶段形成的，是最具理性的部分。超我遵循至善原则，能进行自我批判和道德控制。

本我、自我和超我好像是一个张力三角形，三种力量及相互补充，又相互对立。对于健康的个体而言，强大的自我不允许本我或超我过分地掌控人格，超我始终不断控制着自我使本我在某种程度上得到满足，从而使三种力量相互平衡，保持个体心理健康。

动画：人格
结构及理论

视频：人格
结构理论

笔记

3. 性心理发展理论 精神分析理论认为，人的发展及性心理的发展源于力比多的驱动。弗洛伊德将性心理发展阶段分为从婴儿期到青春期五个阶段，在不同的阶段欲望满足的对象也随之改变。

（1）口欲期（oral stage，0～1.5岁）：弗洛伊德认为，性本能的发展是从口唇部位开始的，这一时期婴儿原始性力的满足，主要通过吸吮、咀嚼、吞咽等刺激口腔的活动来获得满足，婴儿的快乐也多来自口腔的活动。他认为，成年人乐观、开放、慷慨等积极的人格特点和悲观、猜忌等消极的人格特点都可由这个发展阶段偶然发生的事件引起。如果这个时期性的满足不适当（太多或太少），可能发生固着或以后仍会倒退至这一阶段。如果在口欲期发展不顺利则形成口欲期人格，具有口欲期人格的成年人可能表现为烟瘾、贪食和唠叨等。

（2）肛欲期（anal stage，1.5～3岁）：弗洛伊德认为，肛门区也具有强大的性意义，此期儿童的性兴趣主要集中在肛门区域，主要靠排泄和控制大小便时所产生的刺激快感获得性的满足。这个时期也是对婴幼儿进行卫生习惯训练的关键时期。如果管制得过严或者过于放纵，都会给将来的生活带来不良影响，形成所谓的肛欲期人格，如表现为邋遢、无条理和浪费，或者过分干净、过分注意小节、固执和小气等。

（3）性器期（phallic stage，3～6岁）：随着性力满足主要集中在性器官上，儿童开始注意两性之间的差别，逐渐产生了性别认同。这一时期，儿童还将经历俄狄浦斯情结（Oedipus complex，也称恋母情结）或厄勒克特拉情结（Electra complex，也称恋父情结），产生了对异性双亲的爱恋和对同性双亲的嫉妒。弗洛伊德认为，性器期很容易发生性本能的停滞，以致造成后来的行为问题，如攻击、性心理障碍等。

俄狄浦斯情结的解决对于个体的发展有重要的意义，处于此时期的个体通过以同性父母自居，男孩开始具有男性特征，女孩开始具有女性特征。此时，儿童开始逐步采纳父母的价值观和标准，并以超我的形式表现出来。

（4）潜伏期（latency stage，6～12岁）：随着俄狄浦斯情结的解决，儿童进入潜伏期，一直持续到青春期。此时期儿童的兴趣扩大，注意力从自己的身体和父母的感情转变到学习、同伴关系等方面，因此原始的性力呈现出潜伏状态。这一时期的男女儿童之间，在情感上比以前疏远，团体活动多呈男女分离的趋势。在此阶段，儿童力比多本能受到压抑，快感来自于对外部世界的兴趣。

（5）青春期（genital stage，12～18岁）：青春期至成年，随着性生理发育成熟，兴趣转移到异性身上，此时性心理的发展也趋于成熟。

按照弗洛伊德的理论，以上各期的发展，对人格形成至关重要。"力比多"在发展过程中有固着和倒退两种危机。固着是停滞在某一个阶段，倒退是由后一个阶段退回到先前阶段。固着可发生在任何一个阶段，如部分"力比多"停滞在某个发展阶段，可能会形成与其相关的人格，如"口腔期人格""肛门期人格"等。

弗洛伊德所说的性本能的含义是极为广泛的，所以被称为"泛性论"。它有两个最基本的含义：第一，人的性功能或性欲在生命的初期就已开始；第二，性功能并不限于生殖器官，而是整个身体的功能。这样，人的一切行为都带有性的色彩。从精神病的病因到人类最高的文化艺术活动，从婴幼儿吸吮活动到宗教法律条款的制订等，都带有性的色彩。弗洛伊德的人格发展理论总是离不开性的观念，因此，他的心理发展理论又被称为性心理发展理论。

（三）精神分析理论简要述评

精神分析理论是最早的系统解释人类心理及行为的心理学体系，对理解和解释人类的心理现象及其规律有重要的贡献，也是心理治疗重要的取向，对维护心理健康和预防心理疾病有重要作用。

精神分析理论也有局限性。首先，有关潜意识、本我和力比多等基本概念都缺乏直接的实证性，难以测量，缺乏客观的科学依据，只能依靠逻辑推断。其次，该理论过分强调个体早期发展对其重要的影响，而忽视社会环境和个人主观能动性对个体发展的影响。最后，精神分析治疗一般疗程较长，甚至长达几年的时间，较少有人能完成分析治疗的全过程。

二、行为主义理论

行为主义理论（behaviorism theory）又称"刺激 - 反应 - 结果"理论，是20世纪20年代美国心理学家华生（John Watson）在俄国生理学家巴甫洛夫（Pavlov）的经典条件反射理论基础上建立的。美国心理学家斯金纳（Frederic Skinner）和班杜拉（Albert Bandura）等进一步完善和发展了行为主义理论。

行为主义理论认为人的行为是通过学习获得的，异常行为也是学习得到的，要改变异常行为必须根据学习理论，通过观察、模仿、强化等学习方式来获得新的适应性良好的行为。

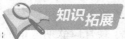

行为主义理论对行为的诠释

行为的英文是 behavior，原始的翻译为表现、呈现，即个体一切的内在和外在的各种表现和呈现方式。而中文翻译"行为"倾向于 action（动作）的理解，这并非是 behavior 的全部含义，所以"行为"的中文翻译在某种程度阻碍了我们对行为主义的理解与应用。

行为的标准公式是：刺激 - 反应 - 结果。刺激是反应行为模式或思维模式产生的某类条件；反应包括认知层面的反应、情绪层面的反应、躯体层面的反应和动作层面的反应；结果是某种刺激反应后的结果，即行为的功能。

（一）经典条件反射

1. 代表人物　经典条件反射的代表人物是巴甫洛夫和华生，强调环境刺激 S（stimulation）对个体行为反应 R（reaction）的影响。

2. 经典条件反射（classical conditioned reflex）的实验　从 19 世纪末开始，俄国生理学家巴甫洛夫进行了著名的条件反射实验研究。实验的第一步：用食物刺激使狗的口腔产生唾液分泌反应，食物是无条件刺激，所引起唾液分泌的反射过程称为无条件反射。无条件反射是本能行为，是不学自能的，例如婴儿出生后即有吮吸反射和拥抱反射等。实验的第二步：每次给狗食物时，总是配合以铃声出现，即将食物与另一种与唾液分泌原本无关的中性环境刺激例如铃声总是配对出现。实验的第三步：经过一定时间的训练，单独铃声刺激没有食物时也会引起狗的唾液分泌。此时，这种中性刺激（铃声）变成了条件刺激。铃声引起唾液分泌的反射过程就是条件反射。通过条件反射习得的行为不能被个体随意操作和控制，属于反应性行为，也称为经典条件反射。

受巴甫洛夫经典条件反射实验的启发，美国心理学家华生开展了恐惧情绪实验，他认为，人的一切行为（包括正常行为和异常行为）都是通过学习建立条件反射的结果。

3. 经典条件反射的主要观点

（1）习得（acquisition）：指当条件刺激与无条件刺激多次配对出现之后，条件刺激单独出现就会引发条件反射，这个过程就是习得。例如在巴甫洛夫的经典条件反射实验中，铃声本来是中性刺激，铃声的出现本不会引起狗的唾液分泌，但是在铃声与食物配对出现多次之后，铃声单独出现后就会引起狗的唾液分泌。现实生活中，如经常去医院打针的儿童容易对穿白大褂的医生（或护士）和注射器等产生条件反射性恐惧。

（2）泛化（generalization）：指在反复习得的作用下，大脑皮质内兴奋过程扩散，与条件刺激相近的刺激会产生与条件反射相同的效果。

（3）消退（extinction）：指在非条件刺激与条件刺激长期不结合，已建立起来的条件反射就逐渐消失的现象。

（二）操作条件反射

1. 代表人物　操作条件反射的代表人物是斯金纳，强调行为结果 C（consequence）对行为本身的作用。

2. 操作条件反射（operant conditioned reflex）的实验　操作条件反射理论是由美国心理学家斯金纳等人通过动物实验建立的。实验在著名的斯金纳箱中进行。饥饿的老鼠在实验箱中会出现一系列的盲目行为（如乱叫、乱咬、乱窜、按压杠杆等），只有按压杠杆后，老鼠才能获得食物，即"食物的出现"对"按压杠杆"的动作起到了促进和加强的效果。经过多次实验，老鼠就学会了按压杠杆获取食物的行为，即在操作杠杆和获取食物之间建立了条件反射。像这种伴随着行为（操作杠杆）出现的刺

动画：经典
条件反射
理论

激结果（食物出现）对行为本身产生的加强效果称为强化，刺激结果称为强化物。

同样，在回避操作条件实验中，动物受到电击会产生一系列的行为反应（如乱叫、乱咬、乱窜、回避等），其中的一种行为反应即回避动作出现时，即可获得撤销电击的结果。撤销电击的结果对回避行为有加强效果，结果动物学会了回避行为。

以上实验说明，当某一行为（如按压杠杆行为或回避行为）出现时总能获得某种积极的结果（食物出现或撤销电击），则个体逐渐学会对这种行为的操作，这就是操作条件反射。由于操作条件反射是个体借助于对工具操作的学习而形成的，故又称为工具性条件反射。

3．操作条件反射的主要观点

（1）强化（reinforcement）：行为被紧随其出现的直接结果加强的过程。当一个行为被加强时，它有可能在将来再次出现：①正强化（positive reinforcement）：指行为的结果使积极刺激增加，从而使该行为逐渐增强。如食物奖励使老鼠按压杠杆的行为增加就属于正强化。②负强化（negative reinforcement）：指行为的结果使消极刺激减少，从而使该行为逐渐加强。如减少电击会使老鼠按压杠杆行为增加就属于负强化。

（2）消退：指行为的结果使原有的积极刺激减少，从而使行为反应逐渐减弱。如学生做好事，得不到老师表扬和同学关注（积极刺激减少），会导致此种行为减少。

（3）惩罚（punishment）：指行为的结果使消极刺激增加，从而使行为反应逐渐减弱。如行为治疗中个体出现不良行为，立即给予电击，会导致不良行为减少。

（三）社会观察学习理论

社会观察学习（social learning）理论的代表人物是班杜拉，强调人的社会行为是通过观察学习获得的，并没有得到直接的强化和奖励，个体仅仅通过观察他人的行为反应就可达到模仿学习的目的。

班杜拉提出社会观察学习包括4个过程：①注意，学习者反复观看某一榜样，接受其中的特征性信息，成为学习的依据。②记忆，学习者注意到的特征性行为被其有意或无意记住，成为日后自己行为的模型。③行动，学习者在行为中表现出上述特征行为。④强化，依据强化的观点，学习者会增加或减少这种行为再发生的频率。

在护理工作中，该理论有重要的应用价值。例如，病人角色行为的形成与示范作用有一定关系，包括喊叫、呻吟及应对方式等；同样，示范作用原则也可用于对病人的指导和护理，以及儿童病人的教育等。

（四）内脏操作条件反射

内脏操作条件反射的代表人物是米勒（Neal Miller），是操作条件反射在内脏功能方面的体现，通过实验证实了内脏反应可通过操作性学习加以改变，即某种内脏活动出现以后立即受到一种刺激，则该内脏活动行为会因这种刺激的作用而发生相应的增强或减弱变化。如在实验中心率下降进行奖励，经过定向训练后，个体逐渐学会了"操作"内脏行为，使心率下降；采用同样的实验方法还分别使个体学会了"操作"心率的增加、血压的升高或下降及肠道蠕动的增加或减弱等。

内脏操作条件反射证明，心身症状往往是习得的，人的各种内脏活动也可以通过内脏学习获得意识的调节和控制，如心动过速、肠蠕动增加等。此外，生物反馈技术、气功、太极拳和瑜伽等对心身疾病的辅助治疗也都与内脏学习有关。

（五）行为主义理论简要述评

行为主义理论可以解释和解决许多护理心理学中的问题。行为主义认为，人的行为，包括非适应性行为，都是后天通过学习获得，并由于强化而固化下来。既然是后天习得的，就可通过奖励或惩罚的强化方式，学习消除那些习得的非适应性行为，并学习获得所缺少的适应性行为。因此，行为治疗在临床护理工作应用较为广泛，常用的行为治疗方法包括行为矫正训练、放松训练、代币法、系统脱敏训练和生物反馈训练等。

行为主义理论也有局限性。首先，行为主义理论虽然建立在实证基础上，但其实验对象多为动物，其结果在解释人类复杂行为上还有待继续验证；此外，行为主义理论忽视了人的认识作用。因此，将认知心理学与行为主义心理学相结合的理论——认知行为学习理论，该理论强调个体认知因素在行为学习中的重要作用，目前已成为心理咨询与治疗的主导理论之一。

三、人本主义理论

（一）代表人物

人本主义理论（humanistic theory），20世纪五六十年代兴起于美国，代表人物是马斯洛（Abraham Maslow）和罗杰斯（Karl Rogers），重视人的尊严、价值、创造力和自我实现，强调人是具有潜能的个体，把自我实现归结为潜能的发挥；同时，注重自我和自我意识，反对精神分析的潜意识决定论和行为主义的环境决定论，被称为心理学的第三势力。

（二）人本主义理论的主要观点

1. 自我实现论　指个体的各种才能和潜能可在适宜的社会环境中得到充分发挥，实现自我理想的过程。虽然自我实现是一种类似本能的需要，但是与个体的童年经验密切相关。幼年的教育很重要，失去爱、安全感和尊重的儿童很难向自我实现的方向发展。

2. 高峰体验　也称顶峰体验，指自我实现的个体体验到的幸福感、欣喜感和自我接纳的愉悦感。顶峰体验可以是家庭生活的和谐享受、对自然景色的迷恋、医生一次成功的外科手术和护士对危重病人的有效护理的过程体验等。

3. 自我理论　指个体在自我发展过程中，个人的主观经验和他人的客观评价会发生冲突导致心理问题的产生。心理治疗的目的是将原本内化而成的自我部分去掉，"变回自己"和"从面具后走出来"，只有这样才能充分发挥个体的潜能。

（三）人本主义理论简要述评

人本主义理论的贡献是强调个体在心理发展中的重要作用，是让个体领悟到自己的本性，由自己的意志来决定自己的行为，修复被破坏的自我实现潜力，促进个体的健康发展。在此基础上发展起来的来访者中心疗法，也是目前心理咨询与治疗中的主导疗法之一。

人本主义理论也有局限性。首先，人本主义将所有心理障碍都归于自我失调而忽视其他因素的影响，具有片面性；此外，人本主义理论更关注个体的主观体验，标准不客观，缺乏严格的科学性和实证性。

四、认知理论

（一）代表人物

认知理论（cognitive theory）起源于20世纪50年代，与认知心理学发展密切相关。认知心理学主要研究人类认识的信息加工过程，并以此来解释人类的复杂行为，如概念的形成、问题的解决、语言及情感等。

认知理论认为，认知对情绪和行为具有决定作用，思想和信念是情绪状态和行为表现的原因。在此基础上美国心理学家埃利斯（Albert Ellis）和贝克（A.T. Beck）分别提出了情绪的ABC理论和情绪障碍认知理论，并发展了相应的认知治疗的理论和技术。

（二）认知理论的主要观点

1. 埃利斯的ABC理论　埃利斯（A. Ellis）认为，人的情绪困扰并非由环境刺激事件引起，而是由人对事件的信念造成。所以，信念对于个人的情绪和行为起决定作用，由此提出了著名的ABC理论。其中，A指与情绪有关的诱发事件（activating events，A），B指人对诱发事件所形成的信念（beliefs，B），C指个人对诱发事件所产生的情绪与行为反应的结果（consequences，C）。通常，人们认为是A直接引起C，而事实并非如此，在A与C之间存在中介B。ABC理论认为，非理性信念是情绪或行为障碍产生的重要因素。

常见的非理性（不合理）信念的主要特征：

（1）绝对化要求：是指个体按照自己的意愿为出发点，认为某些事物必定会发生或不会发生的信念，通常与"应该（should）"和"必须（must）"这类词联系在一起。如"别人必须善待我"和"我必须成功"等。

（2）过分概括化：是一种以偏概全的不合理思维方式，是以某一件事或某几件事来评价自己或他人的整体价值，就好像以一本书的封面来判断书的整体价值一样。如某件事没做好，认为我真笨等。

（3）糟糕至极：是将事物的可能后果想象、推论到非常可怕、糟糕，甚至是灾难性结果的一种非理性信念。如一次重要考试的失败就认为"自己的人生从此就失去了存在的意义"、一旦得了癌症就断定"意味着死亡"等。

埃利斯在ABC理论基础上发展了合理情绪行为疗法（rational emotive behavior therapy，REBT），相关内容参见第八章第二节心理治疗。

2．贝克的情绪障碍认知理论　情绪障碍认知理论认为，认知过程是行为和情感的中介；情绪障碍和负性认知相互影响，相互加强，这种恶性循环是情绪障碍得以延续的原因，打破恶性循环是治疗的关键；认知曲解（偏差）是引起病人情绪障碍和心理痛苦的核心所在，识别和改变这些认知曲解，就会使病人情绪得以改善。

贝克认为常见的认知歪曲的五种形式：

（1）任意的推断：在证据缺乏或不充分时便草率地作出结论。如自我乳腺检查触摸到肿块，即认为是乳腺癌。

（2）选择概括：根据个别的细节而不考虑其他情况便对整个事件作出结论。如某件事没做好，便认为自己是个彻底的失败者。

（3）过度引申：在单一事件的基础上作出关于能力、操作或价值的普遍性结论，即从一个具体事件出发引申作出一般规律性的结论。如一次面试失败，就认为自己这辈子都完了，不会有出息了。

（4）夸大或缩小：对某些事物过分重视或轻视而与实际情况不相符，对客观事件的意义作出歪曲的评价。如夸大自己的缺陷和失误，贬低自己的成绩和优点。

（5）"全或无"思维：要么全对，要么全错，把生活看成非黑即白的单色世界，没有中间色。

（三）认知理论简要述评

认知理论可以解释和解决许多护理心理学中的问题。认知理论认为，认知对情绪和行为具有决定作用，在此基础上发展的认知疗法，将病人的不良情绪和行为看成是不良认知和不良思维方式的结果，治疗的目的是通过改变人的认知活动来改变不良的行为和情绪，认知疗法的可靠性与有效性得到了广泛的实证研究的证实。

认知理论也有局限性。首先，在应用认知理论和技术时，对实施者的水平要求较高，且有时实施者会有将理性思维强加给对方，从而影响效果。此外，认知理论忽视情绪、自我探索的影响。因此，认知理论在发展的过程中不断整合其他心理学理论的观点和技术，逐步形成以认知为主的整合性心理治疗取向，目前已成为心理咨询与治疗的主导理论之一。

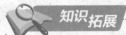

后现代主义心理学

后现代主义心理学是20世纪90年代在西方兴起的一种新的思潮，是后现代主义时代精神的产物。什么是后现代主义？简而言之，认为对给定的一个文本、表征和符号有无限多层次解释的可能性。

后现代心理学重要观点：反对机械论和实证主义，提倡经验论和相对主义；轻视低级心理的研究，重视高级心理的研究，强调心理学应尽快与伦理学、艺术和社会学接轨；反对还原论、简约论和拟畜性，提倡整体论和从文化历史的角度来研究人的心理。

后现代主义疗法主要有短期焦点解决治疗、叙事治疗与合作治疗。其中，短期焦点解决治疗指以寻找解决问题的方法为核心的短程心理治疗技术；叙事治疗是心理咨询师带着叙事的态度去陪伴来访者，发现来访者身上的闪光点，从而丰厚和改写其人生故事，最终达到解决心理问题的目的。

（汪启荣）

思考题

1. 病人，男，36岁，大学文化程度，有糖尿病史6年，诊断为"2型糖尿病"，不规律使用口服降糖药物，2年前曾住院治疗，出院后病人治疗不规律，血糖控制差。后上腹痛，为阵发性绞痛，疼痛时需保持身体前屈才稍缓解，呕吐症状发作愈发频繁，伴多次呕吐，胃镜显示"反流性食管炎、胃炎"。为求进一步诊治入院。病人对糖尿病了解不多，认为糖尿病药物用上了就不能停了，最好尽量迟些开始用药，所以一般平时不吃药；经常到饭店吃大餐也没有过多不适感故饮食基本无控制；运动太辛苦因此运动量也很少。

问题：根据病人的生理和心理特点，护士如何对病人实施心理干预？

2. 病人，女，56岁，在"躺在手术台上等待术前准备"的过程中突然情绪、语言和行为失控，身体颤抖、四肢冰凉，边哭边说，手术室让她害怕恐惧，尤其是术前的准备，那种特殊情境更是让其心惊胆战，无法自持。坚持不想麻醉，要求停止手术。

问题：根据病人的生理和心理特点，护士如何对病人实施心理干预？

思路解析

扫一扫，测一测

第二章 心 理 过 程

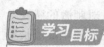

1. 掌握感知觉、记忆、思维、注意、情绪、情绪调节、意志的基本概念。
2. 掌握情绪的分类以及情绪调节的策略。
3. 熟悉感知觉的特征、记忆的过程、注意的品质、情绪的外部表现、意志行动的阶段及情绪和意志在临床中的应用。
4. 了解感知觉的分类、记忆的分类、思维的基本过程、情绪的理论和意志的特征。
5. 具备基本的心理分析能力和帮助病人调节情绪的能力。

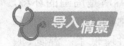

情景描述:

2013 年 3 月 12 日上午 9 时,某医院组织召开议题为"新建外科病房软装设计"的会议。会上院长提出在对病房设计与规划时不但要满足功能要求,同时应考虑病人的心理及生理特点,对病房要进行良好的视线设计,创造舒适宜人的色彩环境。

请思考:

1. 你认为医院外科病房应如何进行色彩设计?
2. 你能解释你提出的病房色彩设计的理由吗?

第一节 感觉和知觉

一、感觉

(一)感觉的概念

感觉(sensation)是人脑对直接作用于感觉器官的客观事物的个别属性的反映。任何客观事物都有许多个别属性,如颜色、声音、气味、味道、温度等。当这些个别属性直接作用于人的眼、耳、鼻、舌、皮肤等感觉器官时,就在大脑中引起相应的视觉、听觉、嗅觉、味觉、肤觉等感觉。感觉虽然很简单,却有着极为重要的意义。它是一切高级、复杂心理活动的基础。人的知觉、记忆、思维等复杂的认识活动,必须借助于感觉提供的原始资料才能得以展开;情绪体验、个性形成,也必须依靠人对环境和身体内部状态的感觉。因此,没有感觉,一切较复杂、较高级的心理现象就无从产生。

（二）感觉的种类

人们通过各种不同的感觉器官来获得外界或自身的各种信息。根据信息的来源不同,可把感觉分为外部感觉和内部感觉两大类。

1. 外部感觉 是接受外部刺激、反映外界客观事物个别属性的感觉。它包括视觉、听觉、嗅觉、味觉和皮肤感觉。其中,视觉是我们认知外部世界的主导感觉。人从外部接受的全部信息中,80% 以上是通过视觉获得的。

2. 内部感觉 是接受机体内部的刺激,对机体自身的运动和状态的感觉。它包括运动觉、平衡觉和内脏觉。其中,运动觉是反映骨骼肌运动和身体位置状态的感觉,平衡觉是反映头部运动速率和方向的感觉,内脏觉是反映内脏各器官活动状况的感觉。

（三）感受性和感觉阈限

感受性(sensitivity)是感觉器官对适宜刺激的感觉能力(或感觉的灵敏程度)。感受性的高低用感觉阈限来度量,感觉阈限(sensory threshold)是指能引起感觉的、持续了一定时间的刺激量。感觉阈限分为绝对感觉阈限和差别感觉阈限,它们分别用来度量个体的绝对感受性和差别感受性,感受性与感觉阈限成反比,感觉阈限越低,感受性越高。

感受性和感觉阈限的研究,对疾病的诊断及治疗工作具有重要意义。不同的人对刺激的感受性是不同的。年龄、身体状态、情绪、个人意向等因素对感受性都有明显的影响。感受性随年龄增长呈现先上升后下降的变化,青年期达到高峰,老年期普遍下降,对视、听、味、嗅的感觉越来越迟钝,但对痛的感觉有上升的趋势。机体处于疲劳状态时,感受性降低。人患病时,可能产生感觉异常,变得对声光温度等非常敏感,甚至对自己的内脏活动及身体姿势也非常敏感。因此,病人对病房中的光线、声响、气味等的感受性各不相同,医护人员对病人感受性的变化应有正确的认识,病房管理中强调光线柔和,放轻谈话声、脚步声等对于疾病的康复具有积极作用。

（四）感觉的特性

1. 感觉适应 由于刺激物对感觉器官的持续作用,从而使感受性提高或降低的现象叫感觉适应。适应可使感受性提高或降低,这对于人适应环境有很重要的生物学意义。最典型的适应现象是视觉中的"明适应"和"暗适应"。如人从亮处进入暗室,由什么都看不见到慢慢看清楚周围的环境,这是对暗适应,是视觉感受性提高了。反之,若在暗室里待久了,突然到强光照射的地方,最初很耀眼,看不清外界的东西,稍后才能逐步看清东西,这是对光的适应,是视觉感受性降低了。温觉、嗅觉适应现象也很明显,如入热水浴不久就不觉其烫,入芝兰之室,久而不闻其香,都是感觉适应现象。各种感觉适应的程度不同,温度觉、触压觉适应很快,听觉和痛觉难以适应。

2. 感觉对比 指同一感觉器官在不同刺激物的作用下,感觉在强度和性质上发生变化的现象。感觉对比包括同时对比和继时对比。几个刺激物同时作用于同一感受器产生的对比现象称为同时对比(simultaneous contrast),这在视觉中表现得很明显。例如,同样两个灰色小方块,一个放在白色背景上,一个放在黑色背景上,结果在白色背景上的小方块看起来比黑色背景上的小方块要暗得多。刺激物先后作用于同一感受器产生的对比现象称为继时对比(successive contrast),也称为先后对比或相继对比。例如,刚刚吃过山楂再吃苹果,觉得苹果很甜;若刚吃过甘蔗再吃苹果,会觉得苹果很酸。

3. 感觉后像 指在刺激作用停止后,还能暂时保留一段时间的感觉形象,如"余音绕梁"。后像在视觉中表现得特别明显,如夜晚将火把以一定速度作划圈动作,就出现一个火圈;电扇转动时,几个叶片看上去像一个圆盘,这些都是视觉后像作用的结果。

4. 联觉 指一种感觉引起另一种感觉的现象。如当人咬紧牙关或紧握拳头时,身体其他部位的疼痛感觉要轻一些,手术后伤口的疼痛在寂静的夜晚会有所加重。在各种感觉中,彩色感觉最容易引起联觉。红、橙、黄等类似太阳、火光的颜色,引起人温暖的感觉,因而被称为暖色;蓝、青、绿等类似蓝天、海水、树林的颜色,往往引起寒冷、凉快的感觉,被称为冷色。因此,在建筑设计、环境布置上要考虑色觉的联觉作用,医院病房可根据联觉对不同病情进行不同的环境设计,研究表明,淡蓝色对高热病人有益,橙色可刺激食欲,绿色对心理活动有舒缓作用。

5. 感觉的发展和补偿 人的感受性不仅能在一定条件下发生暂时性的变化，而且能在个体实践活动和有意训练中获得提高和发展。由于职业训练，可使某些人某种感觉的感受性明显高于一般人，如有经验的医生能听出心脏的各种杂音。丧失某种感觉能力的人，由于适应生活的需要，可以在生活实践中发展和提高其他健全的感觉来加以补偿，如盲人失去了视觉，其听觉和触觉会变得非常敏锐。

动画：人体感觉分类与特征

（五）痛觉

痛觉（algesia）是刺激作用于机体，使个体产生对疼痛的感觉。痛觉遍布全身，没有适宜的刺激，对机体具有保护性作用。痛觉与其他感觉相比，具有许多特点，痛觉不仅包含感觉成分，还包含有情感成分，并伴有自主神经活动改变和运动反应。因此，痛觉是一种复杂的心理现象，影响痛觉感受性的心理因素主要有：

1. 认知 个体对疼痛的认知直接影响疼痛程度，例如，初次打针的小孩由于没有被针刺痛的体验，不良的情绪反应较小，而有打针体验的孩子接受注射时，疼痛的反应似乎十分强烈。

2. 对疼痛的态度 个体对疼痛的态度极大地影响个体的痛觉感受性。

3. 注意 个体对疼痛的注意或分心，所产生的疼痛感受也有所不同。在寂静的夜里，病人会感到伤口更痛，而在白天由于各种刺激的干扰，分散了病人对疼痛的注意，反而觉得疼痛轻些。

4. 暗示 临床上对一些病人使用安慰剂可以起到止痛和缓解疼痛的效果，说明暗示对痛觉感受性的影响很大，在催眠过程中，暗示可以使人降低甚至丧失痛觉感受。

5. 情绪 情绪能明显地影响疼痛的感受。恐惧、焦虑、失望、不耐烦等负性情绪，可使痛阈降低；而愉快、兴奋、乐观等正性情绪，可使痛阈提高。因此，保持好良好情绪和稳定心态对疾病治疗和身体康复十分重要。

6. 人格 人格特征对痛觉有明显影响。性格、性别、年龄、人种等都对痛阈有影响。

影响痛觉感受性的心理因素还包括个体意志、信念、同情心等，控制疼痛不仅需要常规医疗方法，还需要心理方法。因此，医护人员应让病人正确认识疼痛，让其用积极的心态对待疼痛。

二、知觉

（一）知觉的概念

知觉（perception）是人脑对直接作用于感觉器官的客观事物的整体属性的反映。例如，某一物体，看上去是圆的形状，红的颜色；用手触摸，表皮光滑，有一定硬度；用鼻子闻，有清香的水果气味；用口舌品尝，是酸甜的滋味……于是人脑便把这些属性综合起来，形成对该事物整体的映像，知道它是"苹果"，这种对事物的整体属性的反映就是知觉。

感觉和知觉虽然都是人脑对当前事物的直接反映，但两者之间存在区别。感觉反映的是事物的个别属性，而知觉则反映事物的整体属性。感觉是一种最简单的认知活动，而知觉则是高于感觉的一种认知活动。

感觉和知觉又是密不可分的。感觉是知觉的基础，知觉总是在感觉的基础上进行的。所以，对事物的个别属性的感觉越丰富，对事物的知觉也就越完整、越正确。然而在实际生活中，人们很少产生单纯的感觉，而总是以知觉的形式直接反映客观事物。由于感觉和知觉密不可分，所以通常把感觉和知觉统称为感知。

（二）知觉的分类

1. 根据知觉过程中起主导作用的器官 把知觉分为视知觉、听知觉、嗅知觉、味知觉和触知觉等。

2. 根据知觉对象性质的不同 把知觉又可分为物体知觉和社会知觉。物体知觉是对事和物的知觉，包括空间知觉、时间知觉和运动知觉；社会知觉是对人的知觉，包括对别人的知觉、自我的知觉和人际的知觉。

（三）知觉的特性

1. 知觉的选择性 人的周围环境是丰富多彩的，但是人们在一定时间里，总是选择对自己有重要意义的刺激物为知觉对象，而把其余刺激物当作背景。知觉的对象能够得到清晰的反映，而背景只能得到比较模糊的反映。

知觉中的对象与背景是相对的，可以互相转换。哪些事物成为知觉对象，哪些成为背景，都不是固定不变的。在一种情况下是知觉对象的刺激物，在另一种情况下则成为知觉的背景，而原来是背景的刺激物则反而成为知觉的对象。图2-1的双关图形，就是用来说明知觉对象与背景相互转换的例子。

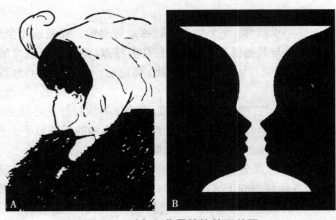

图 2-1 对象和背景转换的双关图
A.少妇和老人 B.花瓶和人像

知觉选择的对象与主观因素和客观刺激的特点有关。人们容易主动选择那些与个人的需要、情绪、知识经验等相关事物作为知觉的对象；另外，当客观刺激物强度较大、对比明显、运动变化以及空间位置接近等具有吸引力的事物也易成为知觉的对象，知觉的选择性能使人们的知觉既清晰准确，又完善丰富。

2.知觉的整体性 当事物的部分属性作用于感觉器官时，人们能够根据过去的知识经验，以事物的整体特征来反映所知觉的对象。知觉之所以具有整体性，是因为客观事物对人而言是一个复合的刺激物。由于人在知觉时有过去经验的参与，大脑在对来自各器官的信息进行加工时，就会利用已有经验对缺失部分加以整合补充，将事物知觉为一个整体（图2-2、图2-3）。知觉的整体性提高了人们知觉事物的能力，使人对客观事物的认识更趋于完善。

视频：知觉
的整体性

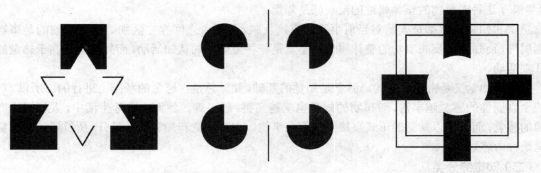

图 2-2 主观轮廓

3.知觉的理解性 人在知觉过程中，不是被动地反映知觉的对象，而是主动地用已有的知识经验对知觉对象做出某种解释，使其具有一定的意义（图2-4、图2-5）。知觉的理解性与人们的知识经验密切相关，例如，同一张X线片，医生能从其中发现病灶，而外行人只能看到一片模糊图像。另外，知觉者在不同情境下知觉同一对象，也会引起不同的知觉，这是由于不同的情境唤起了知觉者不同的经验所致。

笔记

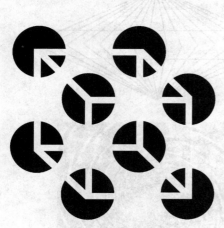

图2-3 知觉的整体性

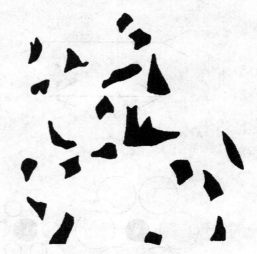

图2-4 斑点图

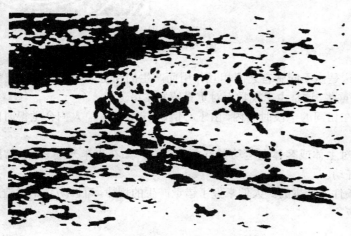

图2-5 知觉的理解性

4.知觉的恒常性 在知觉过程中,当知觉的条件在一定范围内发生变化时,其知觉对象的映象仍保持相对稳定不变。

知觉的恒常性普遍存在于各种感觉中,其中,视知觉的恒常性最为明显,主要包括大小恒常性、形状恒常性、亮度恒常性和颜色恒常性等。例如,看同一个人,由于距离远近不同投在视网膜上的视像大小相差很大,但我们总是认为他的高矮没有改变,这是大小恒常性;不论坐在教室的哪个座位上,我们觉得教室的房门总是长方形的,不会因观察角度不同造成它在视网膜上成像的不同而认为它是菱形或梯形,这是形状恒常性;不论是在中午的强光下或是在傍晚的暗淡光线下,我们感到煤炭总是黑的,粉笔总是白的,颜色知觉不会因光照的不同而改变,这是颜色恒常性。

知觉的恒常性在人的生活实践中具有重大意义。它能使人在不同情况下按照事物的实际面貌认识事物,从而使人有可能根据对象的实际情况适应环境、改造世界。

（四）错觉

错觉（illusion）是在特定条件下对客观事物必然产生的失真的、歪曲的知觉。错觉往往带有固定倾向性,主观无法克服,在条件具备的情况下就会发生。错觉有许多种,可以发生在各种感知觉中,如视错觉、听错觉等。其中以视错觉最为常见。

1.视错觉 图2-6列举了视错觉的几个典型例子,A图中等长的两横线看起来上长下短;B图中两横线本来是平行的,但看成不平行的;C图中两个中心等圆看起来右面的显得大了点;D图看起来是一个螺旋,而实际上是一个个圆圈组成的。

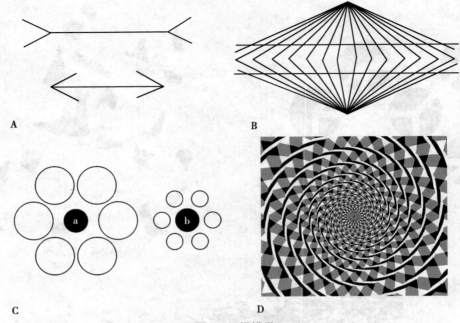

图 2-6　视错觉

2．形重错觉　这是由不同感官之间相互作用而产生的错觉。如受经验和定势的影响，使人觉得1kg 铁比 1kg 棉花要重些，这是由于视觉而对重量感发生错觉。

3．时间错觉　在相同的一段时间内，由于心情、兴趣等不同，人们会觉得时间有时过得特别快，有时又过得特别慢。

4．运动错觉　对主体或客体在运动觉方面的错觉。如在火车开动之前，常因邻近车厢的移动，觉得自己车厢已经开动。

错觉是在一定条件下产生的。人们掌握了错觉产生的规律，可以防止错觉造成的差错，使其在实践中产生良好的效应。

（五）幻觉

幻觉（hallucination）是在没有外界刺激物作用于感觉器官的情况下产生的一种虚幻的知觉。幻觉与错觉不同，错觉的产生是确有外界刺激物作用于感觉器官，只是反映不正确而已；而幻觉的产生并没有外界刺激物作用于感觉器官，只是个体虚幻的知觉。幻觉多种多样，如听幻觉、视幻觉、嗅幻觉等。幻觉可以影响人的行为和思想。身心健康的人很少有幻觉，只有在特殊心理状态下，如疲劳、入睡前、刚睡醒时，才偶尔出现幻觉，且时间短暂。对精神病人来说，幻觉则是一种常见症状，持续很久，是严重的知觉障碍。

三、感觉与知觉在临床护理中的应用

疾病可以导致病人的感知觉发生变化，病人感受性的变化，既有感受性的提高，也有感受性的降低。如有的病人对正常光线和温度等的敏感导致情绪烦躁，也有的病人对痛觉、温觉刺激感受性下降，以及对味觉减退导致挑剔食物，甚至出现感觉异常现象。病人可出现时空知觉的异常，如住院病人总感到时间过得慢，特别是病情迁延、治疗效果不佳、疼痛的病人，常有度日如年的感觉；久病卧床的病人会感觉床铺摇晃，甚至天旋地转等。个别病人甚至表现出错觉和幻觉。

护士感知觉的敏锐性会影响护理工作的效果。例如，感知觉敏锐的护士可以及时察觉病人神色的细微变化及闻到异常气味，发现病情变化，也可以利用知觉的特征识别病人的不同心理需求，以达到更好地和病人沟通的目的。

环境对病人心理具有很大的影响，护士应积极为不同病情的病人创造或指导营造优雅的病房环境，色彩的应用、灯光和植物的选择、音乐的衬托、物品的摆放等，都会在无形中对病人心理产生积极的影响。

第二节 记忆与思维

一、记忆与遗忘

（一）记忆的概念

记忆（memory）是过去经验在人脑中的反映。人们感知过的事物、思考过的问题、体验过的情感、从事过的活动，都不同程度地被保留在头脑中，并在一定条件下能够恢复，这就是记忆。从信息加工的观点来看，记忆就是人脑对输入的信息进行编码、存储和提取的过程。

记忆是人们学习、工作和生活的基本能力，人凭借记忆才能积累知识和经验，不断成熟起来。没有记忆的参与，人们就无法去认识周围的世界，更无法去解决复杂的问题。总之，没有记忆，就没有人类心理的存在和发展，就没有我们现在人类的文明。

（二）记忆的分类

1. 按记忆的内容 可将记忆分为形象记忆、动作记忆、情绪记忆和逻辑记忆。形象记忆是以感知过的事物形象为主要内容的记忆，如我们看过的画面、听过的声音等都会在头脑中留下映象。动作记忆是以做过的动作或运动为内容的记忆，也称运动记忆，如铺床、输液等的记忆都是以运动记忆为基础。情绪记忆是以体验过的情绪或情感为内容的记忆，也称情感记忆，如第一次抢救危重病人的紧张情绪记忆。逻辑记忆是以概念、判断、推理等为主要内容的记忆，如对定义、概念、定理的记忆。

2. 按信息保持的时间长短 可将记忆分为瞬时记忆、短时记忆和长时记忆，这三种记忆又被称作记忆系统。瞬时记忆又称感觉记忆，是指刺激停止后，刺激物的映象仍然持续极短时间才消失的记忆，瞬时记忆的信息存储时间很短，约为 $0.25\sim2s$，如视觉后像的记忆、回声的记忆等。短时记忆是指信息在头脑中保持在 1min 之内的记忆，短时记忆的容量是有限的，一般为（7 ± 2）个组块。例如，当我们从电话簿上查到一个电话号码后，立刻就能根据记忆拨号，但过后就很快忘了这个号码，这就是短时记忆。因此，也有人把短时记忆比作电话号码式记忆。长时记忆是指信息在记忆中的存储超过 1min 以上直至许多年，乃至终生的记忆。它的信息主要来自对短时记忆信息的加工、复述，也有一些印象深刻的内容在感知过程中一次性输入而长久保存的。个体对社会的适应，主要靠从长时记忆中随时可提取的知识和经验。

（三）记忆的过程

记忆过程包括识记、保持、再认或回忆3个基本环节。

1. 识记 识记是识别并且记住事物。从信息加工理论的观点来看，识记是信息输入和编码的过程。识记是记忆活动的开端，是其他环节的前提和基础。

根据识记时的目的性和意志努力程度的不同，可将识记分为无意识记和有意识记。无意识记是事先没有预定目的，也不需要意志努力的识记。例如，看过某部生动的电影，读过某部有趣的小说等，虽然当初没有想记住的意图，但许多东西却被我们记住了，这就是无意识记。有意识记是有预定目的，经过一定意志努力的识记。例如，学习科学定义、概念、公式、定理时，不仅需要有明确的目的，而且需要一定的意志努力才能记住，这就是有意识记。

根据识记的材料有无意义或者学习者是否了解其意义，可将识记分为机械识记和意义识记。机械识记是根据事物的外部联系，依靠简单重复而进行的识记。意义识记是指对材料理解的基础上，根据材料的内在联系，并运用已有的知识经验而进行的识记。

从记忆的总体效果上看，有意识记的效果优于无意识记，意义识记的效果优于机械识记，但它们并非相互排斥和绝对对立，而是相互依存和相互补充。影响识记效果的因素有：识记的目的和任务、识记材料的性质和数量以及识记的方法等。

2. 保持 是将识记获得的知识、经验和技能在头脑中储存、巩固的过程。保持是记忆的中心环节，是再认和回忆的重要保证。

保持是一个动态的过程。识记过的材料在头脑中的保持并不是固定不变的，而是随各种因素不断发展变化，这种变化既体现在数量上，又表现在质量上。在数量方面，保持量一般随时间推移而下降。在质量方面,则可能有以下几种变化:第一,内容简略和概括,不重要的细节趋于消失;第二,内容变得更加完整,更加合理和更有意义;第三,内容变得更具体,或者更为夸张与突出。

遗忘(forgetting)是与保持相反的过程,是指对识记的材料不能再现或错误的再现。最早对遗忘现象进行研究,并发现其规律的是德国心理学家艾宾浩斯(Ebbinghaus)。他以无意义音节作为识记材料,让受试者重复学习,得出了著名的艾宾浩斯遗忘曲线(图2-7)。从遗忘曲线中可以看出,遗忘的进程是不均衡的,先快后慢。这种变化趋势可以得出如下结论:①遗忘的数量随时间进程逐渐增加。②遗忘速度先快后慢,在识记后第一天内遗忘最快,数量也最多;随后遗忘速度逐渐减慢,遗忘数量也随之减少。③最后虽然时间间隔很长,但所剩的记忆内容基本不再减少而趋于稳定。

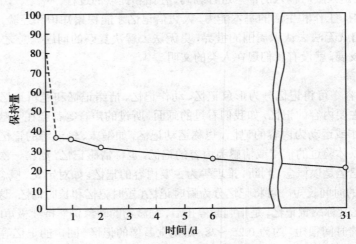

图2-7 艾宾浩斯遗忘曲线

3.再认或回忆 是记忆过程的最后一个环节,是对存储的信息提取的过程。这一过程是衡量记忆巩固程度的重要指标。经历过的事物再次出现时能够认识叫做再认。例如,遇到熟悉的人、阅读熟悉的字词等都是再认过程。经历过的事物不在面前时能在头脑中重现叫做回忆。再认与回忆没有本质的区别,但再认比回忆要容易,能再认的不一定能回忆,能回忆的一定能再认。

(四)记忆的品质

人们通常以记忆品质来衡量人的记忆力的优劣。记忆品质主要包括:

1.记忆的敏捷性 指人在一定时间内记住对象的数量,是记忆的速度和效率特征。

2.记忆的持久性 指记忆在头脑中保持时间的长短,是记忆的保持特征。

3.记忆的准确性 指记忆内容正确与否,是记忆的正确和精确特征。

4.记忆的准备性 指对所记忆信息的提取能力,是记忆的提取和应用特征。

二、思维

(一)思维的概念

思维(thinking)是人脑对客观事物概括性和间接性的反映。从信息加工的观点看,思维是对信息的深入加工改造并使信息重新改组和建构的过程。

思维与感觉、知觉一样,也是人脑对客观事物的反映。但感觉和知觉是对客观事物的直接反映,感知觉反映的只是客观事物的个别属性和外部现象,属于感性认识。思维则是对客观事物的概括的、间接的反映,反映的是事物的本质属性及其规律性联系,属于理性认识。因此,思维是一种更复杂更高级的认知过程。

(二)思维的特征

1.概括性 是指对客观事物共同特征和内在规律的认识。主要表现在两个方面:第一,思维是对一类事物共同本质特征的认识,如乙肝、伤寒等疾病有一个共同的本质特征,都属于传染病;第二,思维是事物之间本质联系和关系的认识,例如,严重内出血病人能抽到血性腹水,这是医生在积累丰富的临床经验后，通过思维找到事物之间的本质联系。思维的概括性使人的认知摆脱了具体事物的局限性与对具体事物的直接依赖性，加深了对事物的认识与了解。

2. 间接性 是指思维不是直接地，而是以其他事物为媒介来反映客观事物的。例如，内科医生有时不能直接诊断病情，而需要通过病人的血液检查、X线检查、心电图等各项检查结果作为媒介物进诊断。思维的间接性，不但可以使人认识当前感知不到的东西，也可以预测未来可能发生的事情，使人的认识领域变得非常广阔和深远。

（三）思维的种类

1. 根据解决问题的方式

（1）动作思维：是指依据实际动作而展开的思维，如尚未掌握语言的幼儿的思维活动基本属于这类思维。

（2）形象思维：是运用头脑中已有表象进行的思维活动。艺术家、设计师等在创作时，多是运用形象思维。

（3）抽象思维：是以抽象的概念、判断和推理为基本形式，旨在揭露事物的本质特征和规律性联系的思维活动，如医生针对疾病运用的思维形式。抽象思维为人类所特有，是人类思维的典型形式和个体思维发展的最高阶段。

2. 根据探索答案的方向

（1）求同思维：又叫聚合思维，是根据一定的知识或事实求得某一问题的正确或最佳答案的思维。如医生根据病人的临床表现、体格检查的结果给病人诊断疾病的过程。

（2）求异思维：又叫发散思维，是根据一定的知识或事实求得某一问题的多种可能答案的思维。如护士为了给病人降温，可以用冰袋、酒精擦浴、灌肠等方法。

3. 根据思维中的主动性和创造性程度

（1）习惯性思维：用惯常的、过去曾采用过的方法去解决问题的思维。是一种定势思维方式，缺乏主动性、独创性、新颖性。

（2）创造性思维：用独创新颖的方法来解决问题的思维。它是一种具有想象性、开创性的思维方式。创造性思维模式是智力水平高度发展的表现。

（四）思维的基本过程

1. 分析与综合 分析是在头脑里把事物的整体分解为各个部分或各个属性的过程。如把一台汞式血压计分解为水银测压计、输气球、袖带等。综合是在头脑里把对象的各个部分、属性、特征等组成一个整体的过程，如一个长期卧床的病人受压部位出现红、肿、热、触痛等，护士可初步确定为压疮形成。分析与综合是思维活动的最基本过程，它们相互依存、互为条件，共同构成其他思维过程的基础。

2. 比较与分类 比较是在分析综合的基础上，在头脑中把事物加以对比，从中找出事物之间异同点的思维活动。比较是一种更复杂的分析和综合，只有通过比较，将事物间的各种特征加以对比，才能对事物的认识更精确、更深入，如稽留热和弛张热是两种不同的热型，根据不同的热型可以帮助医生鉴别诊断何种属于发热性疾病。分类是在比较的基础上确定事物的共同点和不同点，把事物划分为不同的种类，揭示出它们之间的从属关系，使知识系统化。

3. 抽象与概括 抽象是在头脑中将各种事物的共同本质属性抽取出来，并舍弃其非本质属性的思维过程。如从钢笔、铅笔、毛笔中抽取其共同的本质属性——"笔都可以写字"。概括是在头脑中将抽象出来的事物的本质属性结合起来，形成概念或理论系统的思维过程，如"所有能写字的工具都是笔"。抽象和概括是紧密联系的。抽象是概括的基础，概括是对抽象的结果加以综合，形成概念或理论系统。

三、想象

（一）想象的概念

想象（imagination）是对头脑中已有的表象进行加工改造而创造出新形象的过程。

表象是指曾经感知过的事物在头脑中留下的映象，或者说表象是对从前感知过，但没有发生的事物的反映;而想象则是对从前没有感知过当时又不在眼前的事物的反映。想象是在表象的基础上形成的,但并不是表象的简单再现,它是对头脑中存储的表象进行加工改造、重新组合,创造出新形象的过程。

（二）想象的分类

根据想象时有无预定目的,可以把想象分为无意想象和有意想象。

1. 无意想象 是没有预定目的、不自觉的想象。例如,一个人在教室里听讲,当老师讲到山脉和河流的时候,他便想起了自己旅游的事,想到自己到了哪个名山秀水,这就是一种无意想象。

梦是无意想象的一种极端例子。做梦是没有目的的,是不由意识支配的,做梦是大脑的一种正常活动,适当做梦对于维持大脑的正常功能是必要的。研究发现,如果连续剥夺有梦睡眠,人就会出现紧张、焦虑、注意力涣散、易怒等现象。

2. 有意想象 是有一定目的、自觉进行的想象。它包括再造想象、创造想象和幻想。

（1）再造想象:是根据语言描述或图表模型示意,在头脑中形成新形象的过程。例如,医学生可以通过解剖挂图想象人体的实体情况。

（2）创造想象:是根据一定的目的、任务,在头脑中独立地创造出新形象的过程。如作家创造一个典型人物,画家构思一幅图画,服装设计师想象一款服装的新款式,都是独立进行的,这些都是创造想象的例子。

（3）幻想:是和人的愿望相联系并指向未来的想象。如果幻想以客观现实为依据,符合事物发展的客观规律,经过努力可以实现就是理想;如幻想超出客观现实,不可能实现就是空想。

四、注意

（一）注意的概念

注意（attention）是心理活动对一定事物的指向和集中。指向性和集中性是注意的两个特点。指向性是指心理活动有选择地指向某个对象而忽视了其他对象。集中性是指人的心理活动离开一切无关的事物,而集中到所选择的某一对象上。例如,外科医生在给病人做手术,他的注意力都集中在病人的手术中,而对此之外的任何信息均予以忽略。

注意并不是一个独立的心理过程,而是伴随着感知、记忆、思维、想象等心理过程的一种心理状态,它贯穿于心理活动的始终。因此,注意是作为各种心理活动的伴随者而保证心理过程正常进行的。

（二）注意的分类

根据注意有无目的性及是否需要意志努力,可把注意分为无意注意、有意注意和有意后注意。

1. 无意注意 是指没有预定的目的,也不需要意志努力的注意,如大街上突然响起的救护车尖锐叫声所引起的注意。无意注意主要是由周围环境引起的,其原因除了刺激物本身所具备的新异性、强度、对比差异以及刺激物的变化和运动外,还与个体的需要、兴趣、情感以及知识经验等密切相关。

2. 有意注意 是指有预定目的,需要意志努力才能实现的注意,受人们的意志支配,如护士为病人配药时所保持的注意。影响有意注意的因素有活动的目的、社会性需要、间接兴趣以及意志努力等。

3. 有意后注意 有预定目的、无需意志努力就能维持的注意,是一种高级类型的注意,如熟练地骑自行车伴随的注意。有意后注意兼有无意注意和有意注意两方面的某些特点,既服从于当前的活动任务,又能节省意志的努力,因此,对完成长期、持续的工作特别有利。

（三）注意的品质

1. 注意的广度 也称注意的范围,是指同一时间内所能注意到的事物的数量。一般成人注意的广度为5～9个数字或字母。

注意的广度受知觉对象特点的制约。注意对象越集中,排列越有规律,越能成为相互联系的整体,注意的广度也越大。

注意的广度还受知觉者活动任务与知识经验的影响。知觉活动的任务多,注意广度就小;对注意对象的知识和经验掌握得越多,注意广度就越大。

2. 注意的稳定性 是指在一定时间内注意保持在某项活动上的特性,它是衡量注意品质的指标,如外科医生能连续几小时全神贯注地手术。

注意的稳定性与注意对象的特点有关。内容丰富的对象比内容单调的对象,活动、变化的对象比静止、固定的对象容易使人保持稳定的注意。注意的稳定性还与人的主体状态密切相关,如果人对所从事的活动持积极的态度,坚强的意志和浓厚的兴趣等,就容易对对象保持稳定的注意。

与注意稳定性相反的状态是注意的分散,也叫分心。注意的分散是指注意不自觉地离开当前应当完成的活动而被无关刺激所吸引,注意分散是由于无关刺激的干扰、单调刺激的长期作用及主观因素如疲劳、情绪不稳所致。

3.注意的分配 是指同一时间内对两种或两种以上的刺激进行注意,或将注意指向不同对象的能力。例如,护士给病人注射时,要边推药边观察病人反应。

4.注意的转移 是指注意从一个对象转向另一个对象的现象,如护士正在配药,忽然听到病人的呼救,能马上投入到抢救病人的活动中。注意的转移与分心不同。注意的转移是任务的要求,随着当前的活动,有意识地进行改变;分心则是指注意偏离了当前活动和任务的要求,受无关刺激干扰,是注意的一种缺陷或障碍。

注意转移可使疼痛处于抑制状态,使痛感明显减轻。例如,有经验的护士给病人注射时,常边攀谈边进针;医疗性体操、旋转运动和按摩等体育疗法,不仅能转移对疼痛的注意力,缓解疼痛,还能帮助病人藐视疼痛,对疼痛病人具有积极意义。

总之,注意的各个品质是密切联系的,活动的效率不仅取决于注意的某一品质,而且取决于注意各种品质在活动时合理地应用与有机地结合。

五、记忆、思维等在临床护理中的应用

病人患病后在记忆方面可能会出现不同程度的减退甚至是记忆障碍,一些脑器质性疾病病人会出现记忆力减退,还有一些躯体疾病病人也会出现记忆障碍,如病人不能准确回忆病史,不能记住医嘱,甚至刚发生在身边的人和事,也难以记起。病人的思维特别是逻辑思维能力也会因疾病受到一定的影响,如病人在医疗问题上表现出犹豫不决、瞻前顾后等现象。有些病人虽能对疾病做出评价,但因信息的缺乏或主观夸大疾病的作用等原因,其思维结果难免有片面现象。同时,病人会产生和健康状态的对比联想,进而产生强烈的康复愿望,当看到或听到同一病种病人病情恶化或死亡的消息时,也会产生类似联想甚至是妄想现象。患病后,病人的注意开始由外部转向自身,表现为随意注意的加强和不随意注意的减弱,病人开始关注患病部位和自身感受等行为,且注意的紧张性与疾病严重程度成正比,注意的稳定性与病程长短成正比。

护理工作中,针对病人出现的记忆减退和记忆障碍现象,护士应指导病人进行多种形式的记忆训练,如拼图训练、画画训练、往事回忆和讲述小故事等多种方式,减少病人被动静坐及卧床时间,促进记忆力康复。对于病人因对疾病认知不足导致的思维改变,护士在和病人沟通的过程中,应特别注意自己言语的内容或语气,努力避免给病人增加无意的有害刺激。同时,护士应帮助病人将过度紧张的随意注意转移到其他事物上去,如通过与病人交谈、提供各类书籍报纸或让病人观看感兴趣的电视节目等,并通过想象放松训练,降低病人对疾病的过度关注,帮助病人缓解心理紧张。

第三节 情 绪

一、概述

(一)情绪的概念

情绪(emotion)是人对客观事物是否满足自己的需要而产生的态度体验。当客观事物或情境符合主体的愿望和需要时,就能引起积极、肯定的情绪。如长期卧床的病人经过康复训练可以自由活动,就会感到高兴。当客观事物或情境不符合主体的愿望和需要时,就会产生消极、否定的情绪。如重视亲情的人失去亲人会引起悲痛,责任心强的护士工作失误会出现内疚和苦恼。由此可见,情绪是个体与环境之间某种关系的维持或改变。

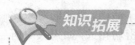

情感

　　情绪和情感都是人对客观事物所持的态度体验，只是情绪更倾向于个体基本需求欲望上的态度体验，而情感则更倾向于社会需求欲望上的态度体验。

　　情感是人类独有的心理现象，是与人们的社会性需要相联系的，是个体在社会生活中逐渐发展起来的。情感也具有较大的稳定性、深刻性和持久性，情感与情绪相比，一般较微弱，较少冲动，外部表现不明显。

　　情绪和情感是同一心理过程的两个不同方面。一方面，情感离不开情绪，稳定的情感是在情绪的基础上形成的，同时又通过情绪反应得以表达，离开情绪的情感是不存在的。另一方面，情绪也离不开情感，情绪变化往往反映内在的情感，在情绪发生的过程中常常深含着情感。

（二）情绪的组成

　　情绪是一种混合的心理现象。它是由独特的主观体验、外部表现和生理唤醒等三种成分组成的。

　　主观体验（subjective experience）是个体对不同情绪和情感状态的自我感受。每种情绪有不同的主观体验，它们代表了人们不同的感受，构成了情绪和情感的心理内容。人的主观体验与外部反应存在着某种相应的关系，即某种主观体验是和相应的表情模式联系在一起的。如愉快的体验必然伴随着欢快的面容或手舞足蹈的外显行为。

　　情绪的外部表现，通常称之为表情（emotional expression）。它是在情绪和情感状态发生时身体各部分的动作量化形式，包括面部表情、姿态表情和言语表情。

　　生理唤醒（physical arousal）是指情绪产生的生理反应。它涉及广泛的神经结构，如中枢神经系统的脑干、中央灰质、丘脑、杏仁核、下丘脑、松果体、前额皮层以及外周神经系统和内、外分泌腺等。生理唤醒是一种生理的激活水平。不同情绪的生理反应模式是不一样的，如满意、愉快时心跳节律正常；恐惧或暴怒时，心跳加快、血压升高、呼吸频率增加，甚至出现间歇或停顿；痛苦时血管容量缩小等。

　　人们在情绪状态下，能自我觉知，但是不能控制自己的情绪，因为主控情绪的植物性神经系统一般不受个人意志所控制。植物性神经系统包括交感神经系统和副交感神经系统，两者功能相反，前者在情绪激动下发生作用，后者在情绪平静时发生作用。

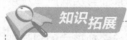

情绪与脑

　　情绪与脑中枢机制和外周神经系统都有密切的关系。大量研究表明，情绪是由大脑中的神经元回路所控制的，由这些回路整合加工情绪信息，产生情绪行为。情绪的神经回路包括前额皮层、杏仁核、海马、前部扣带回、腹侧纹状体。灵长类动物的前额皮层（PFC）可分为三个子区：背侧 PFC、腹内侧 PFC 和眶额皮层。PFC 的各个部分与情绪有关。杏仁核对识别和产生消极感情有重要作用，在厌恶学习中也很重要。海马和前部扣带回在情绪调节中有重要作用。网状结构对维持大脑皮质兴奋水平、保证机体处于清醒状态有重要作用，对情绪的激活也有重要的影响。

　　情绪与外周神经系统也有密切关系。一般而言，植物神经系统中的交感神经系统引起兴奋活动，副交感神经系统引起抑制活动。外周神经系统中的脑神经和脊神经，支配和调节人体的骨骼肌肉系统的活动。不同的情绪状态还会引起内外腺体的变化，从而影响激素分泌量的变化，这种变化也可作为判断某种情绪状态的客观指标。

（三）情绪的功能

　　1. 适应功能　　情绪能够使个体针对不同的刺激事件产生灵活自如的适应性反应，并调节或保持个体与环境间的关系。情绪之所以具有灵活性的特征，是因为情绪的功能不仅可以来源于个体全部的先天功能，而且还来源于学习及认知活动。许多种情绪都具有调控群体间的互动功能。譬如，羞怯感可以加强个体与社会习俗的一致性；当个体对他人造成伤害时，内疚感可激发社会公平重建。

2．动机功能 情绪、情感是动机的源泉之一，是动机系统的一个基本成分。它能够激励人的活动，提高人的活动效率。适度的情绪兴奋，可以使身心处于活动的最佳状态，进而推动人们有效地完成工作。研究表明，适度的紧张和焦虑能促使人积极地思考和解决问题。

3．组织功能 情绪作为脑内的一个检测系统，对其他心理活动具有组织的作用。积极的情绪和情感对活动起着协调和促进作用。消极的情绪对活动起着瓦解和破坏作用。中等强度的愉快情绪，有利于提高认知活动的效果。而消极的情绪如恐惧、痛苦等会对操作效果产生负面影响，消极情绪的激活水平越高，操作效果越差。

4．信号功能 情绪是人们社会交往中的一种心理表现形式。情绪的外部表现是表情，表情具有信号传递作用，属于一种非言语性交际。人们可以凭借一定的表情来传递情感信息和思想愿望。心理学家研究了英语使用者的交往现象后发现，在日常生活中，55% 的信息是靠非言语表情传递的，38% 的信息是靠言语表情传递的，只有 7% 的信息才是靠言语传递的。

二、情绪的分类

（一）情绪的分类

1．基本情绪（basic emotion） 是人和动物共有的，不学就会的。每一种基本情绪都有其独立的生理反应、内心体验和外部表现。一般认为快乐、愤怒、恐惧和悲哀是情绪的四种基本形式。

（1）快乐：快乐是指盼望的目标达到和需要得到满足之后，继而带来的紧张解除时的情绪体验。快乐的程度取决于愿望满足程度、目的愿望突然达到的程度和意外程度。快乐按其程度不同可分为满意、愉快、欢乐和狂喜。

（2）愤怒：愤怒是由于外界干扰使愿望实现受到压抑，目的受到阻碍，从而逐渐积累紧张性而产生的情绪体验。愤怒的程度取决于干扰的程度、次数及挫折的大小。愤怒按其程度不同可分为不满意、生气、愠、忿、激愤、狂怒等。

（3）恐惧：恐惧是指个体在面临并企图摆脱某种危险情境而又无能为力时产生的情绪体验。引起恐惧的因素是多方面的，如人们熟悉的环境发生意想不到的变化，奇怪、陌生、可怕的事物突然出现等，但最关键的因素是个体缺乏摆脱危险情境的能力。恐惧的程度可分为担心、害怕、恐惧、恐怖等。

（4）悲哀：悲哀是指喜欢、热爱对象的丧失、破裂或所盼望的目标幻灭而带来的情绪体验。悲哀的程度取决于所失去东西的价值，另外个体的意识倾向和人格特征对个体的悲哀程度也有重要影响。悲哀程度可分为遗憾、失望、难过、悲伤、极度哀伤。

2．复合情绪（complex emotion） 是由基本情绪派生而来的，构成了多种复杂的情绪状态。如由愤怒、厌恶和轻蔑组合起来的复合情绪可形成敌意。

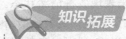

情绪的维度与两极性

情绪的维度（dimension of emotion）是指情绪所固有的某些特征，如情绪的动力性、激动性、强度和紧张度等。这些特征的变化幅度具有两极性，即存在两种对立的状态。如情绪的动力性有增力或减力两极。需要得到满足时产生的积极情绪是增力的；需要得不到满足时产生的消极情绪是减力的。情绪的激动性有激动与平静两极。激动是一种强烈的、外显的情绪状态。平静是一种平稳安静的情绪状态。

情绪的强度有强、弱两极，如从愉悦到狂喜，从微愠到狂怒。情绪还有紧张和轻松两极。

（二）按情绪状态分类

情绪状态是指在某种事件或情境的影响下，在一定的时间内所产生的某种情绪，其中较典型的情绪状态有心境、激情和应激三种。

1．心境（mood） 是一种微弱而持久的情绪状态。它构成了人的心理活动的背景。当一个人出现愉快心境的时候，无论遇到什么事情都会感到是愉快的。当一个人处在苦闷心境的时候，无论遇到什么事情都会感到闷闷不乐，这就是心境。心境具有弥漫性的特点。所谓弥漫性，是指心境并不是对某一特定事物的情绪体验,而是某一种特定情绪发生后并不马上消失,还要保留一段时间。在此时间内,人把这种特定情绪投射到其他事物上面,使这些事物都带上先前的情绪性质和特点。心境产生的原因是多方面的。

心境对人的工作、学习和健康有很大影响。积极的心境有助于工作和学习,能促进人的主观能动性的发挥,提高人的活动效率,并且有益于人的健康。消极的心境使人意志消沉,降低人的活动效率,妨碍工作和学习,有害于人的健康。因此,要善于调节和控制自己的心境,形成和保持积极、良好的心境。

2. 激情(intense emotion) 是一种强烈的、爆发性的、为时短促的情绪状态。如暴怒、恐惧、绝望、狂喜等,都属于这种情绪体验。在激情状态下,主体往往伴随明显的生理和外部表情变化。如心跳加快、血压升高、呼吸急促、大发雷霆、暴跳如雷等。

激情状态下人往往出现"意识狭窄"现象,即认识活动的范围缩小,理智分析能力受到抑制,自我控制能力减弱,进而使人的行为失去控制,甚至做出一些鲁莽的行为或动作。

激情通常是由对个人有重大意义的事情引起的。如重大成功、惨遭失败等都是对当事人有巨大意义的且能引起激情状态的强烈刺激。从精神卫生学的角度来看,激情对健康是有害的,它不仅能致病,也能致死,因此要善于控制激情,可采用注意转移法冲淡激情爆发的程度。

3. 应激(stress) 是出乎意料的紧急情况所引起的急速而高度紧张的情绪状态。在应激状态下,整个机体的激活水平高涨,使人的肌张力、血压、内分泌、心率、呼吸系统发生明显的变化。由于身体各部分功能的改变,从而使个体发生不同的心理和行为变化。

在应激状态中,人可能有两种行为反应,一种是行为紊乱、忙中出错、不能准确地采取符合当时目的的行动;同时,由于意识的自觉性降低,也会出现思维混乱、分析判断能力减弱、感知和记忆下降、注意力的分配与转移困难等情况。另一种是虽然身心紧张,但精力旺盛、思维敏捷、活动量增强,从而能更好地利用过去的经验和生理激活状态,急中生智,摆脱困难,化险为夷。

应激状态持续时间可短可长,短时的应激通常导致全身总动员,包括交感神经兴奋、异化激素大量分泌以及高度觉醒以对付应激。如果一个人长期处于应激状态之下,机体往往难以适应,从而可能导致体内功能紊乱,甚至患病。

三、情绪的外部表现

情绪是一种内部的主观体验,但在情绪发生时,又总是伴随着某种外部表现。这种外部表现也就是可以观察到的某些行为特征。这些与情绪有关的行为表现,称作表情。

(一)面部表情

面部表情(facial expression)是通过眼部肌肉、颜面肌肉和口部肌肉的变化来表现各种情绪状态。不同的情绪会产生不同的面部表情。由于面部表情能精细、准确地反映人的情绪,它是人类表达情绪最主要的一种表情动作。汤姆金斯(Tomkins, 1970)假定存在 8 种原始的情绪:兴趣、欢乐、惊奇、痛苦、羞愧、轻蔑、愤怒,并假定每种情绪都是在某种天性的皮层下神经(丘脑)的控制下出现的一种面部肌肉反应,因而有相应的面部表情的模式。具体见表 2-1。

表 2-1 不同情绪的面部模式

情绪	面部模式
兴趣	眉眼朝下,眼睛追踪着看、倾听
愉快	笑、嘴唇朝外扩展、眼笑
惊奇	眉眼朝上,眨眼
悲痛	哭、眼眉拱起、嘴朝下、有泪有韵律的啜泣
恐惧	眼发愣、脸色苍白、脸出汗发抖、毛发竖立
羞愧	眼朝下、头低垂
轻蔑	冷笑,嘴唇朝上
愤怒	皱眉、眼睛变狭窄、咬紧牙关、面部发红

（二）姿态表情

姿态表情可以分为身体表情和手势表情两种。身体表情（body expression）是除面部之外身体其他部位的表情动作。人在不同的情绪状态下，身体姿态会发生不同的变化，例如，人在欢乐时手舞足蹈，悔恨时顿足捶胸，惧怕时手足无措，羞怯时扭扭捏捏。舞蹈和哑剧是演员用身段表情和面部表情反映情感和思想的艺术形式。

手势（gesture）常常是表达情绪的一种重要形式。手势通常是和言语一起使用，表达赞成还是反对、接纳还是拒绝、喜欢还是厌恶等态度和思想。手势也可以单独用来表达情感、思想，或做出指示，在无法用言语沟通的条件下，单凭手势就可表达开始或停止、前进或后退、同意或反对等思想感情。"双手一摊"和"手舞足蹈"等手势，分别表达了个人的无可奈何、高兴等情绪。

（三）言语表情

言语表情是人类所特有的表达情绪的手段。言语表情（intonation expression）是情绪在言语的声调、节速和速度上的表现。人在高兴时音调轻快，悲哀时音调低沉节奏缓慢，愤怒时音量大、急促而严厉。同样一句话用不同的方式讲出来则会表现出不同的含义。例如，"你干吗"用升调说出来时表示疑问；用降调则表示不耐烦；用感叹语气强调"吗"字则表示责备。

表情动作与言语一样是人际交往的重要工具，但是在三种主要表情动作中面部表情起主要作用，而姿态表情和言语表情往往是情绪表达的辅助手段。

四、情绪的理论

（一）詹姆斯 - 兰格理论

美国心理学家詹姆斯（W. James，1842—1910）和丹麦生理学家兰格（C. Lange）分别于 1884 年和 1885 年提出了内容相同的情绪理论，他们强调情绪的产生是自主神经系统活动的产物。詹姆斯认为，"情绪只是一种身体状态的感觉，它的原因纯粹是身体的"。他的理论核心内容是，由环境激起的内脏活动实际上导致了人们所认为的情绪。兰格认为，情绪是内脏活动的结果。詹姆斯 - 兰格理论，看到了情绪与机体变化的直接关系，强调自主神经系统在情绪产生中的作用，有其合理的一面。但是，他们片面强调自主神经系统的作用，忽视了中枢神经系统的调节控制作用，所以该理论存在一定的片面性。

（二）坎农 - 巴德学说

坎农（W. Cannon）对詹姆斯 - 兰格理论提出了三点疑问：第一，机体上的生理变化，在各种情绪状态下，并无多大的差异，因此，根据生理变化很难分辨各种不同的情绪。第二，机体的生理变化受植物性神经系统的支配，这种变化趋缓，不足以说明情绪瞬息变化的事实。第三，机体的某些生理变化可由药物引起，但药物（如肾上腺素）只能使生理状态激活，而不能产生某种情绪。坎农认为情绪的中心不在外周神经系统，而在中枢神经系统的丘脑。因而，坎农的理论又被称作丘脑学说。他认为，情绪产生的基本过程是由外界刺激引起感觉器官的神经冲动，通过传入神经传至丘脑，再由丘脑同时向上向下发出神经冲动。向上反馈至大脑皮质，产生情绪体验；向下激活交感神经系统，引起一系列生理变化。他认为人的情绪体验与生理反应是同时发生的。1934 年巴德（Bard）扩展了坎农的丘脑情绪理论，所以人们通常把他们的观点合称为坎农 - 巴德学说。后来的很多实验证明，下丘脑在情绪的形成中起重要的作用。有些学者进一步提出了网状结构和边缘系统与情绪的关系，对探讨情绪的生理机制具有重大意义。

（三）阿诺德的"评定 - 兴奋"说

美国心理学家阿诺德（M.B. Arnold）在 20 世纪 50 年代提出情绪的评定 - 兴奋学说。她认为，刺激情境并不直接决定情绪的性质，从刺激出现到情绪的产生，要经过对刺激的估量和评价，情绪产生的基本过程是刺激情境 - 评估 - 情绪。阿诺德认为，情绪的产生是大脑皮质和皮下组织协同活动的结果，大脑皮质的兴奋是情绪行为的最重要的条件。

（四）沙赫特的情绪三因素学说

美国心理学家沙赫特（S. Schachter）70 年代对情绪的产生提出了更全面的解释。他把情绪的产生归之于刺激因素、生理因素和认知因素三者的整合作用。其中，认知因素中的对当前情境的评估和过去经验的回忆，在情绪形成中起着重要作用。

动画：情绪
的理论及
原理

笔记

五、情绪的调节

（一）情绪调节的概念

情绪调节（emotion regulation）是个体管理和改变自己或他人情绪的过程，在这个过程中，通过一定的策略和机制，使情绪在生理活动、主观体验、表情行为等方面发生一定的变化。情绪调节有以下几个方面。

1. 具体情绪的调节　情绪调节包括积极情绪和消极情绪的调节。例如，愤怒时需要克制；悲伤时需要转换环境，想一些开心的事情等。情绪调节也适合于积极情绪，当出现大喜情绪时也需要调节，避免乐极生悲。

2. 唤醒水平的调节　情绪调节包括个体对高、低唤醒水平的调节。研究表明，高唤醒水平对认知操作起瓦解和破坏作用，如狂怒会使人失去理智，导致越轨行为。成功的情绪调节就是要管理情绪体验和行为，使之在适度的水平。

3. 情绪成分的调节　情绪调节不仅包括系统的各个成分，也包括情绪系统以外的认知和行为等。情绪系统的调节主要指调节情绪的生理反应、主观体验和表情行为。如情绪焦虑或紧张时，控制血压和脉搏。

（二）情绪调节的维度

情绪调节包含五个维度，即生理调节、情绪体验调节、行为调节、认知调节和人际调节。

1. 生理调节　情绪的生理调节是以一定的生理过程为基础的，调节过程中存在着相应的生理反应模式。

生理唤醒是典型的情绪生理反应，如心率、血压、瞳孔大小、神经内分泌的变化，皮下动静脉联结处的血管收缩等都是常用的生理指标。格罗斯等人的研究发现，厌恶受到抑制引起躯体活动和心率下降，眼动、皮肤电反应，手指脉搏幅度、呼吸间隔指标上升，快乐受到抑制引起躯体活动、心率、皮肤电水平等明显下降，呼吸没有变化（Gross & Levenson，1997）。情绪生理成分的调节是系统性的，这种调节将改变或降低处于高唤醒水平的烦恼和痛苦。

2. 情绪体验调节　当体验过于强烈时，个体会有意识地进行调整。不同情绪体验有着不同的情绪调节过程，可采取不同的策略。萨尔利（Saarni，1997）发现，在愤怒时人们采取问题解决的策略；悲伤时采取寻求帮助的策略；伤感时采取回避的策略。格罗斯等人（Gross & Levenson，1997）发现，忽视可以比较有效地降低厌恶感，抑制快乐的表情可以降低快乐感受等。

3. 行为调节　行为调节是个体通过控制和改变自己的表情和行为来实现的。在日常生活中，人们主要采用两种调节方式，一是抑制和掩盖不适当的表情；二是呈现适当的交流信号，如一个人在向他人表达请求时，即使感到失望或愤怒，也要管理或控制好自己的情绪，不要影响信息的表达和交流。

4. 认知调节　道奇等人（Dodge et al.，1991）认为，情绪系统和认知系统是信息加工过程中的两个子系统，情绪可以是信息加工过程的启动状态，也可以是信息加工的背景。道奇等人进一步提出，良好的认知调节包含以下步骤：通过知觉或再认唤醒需要调节的情绪；解释情绪唤醒的原因和认识改变情绪的方式和途径；做出改变情绪的决定和设定目标；产生适当的个体力所能及的调节反应；对反应进行一定的评价，尤其是评价这些反应是否达到目标；将调节付诸实践。

5. 人际调节　人际调节属于社会调节或外部环境的调节。在人际调节中，个体的动机状态、社会信号、自然环境、记忆等因素都起重要作用。坎培斯（Campos，1989）认为，个体的动机状态，主要指个体正在追求的目标。如果外部事件与个体追求的目标有关，那么这些事件就可能引起个体的情绪。在社会信号中，他人的情绪信号，尤其是与个体关系密切的人（如母亲、教师、朋友等）发出的情绪信号对情绪调节有较大的作用。

（三）情绪调节的策略

1. 回避和接近（avoidance or approach）策略　回避和接近策略也叫情境选择策略，它是通过选择有利情境、回避不利情境来实现的。这是情绪调节的一种常用策略，在面临冲突、愤怒、恐惧、尴尬、窘迫等情绪时，运用这种策略非常有效。如病人远离带给自己压力的工作环境就能缓解一些负面情绪，康复期还可以出门游玩，放松心情，有利于身体康复。

2. 控制和修正（control or modification）策略　控制和修正情绪事件是一种更为积极的策略，它是通过改变情绪中各种不利的情绪事件来实现的。情绪调节者试图通过控制情境来控制情绪的过程或结果。比如你在众人面前演讲会紧张，你的朋友就会来安慰你："不用紧张，就把台下的人当成胡萝卜和大白菜。"这就是把造成你情绪波动的"情绪事件"转化，以达到缓解紧张情绪的目的。

3. 注意转换（attentional deployment）策略　注意转换策略包括分心和专注两种策略。分心是将注意集中于与情绪无关的方面，或者将注意从目前的情境中转移开；专注是对情境中的某一个方面长时间地集中注意，这时个体可以创造一种自我维持的卓越状态。如给儿童打针时，可以与孩子聊天或者让孩子看动画片，以缓解孩子恐惧的情绪。

4. 认知重评（cognitive reappraisal）策略　认知重评即认知改变，通过改变对情绪事件的理解和评价，而进行情绪调节。认知重评试图以一种更加积极的方式理解使人产生挫折、生气、厌恶等消极情绪的事件。认知重评将产生积极的情感和社会互动结果，不需要耗费许多认知资源，是一种有益的情绪调节方式。如护士可以引导病人调整认知，帮助病人领悟到是信念引起了情绪及行为的后果，也只有改变了不合理的信念，才能减轻或消除焦虑，做到科学的防病治病。

5. 表情抑制（expressive suppression）策略　抑制将要发生或正在发生的表情，调动自我控制能力，启动自我控制过程以抑制自己的情绪行为，是反应调节的一种策略。如护士在繁忙的工作中，即使非常疲劳，心情烦躁，却抑制自己的情绪，在病人面前终保持一种平和、愉悦的心境，给病人一种信任感。

研究发现，表情抑制会产生消极的情感和社会互动结果，需要耗费较多的认知资源，对心理适应性产生不良影响，进而影响心理健康水平。研究发现，抑制厌恶和悲伤并没有减弱情绪感受，反而使交感神经的激活水平增强。

6. 合理表情（rational expression）策略　社会交往中，采用恰当的表情，是情绪调节的最为关键的策略，它有利于个体幸福和团体密切。在人际交往中，情绪调节能力强的个体并不全是压抑自己的表情，而是能够在瞬间迅速改变自己的不利情绪，如把愤怒转变为笑，把悲伤转换为动力等，这种策略因而也可以称之为情绪转换策略。如护士即使在家里与家人产生了不愉快的情绪，一旦进入医院，面对病人，能够立马转换情绪，以饱满的热情面对工作。有利于建立良好的护患关系，也有利于护理质量的提高。

此外，在实际生活中，一个成熟的个体还会选择更多的方法来调节自己的情绪，如改变生活方式、多进行体育锻炼、向好朋友倾诉等等。

（四）情绪调节与身心健康

良好的调节能促进身心健康，而情绪失调会破坏身心健康。例如，长期压抑悲伤和哭泣容易引起呼吸系统的疾病，对愤怒的压抑与心血管疾病、高血压的发病率有着密切联系。因此，探讨情绪调节过程与健康的关系应该是研究情绪调节的一个重要方面。

（五）情绪调节在临床护理中的应用

病人在患病期间会产生一些特殊的心理反应，使其处于消极、被动、紧张状态，这些情绪对病人的治疗、康复极为不利。因此，护士在临床工作中，必须学会观察病人的情绪变化，并对病人的不良情绪及时加以调节，方能提高临床护理效果。病人最常见的情绪反应有恐惧、焦虑、抑郁和愤怒。护士在对病人进行情绪调节之前，要学会观察病人的不良情绪，这主要是通过观察病人的表情实现的，比如面色、身体动作、语音语调等。如果病人出现了不良情绪，护士要采取措施帮助病人调节情绪，这里给大家介绍几种简单的方法：首先要建立良好的护患关系，创造舒适安全的环境，减少病人因对环境不适而造成的心理负担。其次要丰富病人的住院生活，建立病友之间良好的人际关系，丰富病人的社会支持系统。再次护士应帮助病人提高疾病的适应性，教会病人及家属在多方面进行积极调整，如工作、学习、饮食、生活方式等，以更好地适应疾病，提高其对治疗及护理的依从性。此外，护士还可以引导病人调整认知，让病人正确认识所患疾病，明确自己对治疗效果同样负有责任，促使病人积极参与治疗过程，竖立合理的信念，减少或避免不合理信念的影响。

当然，仅仅调整病人的情绪也是不够的。面对当今社会上的重重压力，护士也普遍感到身心疲怠,工作压力巨大。护士的情绪调节能力对促进其身心健康,显得尤为重要。这里,我们介绍几种帮助护士控制和调节情绪的方法:①重视建立同事、同学、朋友之间的良好人际关系,建立良好的婚姻家庭关系,以获得归属感。②充分利用社会、集体、他人对自己的支持。③学会适当宣泄不良情绪,护士在遇到困难和挫折时,多向朋友和家人倾诉,获得周围人的理解和支持;情绪宣泄强调合理适度,不要一味地强调自己的痛苦,也要善于听取旁观者的劝解。④其他方法,如正确评价自我,学会幽默,不断进行积极的心理暗示等等。如果护士能够很好地进行情绪调节,就能提高工作绩效,提高自我工作满意度和成就感,增强应对复杂性和挑战性工作的自信心和能力感,更加有利于提升临床护理实践的效果。

第四节 意 志

一、概述

(一)意志的概念

意志(will)是人们自觉地确定目的,并根据目的调节和支配行动,克服困难去实现预定目的的心理过程。意志是人类特有的现象,是人类意识能动性的集中表现。意志总是和人的行动相联系,并对人的行动起着调节和控制作用。

(二)意志的基本特征

1. 意志行动是有目的的行动 意志组成中确立目的的心理活动,在意志支配行动时就使行动具有了目标,这是意志行动的前提。

2. 随意运动是意志行动的基础 随意运动是意志行动的基础,意志行动表现在人的随意运动中。人的运动分为随意运动与不随意运动。随意运动是受到意识调节和支配的,具有一定目的的方向性或习惯性的运动,如写字、操纵劳动工具等。不随意运动一般不受意识支配。如果人的运动都是不随意的,那么任何目的都不可能在行动中加以实现。

3. 意志行动与克服困难相联系 一个人的意志水平往往以困难的性质和克服困难的努力程度加以衡量,这是意志活动的核心。

二、意志行动的阶段

意志行动,有其发生、发展和完成的历程,这一过程大致可以分为两个阶段:准备阶段和执行阶段。前者是意志行动的开始阶段,它决定意志行动的方向,是意志行动的动因;后者是意志行动的完成阶段,它使内心世界的期望、计划付诸实施,以达到某种目的。

(一)准备阶段

准备阶段就是采取决定阶段。采取决定阶段一般包含确定目的或目标、制订计划、心理冲突、做出决策等许多环节。

(二)执行阶段

在做出决定之后,便过渡到执行决定,进入实际行动。执行决定是意志行动的最重要环节。因为即使在做出决定时有决心,有信心,如果不见之于行动,这种决心和信心依然是空的,意志行动也就不能完成。执行阶段是意志行动的重要环节。

三、意志的品质

意志行动在不同人身上表现不同,构成一个人行为特点的稳定因素的总和称为意志品质。意志品质主要包括自觉性、果断性、坚韧性和自制性,它们在人的意志行动中贯穿始终,并构成人的意志的性格特征。

1. 意志的自觉性 意志的自觉性是指一个人在行动中具有明确的目的,能认识行动的社会意义,并使自己的行动服从于社会的需要的意志品质。医务人员意志的自觉性表现在对自己的行动目标有深刻理解,坚信目标的正确性,从而使自己的行动服从病人和社会的利益。

2．意志的果断性　意志的果断性是指善于抓住时机、迅速合理地做出决定，并实现所做决定的意志品质。

3．意志的坚韧性　意志的坚韧性又称意志的顽强性，是指在行动中保持充沛的精力和毅力、克服各种困难、坚决达到预定目的的意志品质。一个优秀的护理工作者，在卫生岗位上往往是一工作就是十几年、几十年，为了工作、为了病人，一心钻研技术，关爱病人。

4．意志的自制性　意志的自制性是指在意志行动中能够自觉、灵活地控制自己的情绪，约束自己的行为和言语的品质，与自制性相反的意志品质是冲动性，冲动性是指不能控制自己的情绪，对自己的动作和言语约束较差的品质。

四、良好意志力的培养

良好的意志品质不是自发的，而是在教育和实践中随着困难的不断克服而逐渐形成的。培养良好的意志品质，应注意以下几点：

（一）树立崇高的理想

人的意志行动是为了实现预定的目的。培养一个人良好的意志力首先要从人生目的入手，树立崇高的理想是意志力培养的基石。例如，作为一个医生，崇高的理想就是治病救人，救死扶伤。正是因为胸怀成为医术高明、医德高尚的"苍生大医"的崇高理想，孙思邈"博极医源，精勤不倦"，表现出顽强的意志力。

（二）积极参加实践活动

在社会实践活动中，从确立目的、制订计划、选择方案，到执行决定和付诸行动，整个过程都需要意志参与。在整个活动中，通过克服困难，解决问题，认识水平才会得到提高，意志品质才会得到磨炼。事实证明，愈是困难的、不感兴趣的事情，愈能磨炼人的意志。

（三）加强意志的自我锻炼

主动寻求机会进行意志的自我锻炼，才能形成良好的意志品质。首先，要善于自我评价，在自觉性、果断性、坚韧性和自制力各个方面，每个人都存在个体差异，要善于发现自己的优势和不足，用优势来自我激励，用不足来自我鞭策、取长补短、不断进步。其次，在设立锻炼目标时，要注意循序渐进，目标设置太高，容易挫伤积极性，不仅不能锻炼意志，而且会丧失信心；目标设置太低，不经过意志努力就可以达成，起不到锻炼意志的作用。体育运动是锻炼意志的良好手段。

（四）借助外部约束进行训练

在意志力的锻炼中，既要自我锻炼，也要利用外部资源。自我约束能力不强的人，可以借助特殊的时空条件，利用外部约束力来对自己进行训练。如体育比赛、团队训练、军事训练等，都是锻炼意志力的良好方法。

五、意志在临床护理中的应用

护理工作是一种复杂而具体的工作，会遇到各方面的问题、困难、委屈、挫折或误解，甚至会遇到难以想象的问题，这些都需要护士有坚强的个人意志力。需要护士具有高度的自觉性、坚忍的耐受力，坚持正确的行为准则，严谨认真，正直无邪，以高尚的人格忠实地维护病人的利益，能应用自己的意志力及控制力，排除干扰，约束自己的言行，首先将病人的生命及健康放在首位，认真做好各项工作。

（田凤娟　李亚南）

思考题

1．病人，男，78岁，从未有过脑卒中发作。近2年来逐渐出现记忆力减退，经常丢三落四，如经常丢掉物品，经常找不到刚用过的东西，看书读报后不能回忆内容等。近半年来症状持续加重，表现为出门不知归路，忘记自己亲属的名字，把自己的媳妇当做自己的女儿。言语功能障碍明显,讲话无序,不能叫出家中某些常用物品的名字。个人生活不能自理,有情绪不稳和吵闹行为。体格检查未发现神经系统定位征,CT检测提示轻度脑萎缩。

问题:简要评估该病人的认知特点,并说明护士如何对其实施心理护理?

2. 小张,23岁,大学毕业成为一名护士,工作一年发现,临床护士长期承担着紧张繁重的一线工作,无节假日,不断轮换的日夜班,生活无规律,经常面对生活和心理都有问题的人群,面对急症抢救和死亡,她经常觉得压力很大,情绪不良。

问题:面对日常的工作压力,护士应如何调节自己的情绪?

3. 病人,男,60岁,三年前患脑卒中,身体半边无力。经过康复训练,可以像正常人走路。但在两个月前因为摔倒家属没在身边,时间有点长引起半边身体行动不便,说话也不清晰,第二次发作比第一次症状更严重,面对更加繁重的康复任务,病人觉得自己无法完成,经常打"退堂鼓"。

问题:根据病人这种情况,护士如何提高病人的意志力,恢复其康复信心?

思路解析

扫一扫,测一测

第三章　人　格

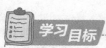

1. 掌握人格、能力、气质的概念；需要层次理论；动机冲突类型；气质类型及特点。
2. 熟悉人格、能力形成及发展的影响因素；高级神经活动学说；性格的类型。
3. 了解人格的结构、特征；性格的特征；自我意识系统。
4. 学会分析病人的人格心理特征。

第一节　人格概述

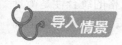

情景描述：

小刘，男，21 岁，某高校运动体育专业大四学生，生性好动。车祸意外由急诊入院，诊断为"右小腿离断伤后疼痛、出血不止 2 小时"，行右下肢截除术，术后转入普通病房。术后第 1d，护士小王为其清理切口创面时，刚刚接触到敷料，小刘就大叫："疼死了……轻点……"小王连说好的。换完敷料后，护士小王对小刘说："如果您发现敷料有渗血渗液，就按呼叫铃和我们说。"小刘不耐烦地应着："知道了，知道了。"术后第 2d，护理查房时发现病人闷闷不乐，眼睛有些红肿，不愿意和医生、护士交流，和家属的交流也极少。

请思考：

1. 请分析病人的性格在情绪特征上的表现。
2. 如果你是她的责任护士，应该如何根据其性格特点对其进行针对性的心理护理？

一、人格概念

（一）人格的概念

人格最初源于古希腊语 persona，原意是指希腊戏剧中演员戴的面具，面具因表演角色、表达的角色特点及人物性格不同而异。心理学沿用其面具的含义，转意为人格，用来探讨完整个体与个体差异的领域。由于不同心理学家的研究取向不同，因此对人格的看法也大有迥异。综合各家看法，可以将人格的概念定义为：人格是指个体的具有一定倾向性，比较稳定的心理特征的总和，反映个体的整体精神面貌。

（二）人格的结构

人格结构包括三部分，人格心理倾向性、人格心理特征和自我意识系统。

1．人格倾向性　主要包括需要、动机、兴趣、信念和世界观等，是个体对客观世界的态度和行为的内在动力，影响着个体绝大多数的心理活动，是在个体社会化和再社会化过程中形成和发展起来的。

2．人格心理特征　主要包括能力、气质和性格等，是个体稳定的、本质的内在特征，除气质受先天遗传影响较大外，能力和性格多受后天因素影响。

3．自我意识系统　主要包括自我认识、自我体验和自我调控等，是个体对自身及自身与客观世界关系的觉察状态。

二、人格特征

（一）稳定性与可变性

只有在社会生活中一贯表现出来的心理特征才是一个人的人格特征，偶然、一时表现出来的心理特征不能称之为人格。如果一个脾气很好的人在某种情况下大发脾气，我们不能认为这人的脾气就很暴躁。当然，这里强调人格的稳定性并不意味着它是一成不变的，伴随生理功能的成熟及环境等因素变化，人格也可能出现或多或少的变化。

（二）独特性与共同性

先天遗传、生活环境、接受的教育及实践活动等多因素的交互作用形成了个体人格的独特性。生活中，找不到完全相同的两个人，哪怕是相似度极高的同卵双生子。除了高矮胖瘦等体相上的差异外，心理学的个体差异主要表现为人的内在的心理特征差异。生活在同一社会群体中的人也有一些相同的人格特征，如中华民族的勤劳善良，这里的"勤劳""善良"就是共同的人格特征。

（三）生物性和社会性

人具有生物属性和社会属性，同理，人格也具有生物属性和社会属性。人的生物属性（先天的或遗传的）是人格形成的基础，如先天色盲的人很难成为画家，大脑有缺陷的人可能会人格异常。人格的形成也不可能脱离人类社会的实践活动，如1920年在印度发现的狼孩就是最有力的例证。

（四）整体性

人格是由多种成分构成的由自我意识调控的具有内在一致性的有机整体。人格的统合性是衡量心理健康的重要指标。一个人的人格结构相对稳定且和谐一致，他的人格就是健康的，否则，会出现适应不良，甚至出现"分裂人格"。

三、人格形成的影响因素

（一）生物遗传因素

研究者对巴赫家族音乐才能研究发现，先天遗传因素为人格形成及发展提供了可能性。遗传因素遗传的只是人格的生物特性，而不是心理特性。

（二）家庭环境因素

主要表现为家庭对子女的教育作用，尤其是父母教养方式对人格发展和人格差异的影响。父母按照自己的意愿和方式教育孩子，使他们逐渐形成某些人格特质。研究者将家庭教养方式分为三种。第一种是权威专制型，父母居权威、支配地位，控制着孩子的一切活动，这种环境下长大的孩子容易消极、被动、怯懦，做事缺乏主动性，甚至会形成不诚实、反社会等人格特征。第二种是放纵溺爱型，父母对孩子表现的过于顺从，允许孩子随心所欲，有时甚至会失控。这种环境下长大的孩子容易任性、野蛮、自私、无理取闹、独立性差等。第三种是民主型。父母与孩子地位平等，父母尊重孩子的自主权，并对其进行积极正确的指导和引导。这种环境下长大的孩子能形成活泼、快乐、自立、善于与人交往合作、思想活跃等积极的人格品质。可见，家庭塑造了人们不同的人格特质。

（三）学校教育因素

学校是有目的、有计划地对学生施加正规影响的场所。教师、班集体、同学等是学校教育的主体因素。教师的言传身教对学生产生着巨大影响，尤其是教师的公正性对学生有重要影响。有关教师公正性对中学生学业与品德发展的影响的一项研究结果表明，学生非常看重教师对他们的态度是否公正和公平，教师如果不公正，则会使学生的学业成绩和道德品质下降。同伴群体对学生人格也有巨大影响。学生在同伴群体中实践着团体规范和人际交往礼节，学习了解什么样的性格容易被群体接纳或拒绝。同伴群体的性质决定了对学生人格的影响是好还是坏。总之，学校对个体人格形成与发展的影响是不可忽视的。

（四）社会生活环境

俗话说"一方水土养一方人"，这既包括个体生活的自然环境，也包括在自然环境基础上通过一系列有意识的活动所形成的环境体系，包括经济环境、政治环境、教育环境、文化环境等。每个人都处于特定的社会文化环境中，社会文化塑造了社会成员的人格特征，使其成员的人格结构向着相似性的方向发展。如果一个人的人格特征极端偏离社会文化所要求的人格特质，他就不能融入社会文化环境中，就可能被视为人格偏差或患有某种心理疾病。如生活在新几内亚的孟都古姆族，生活以狩猎为主，对孩子教育严格，民族较多地表现出强势等人格特征。

第二节 人格倾向性

一、需要

（一）需要的概念

需要（need）是个体对生理的和社会的客观需求在头脑中的反映，是有机体内部的一种不平衡状态，是个体活动的源泉，这种不平衡状态包括生理的和心理的不平衡。如血液中水分缺乏会产生喝水的需要；社会秩序不好会产生安全的需要。在需要得到满足后，不平衡状态暂时消除，当出现新的不平衡状态时，新的需要就会产生。

（二）需要的种类

人的需要是多种多样的，按起源可分为自然需要和社会需要；按指向对象可分为物质需要和精神需要。

1. 自然需要和社会需要　自然需要也称生物性需要，维持着个体的生命活动和种族延续，包括饮食、排泄、睡眠、配偶、子嗣等。社会需要维持着个体的社会性发展，是人类特有的需要，如劳动、交往、成就、求知等。

2. 物质需要和精神需要　物质需要指向社会的物质产品，并以占有这些产品而获得满足，如对日常生活必需品的需要；对住房的需要等。精神需要指向社会的各种精神产品，如对文艺作品的需要；欣赏美得需要等。

（三）需要层次理论

美国人本主义心理学的创始人之一马斯洛提出了心理学界影响最大的需要层次理论（图 3-1）。他认为，人的需要是由以下五个等级构成的。

1. 生理的需要（physiological need）　主要指人对食物、水分、空气、睡眠等的需要。这是在人的需要中最重要的也是最有力量的。人窒息时，最重要最迫切的是得到空气，此时，也就体会到自我实现的需要没那么重要了。

2. 安全的需要（safety need）　主要是指人们在寻求稳定、安全，免除危险、恐惧、威胁时表现出来的需要。可以表现为工作安全、身体安全、职业安全、财产安全等。如人们希望谋求一份较安定的工作；愿意购买各种保险；生病住院时由于无力应付疾病给身体健康带来的不安全因素的威胁而产生的安全需要。

3. 归属和爱的需要（belongingness and love need）　一个人参加或归属于一个团队并在其中获得地位，结交朋友、追求爱情（爱他人和接受他人的爱）等，就是归属和爱的需要。马斯洛指出，这一层次的需要缺乏就像机体缺乏维生素一样，会抑制人的健康成长和影响到人的潜力的发展。

视频：需要层次理论

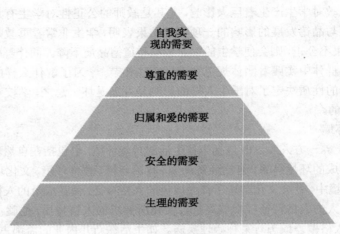

图 3-1　需要层次理论

4. 尊重的需要（esteem need）　包括自尊和受到别人的尊重。如渴望获得成就、名誉或荣誉、他人尊重及赏识。自尊需要的满足会使个体相信自己的价值，使个体更有能力，更有创造性。相反，自尊缺乏的个体会自卑，欠缺相信自己有能力解决问题和困难的信心。

5. 自我实现的需要（self-actualization need）　人们追求实现自己的能力或潜能，并使之完善化。任何人都有机会去完善自己的能力，满足自我实现的需要。但在马斯洛看来，能达到自我实现的个体极少。

马斯洛认为，这五种需要都是人的最基本的需要。这些需要是天生的、与生俱来的，它们构成了不同的等级或水平，并成为激励和指引个体行为的力量。马斯洛认为，需要的层次越低，它的力量越强，潜力越大。随着需要层次的上升，需要的力量相应减弱。只有在低级需要得到满足或部分得到满足以后，高级需要才有可能出现。

需要层次理论揭示了人的需要存在着不同的层次，重视人内在价值的发展和潜能的实现。但是也要考虑社会因素对人的成长起着决定性的影响，人的多种需要往往也是同时存在的。如临床病人表现最为迫切的是安全需要，但同时也有交往、得到尊重的各种需要。

二、动机

（一）动机的概念

动机（motivation）是引起和维持个体的活动，并使活动朝着一定目标的内部心理动力。动机是在需要的基础上产生的。当某种需要没有得到满足时，它就会推动人们去寻找满足需要的对象，从而产生动机。如当人体的内环境平衡被打破时，人体内的一些调节机制会自动地进行校正。有机体的这种自动化的调节机制维持着血液中氧与二氧化碳的水平、血糖浓度、体温等。在这种情况下，需要会引起有机体自动调节机制的活动，但它还不是行动的动机。

维持体内平衡状态不是仅靠自动装置来解决。当需要推动人们去活动，并把活动指向某一目标时，需要就成为人的动机。如饥饿时寻找食物、口渴时寻找水源、寒冷时寻找取暖的场所或设备等，此时，需要就成为人活动的动机了。因此，动机必须有目标，目标引导个体行为的方向，进而推动行为，为行为提供原动力。

动机与行为的关系十分复杂。同一种行为可能有不同的动机，如护士工作之余的学习动机可以是各种各样的，可以是为了通过院方的业务知识考核，也可以是为了更新知识、学好本领为病人提供更好更优质的健康服务等。不同的行为可能由同一或相似的动机激发，如课余的休闲放松，有的同学散步，有的听音乐，有的玩游戏等。

（二）动机的种类

人类的动机是非常复杂的。根据动机的内容、性质、作用和来源，可以将动机进行不同的分类。

1．根据动机的内容，人的动机可以分为生理性动机和社会性动机　生理性动机也称驱力，是以有机体自身的生物学需要为基础，如饥、渴、疼痛、睡眠、排泄等动机，都是生理性动机。生理性动机推动人们的活动去满足个体的某种生物性需要。社会性动机是以人的社会文化需要为基础的。人有权力的需要、与人交往的需要、成就的需要、求知的需要等，因而产生了相应的权力动机、交往动机、成就动机、学习动机等。

2．根据动机的意识水平，人的动机可以分为有意识动机和无意识动机　人的动机有一部分发生在意识的水平上，即人能意识到自己的行为动机是什么，也能意识到自己的行为目标是什么。但是在自我意识没有发展起来的婴幼儿身上，他们的行为动机是无意识的；成人身上，也有无意识的或没有清楚意识到的动机。人们意识不到它们的作用，但能在它们的支配下产生各种各样的行动。

3．根据动机的来源，可分为外在动机和内在动机　外在动机是指人在外界的要求与外力的作用下所产生的行为动机。如护士为了通过考核与避免惩罚而学习。内在动机是由个体内在需要激发的动机。如护士认识到加强技能操作能力对病人的意义而积极主动地实践、练习。

4．其他分类　根据动机的性质，可分为正确的动机和错误的动机；根据动机的作用，可分为主导动机和辅助动机；根据动机维持时间的长短，可分为短暂的动机和长远的动机。

（三）动机冲突

由于在行动中人们常常具有两个以上的目标，而这些目标不可能同时实现，因而引起了目标冲突或动机斗争。人的行动通常表现为接近或回避某一目标。根据这一特点，可以把冲突分成以下四种类型。

1．双趋冲突　当两种或两种以上目标同时吸引着人们，但只能选择其中一种目标时，就产生了双趋冲突，即"鱼与熊掌不可兼得"。护生考研时填报志愿、毕业时选择工作单位时出现的冲突也属于这种类型。

2．双避冲突　当两种或两种以上的目标都是人们努力回避的事物，而只能回避其中一种目标时，就产生了双避冲突。

3．趋避冲突　同一物体对人们既有吸引力想要接近它，又有排斥力想要避开它，从而引起内心的冲突。如旅游可以放松心情、饱览美景，这件事对人们有吸引力，但也因耗费时间、金钱过多而不愿意去。

4．双重或多重趋避冲突　人们的趋避冲突往往会有比较复杂的形式，即人们面对着两个或两个以上的目标，而每个目标又分别具有吸引力和排斥力两方面作用，人们无法简单地选择一个目标，而拒绝另一个目标，必须进行双重或多重的选择。由此引起的冲突叫双重或多重趋避式冲突。如临床对某一种疾病有两种治疗方案，一种风险高疗效好，另一种风险低疗效不显著，选择哪种治疗方案需要多方考虑利弊、得失，对于病人或病人家属来说就产生了双重趋避式冲突。

（四）动机与工作效率

动机与工作效率的关系主要体现在动机强度与工作效率的关系上。人们通常认为动机强度越高，对行为的影响越大，工作效率也就越高；反之，动机强度越低则工作效率越低。但事实并非如此。心理学的研究表明动机与工作效率之间并非大多数人所认为的线性关系，而是倒"U"形曲线关系，即中等强度的动机，活动效率最高，最有利于任务完成，一旦动机强度超过了这个水平，都会导致活动效率的下降，从而阻滞任务的顺利完成。例如，过强的学习动机，使人长期处于焦虑和紧张中，干扰了记忆、思维等认知活动的顺利进行，降低了学习效率。

知识拓展

耶克斯 - 多德森定律

心理学家耶克斯和多德森进一步研究表明，每一种活动都存在一个最佳的动机水平，其随着任务性质的不同而有所区别。较为容易的任务中，工作效率随着动机的提高而上升；而随着任务难度的逐渐增加，动机的最佳水平逐渐下降，这意味着在难度较大的任务中，较低的动机水平反而有利于任务的完成。这就是著名的耶克斯 - 多德森定律（Yerkes-Dodson Law）。

三、人格倾向性在临床护理中的应用

（一）需要在临床护理中的应用

从病人方面看，病人因为病种、病情严重程度、文化程度、经济条件、宗教信仰的不同，在临床中表现出的需要特点也千差万别。护士在为病人护理时应关注病人的各级需要，且尽可能满足病人的合理需要，如不同病人在隐私、病房消毒、陪护等方面的特殊需求，理解病人追求生命安全、健康安全时出现的各种心理感受，从而进行针对性的护理。

从护士方面看，护士应有合理适度的需要，并做出努力，追求需要的满足，同时在工作中追求被病人需要的需要满足，以达到自我实现。

（二）动机在临床护理中的应用

从病人方面看，病人的求医动机、康复动机如何、是否切实、是否强烈，直接关系着与护士的合作，影响着护理行为效果，甚至会增加护理行为风险。护士要关注病人动机，识别病人可能存在的动机冲突，并有意在护理工作中引导病人转向切合实际的动机。

从护士方面看，护士从事着一项神圣的职业，也有追求成就的动机、权力动机、交往动机等。但工作中要充分认识到护理在病人恢复健康过程中的意义而不是一味追求个人利益。护士应有切实的积极的动机，激发其护理意向及行为，以期带来积极的护理效果，达到动机与效果的辩证统一。

第三节　人格心理特征

一、能力

（一）能力的概念

能力（ability）是顺利地完成某种活动所必需的心理条件，是一种心理特征。例如，一位护士的技能操作力、观察力、记忆力等，这就是能力，这些能力是保证护士顺利完成护理活动的心理条件。

能力表现在活动中，并在活动中得到发展。当一个人能顺利完成某种活动时，也就多少表现了他的能力。有些活动所需要具备的能力比较单一，如研磨工比较突出地要求敏锐的皮肤 - 肌肉动觉感受性；油漆工比较突出地要求他的漆色辨别能力。但是人的许多活动一般都比较复杂，要成功地完成某项活动，需要多种能力的综合。例如，学习活动需要观察力、记忆力、概括力、理解力等多种能力的综合。一名护士要为病人提供高质量的护理，除了具备必要的医学知识外，还要具备一定的护理操作能力、敏锐的观察力及良好的护患沟通能力。能力是一种心理特征，直接影响活动效率，直接决定活动的成功完成。

（二）能力与知识、技能

能力区别于知识、技能。知识和技能是能力的基础，是能力基本结构中不可缺少的组成成分。但只有那些能够广泛应用和迁移的知识和技能才能转化为能力。但三者又有联系。能力的形成和发展依赖于知识、技能的获得，随着知识、技能的积累，人的能力也会不断提高。能力的高低又会影响掌握知识、技能的速度、水平和质量。能力较强的护士获得知识、掌握护理操作技能的速度较快，水平较高，质量较好。

（三）能力的分类

1. 一般能力和特殊能力　一般能力是指从事任何活动都必须具备的能力，哪怕是最简单的活动。如观察力、注意力、记忆力、想象力、思维力等，就是我们通常所说的智力，任何一种活动的完成都离不开这些能力的发展；特殊能力是指顺利完成某种专业活动所必须具备的能力。例如，旋律感、节奏感，是从事音乐活动所不可缺少的能力，是特殊能力。

一般能力和特殊能力有机地联系着。一般能力是特殊能力的基础，如音乐家的听音识谱能力是以人的一般听觉能力为基础的。同时，特殊能力的发展有助于一般能力的发展，如音乐能力的发展会提高一般的听觉能力，进而影响其特殊能力的发展。

2. 认知能力、操作能力和社交能力　根据能力的功能，可以把能力分为认知能力、操作能力和社

交能力。认知能力是指人脑加工、储存和提取信息的能力，如观察力、记忆力、想象力、思维力等，人们通过从周围环境获得信息来认识客观事物以获得不同形式的知识，主要依赖于人的认知能力；操作能力是指人们操纵自己的身体完成各项活动的能力，如体育活动能力、实验操作能力、劳动能力等。操作能力与认知能力相互联系，如果没有通过认知能力积累各种形式的知识，操作能力也很难形成和发展，反之，操作能力不发展，认知能力的发展也会阻滞；社交能力是在人们的社会交往活动中表现出来的能力，如护患沟通能力、组织管理能力、协调护患纠纷的能力等。这种能力对团体的组织管理、人际和谐等有重要作用。

（四）影响能力形成发展的因素

1. 遗传因素　　主要是指那些与遗传基因联系着的，与生俱来的解剖生理特征，如感官的特性、四肢及运动器官的特征、脑的形态和结构、神经系统活动的特点等，这是能力发展的生物前提。一个先天色盲的人的绘画才能很难得到发展；同样，一个先天的聋哑人也不可能成为一名音乐家。

2. 环境和教育对能力形成发展的影响　　能力不仅可以通过生物学的方式遗传给后代，还可以通过后天环境和教育的方式对个体产生影响。

（1）产前环境的影响：胎儿出生前生活在母体子宫中，母体环境对胎儿的生长发育以及出生后智力的发展都有重要影响。许多研究发现，母亲怀孕年龄常常影响着儿童智力的正常发展。产前环境的另一影响是由母亲服药、患病、接触放射线物质等因素造成的。胎儿营养不良，会引起脑细胞数目低于正常数目，造成智力缺陷。因此孕妇的健康状况、情绪状态等对胎儿的影响会有很大的影响。研究证明孕妇营养不良，食物中的维生素、蛋白质、钙、磷及其他微量元素缺乏会影响胎儿脑的发育，使婴儿身材矮小及智力低下。

（2）早期教育：早期教育在儿童智力发展上起着重要作用。1～7岁是脑重急剧增长的时期。脑重增加为儿童智力发展提供了巨大的可能性。我们应在儿童脑神经迅速发育时期给予丰富的外界刺激，这必然有利脑的优势发展。如孩子出生后睡在颜色鲜艳的床单上，床上吊着会转动的音乐玩具，当他们仰卧时，就能观察这些，两个星期后，孩子就会试着用手抓东西。这说明丰富的环境刺激有利于儿童能力的发展。

（3）学校教育：学校教育在人的智力开发中起主导作用。学校对儿童施加有目的、有计划、有组织的影响。通过学校教育不仅要使儿童掌握系统的科学知识，更要发展他们的能力及其他心理品质，学校教育对能力的发展起主导作用。课堂教学的正确组织有利于学生能力的发展。有些优秀教师要求学生回答问题必须准确、严密，作业必须一丝不苟。经过长期训练，学生的思维和言语能力有明显提高。鼓励学生参加各种课外兴趣小组，丰富校内外生活，也有利于学生能力的发展。

3. 实践活动的影响　　环境与教育的作用只有在实践活动中才能影响能力的形成和发展。劳动实践对各种特殊能力的发展起着重要的作用。例如，有的染色工人能辨别40种浓淡不同的黑色；部分画家的亮度比值评定准确性比一般人高45倍。

4. 其他个性因素　　环境和教育作为智力发展的外部条件，是十分重要的，但人的能力必须通过主体的积极活动才能得到发展。要获得能力较完备的增长，还要充分发挥自身的主观能动性。没有刻苦的努力，没有顽强的意志力，任何成就都不可能取得，也无从谈起能力的发展。正如我国著名数学家华罗庚先生所说："根据我自己的体会，所谓天才就是坚持不懈地努力。"

（五）智力

智力（intelligence）属于一般能力，是个体认知过程中表现出来的各方面能力的总和。包括观察力、注意力、记忆力、想象力、思维力，核心是抽象逻辑思维力。

通过智力测验，可以对个体的智力水平做出间接的测量，用智商来反映智力水平的高低。相关内容参见第七章第三节智力测验。

能力和智力是人格心理特征的重要方面，在一定程度上决定了一个人的成就。高尔曼（Daniel Goleman）在其著作《情绪智力》一书中明确指出"真正决定一个人成功与否的关键是情商而非智商"。到目前为止，人们对"情商"的提法存在分歧，但有关情绪智力（emotional intelligence）是决定人们成功的重要因素的思想正逐渐被人们所接受。情绪智力被认为是一种心理过程，包括三个方面：准确地识别、评价和表达自己和他人的情绪；适应性地调节和控制自己和他人的情绪；适应性地利用情绪信息，以便有计划地、创造性地激励行为（Salovey & Mayer，1990）。

（六）能力发展的一般趋势与个体差异

1．能力发展的一般趋势

（1）童年期和青少年期是某些能力发展最重要的时期，从三四岁到十二三岁，智力的发展与年龄的增长几乎等速。以后随着年龄的增长，智力发展趋于缓和。

（2）人的智力在18～25岁间达到顶峰（也有人说到40岁）。智力的不同成分达到顶峰的时间是不同的。

（3）根据对人的智力毕生发展研究，人的流体智力在成年中期之后有下降的趋势，而人的晶体智力在人的一生中却是稳步上升的。

（4）成年期是人生最漫长的时期，也是能力发展最稳定的时期，在二十五六岁至四十岁间，人们常出现富有创造性的活动。

（5）能力发展的趋势存在个体差异，能力高的发展快，达到高峰的时间晚；能力低的发展慢，达到高峰的时间早。

2．能力的个体差异　所谓个体差异是指在个体成长过程中受遗传和环境的交互影响，使不同个体在身心特征上所显示出来的彼此不同的现象。

（1）能力发展水平的差异：统计学研究表明，能力在人群中表现为两头小中间大的常态分布，即智力很高或很低的人都很少，绝大多数人都接近平均水平。

（2）能力表现早晚的差异：能力表现有早有晚。有些人能力表现较早，很早就显露出卓越的才华，这叫"早慧"。如王勃十岁能吟诗作赋；李白五岁诵六甲，十岁观百家；莫扎特五岁开始作曲，八岁作交响乐，十一岁创作歌剧。古今中外不乏这样的例子。

有些人能力表现较晚，在较晚的年龄才显现出能力的充分发展，这叫"大器晚成"。如齐白石40岁才表现出绘画才能。

（3）能力结构的差异：能力有各种各样的成分，这些成分结合的方式不同，组成的能力结构上也就存在差异，表现为各有所长。如有的人长于想象，有的人长于记忆，有的人长于思维等。

二、气质

（一）气质的概念

气质（temperament）是表现在人们心理活动和行为方面的强度、速度、灵活性与指向性等方面典型的、稳定的心理特征，如情绪反应的强弱、言行反应的快慢、心理活动倾向于外部事物还是内心世界等。这些特征为个体的心理和行为染上了一种独特的色彩，如有的人性情暴躁，容易发火；有的人遇事沉着，不动声色；有的人活泼好动，能说会道；有的人则多愁善感，胆小怕事。这些行为表现就是日常生活中所说的"脾气"及"秉性"。

（二）气质的特征

1．气质是先天遗传的　气质在很大程度上是先天形成的，受神经系统活动过程的特性所制约。俗话说，"江山易改，本性难移"，这里本性指的就是气质。气质特征在刚出生的婴儿身上就有所表现，有的爱哭爱闹；有的好动；有的则比较安静。这是气质最早、最真实的流露。这些差异基本是由神经系统的先天特征造成的。儿童的遗传素质越接近，气质表现也越接近。研究表明，同卵双生子要比异卵双生子在气质上更加相似，即使把同卵双生子分别放在两种不同的生活环境和教育条件下培养，他们仍然表现出相似的气质特点，差异不大。

2．气质是相对稳定的　气质的相对稳定性首先表现在它不依赖于人活动的具体目的、动机和内容。在不同性质的活动中，一个人的气质特征往往表现出相对稳定的特点。例如，一个情绪易激动的学生，上课时可能爱举手发言，考试前容易心神不定，等人时会坐立不安。

气质的稳定性还表现在不同年龄段，个体具有相对稳定的气质。研究表明，儿童在内向和外向方面所表现出来的气质特点，在生命的最初几年内就表现出来。这些特点在他们后来的生活中也很少改变。在相对稳定的基础上，人的气质还是可以改变的。在生活环境和教育条件的影响下，气质可以被掩蔽，也可以得到一定程度的改造。例如，情绪易激动的人，在集体生活的影响下，可能变得比较克制自己；有些动作缓慢的人，可能变得行动迅速起来。

3. 气质无好坏之分 气质是人的天性，无好坏之分。气质也不能决定人的社会价值，也不决定一个人的成就。任何一种气质的人既可以成为品德高尚的人，也可以成为道德败坏的人。任何一种气质的人只要经过自己的努力都可以在不同实践领域甚至同一领域取得成就。

（三）气质类型学说

关于气质类型有多种理论，其中比较著名和被普遍接受的是体液学说和气质高级神经活动类型学说。

视频：气质
类型

1. 体液学说 古希腊著名医生希波克拉底（Hippocrates）认为人体内有四种体液：血液、黏液、黄胆汁和黑胆汁，这四种体液按不同的比例混合就形成了四种不同类型的人。以血液占优的个体表现出来的是精明；以黏液占优的个体表现出来的是稳重；以黄胆汁占优的个体表现出来的是急躁；以黑胆汁占优的个体表现出来的是忧郁。约五百年后，罗马医生盖伦（Claudius Galen）进一步确定了气质类型，提出了人的四种气质类型为多血质、黏液质、胆汁质和抑郁质（表3-1）。虽然从现代医学角度，这种提法缺乏科学依据，但在日常生活中人们经常看到这四种气质类型的典型代表。因此，这四种气质类型的名称被诸多学者所采纳，并沿用至今。

动画：气质
分类及特征

表 3-1 四种气质类型及相应行为特征

类型	情绪行为特征
多血质	热情活泼，注意力、兴趣易转移，易浅尝辄止，情绪体验丰富，动作迅速
胆汁质	急躁、易冲动，精力充沛，易粗枝大叶，情绪体验强烈不深刻，动作迅猛
黏液质	沉着冷静，秩序性、原则性很强，情绪体验贫乏，动作迟钝
抑郁质	敏感怯懦，孤僻易伤感，情绪体验深刻，多愁善感，动作迟缓

2. 高级神经活动类型学说 高级神经活动类型学说是前苏联著名的生理学家巴甫洛夫（Ivan Pavlov）提出的。他用高级神经活动类型说解释气质的生理基础，他认为决定气质特点的三个最主要的神经系统特性是神经过程中兴奋过程和抑制过程的强度、平衡性和灵活性。兴奋和抑制过程的强度是大脑皮质神经细胞工作能力或耐力的标志，强的神经系统能够承受强烈而持久的刺激。平衡性是兴奋和抑制过程的相对力量，二者力量大体相当是平衡，如任何一种过程相对占优势均是不平衡。灵活性是兴奋和抑制过程相互转换的速度，能迅速转换是灵活，否则是不灵活。

神经过程三个基本特性的独特结合就形成了高级神经活动的四种基本类型，这四种类型与体液学说有对应的关系（表3-2）。

表 3-2 高级神经活动类型与气质类型

神经过程基本特征			高级神经活动类型	气质类型
强度	平衡性	灵活性		
强	不平衡		兴奋型	胆汁质
强	平衡	灵活	活泼型	多血质
强	平衡	不灵活	安静型	黏液质
弱			抑制型	抑郁质

（1）强而不平衡类型：兴奋比抑制占优势，以易兴奋、乐观主义、爱冲动为特点。巴甫洛夫称之为"兴奋型"，类似于气质体液学说的胆汁质。

（2）强、平衡、灵活型：兴奋和抑制都较强，两种过程易转换。它以反应灵活、活跃、能迅速适应环境为特征，故称为"活泼型"，类似于气质体液学说的多血质。

（3）强、平衡、不灵活型：兴奋和抑制都较强，两种过程不易转换。它以稳重、谨慎、迟缓为特征，故称为"安静型"，类似于气质体液学说的黏液质。

（4）弱型：兴奋和抑制都很弱，而且弱的抑制过程占优势。它以安静、不善社交、悲观主义为特征，故称为"抑制型"，类似于气质体液学说的抑郁质。

现实生活中，纯粹属于这四种类型气质的人在人群中并不占多数，多数人属于两种或三种类型结合的中间型。

巴甫洛夫关于高级神经活动类型学说，阐明了人的气质类型的生理基础，验证了不同气质类型的个体在解剖和生理机制上的个体差异，从一定意义上阐明了气质是高级神经活动类型在人的外显行为和活动中的体现。

三、性格

（一）概述

1. **性格的概念**　性格（character）是个体稳定而有核心意义的心理特征，是个人对现实和周围世界的态度，并表现在他的行为举止中。一个人对自己是谦虚谨慎还是自高自大，对他人是满腔热情还是尖酸刻薄，对工作是认真负责还是马虎应付，都是个体对自己、对他人、对事物的态度。态度表现在人的行为方式中。例如，当国家、集体和人民财产遭受损失时，有人不惜牺牲自己的生命，有人畏缩以自保。这就是人们对同一事物的不同态度。这些不同的态度表现在人们的不同行为方式中，它们构成了人的不同性格。

性格是在后天社会环境中逐渐形成的，是人最核心的人格差异。性格有好坏之分，能直接反映出一个人的道德风貌。如有的人大公无私，有的人自私自利，个体表现出的性格差异具有道德评价意义。因此性格表现了一个人的品德，受人的价值观、世界观、人生观等的影响。

性格同时也受到个体生物学因素的影响。脑科学的研究发现脑损伤或脑病变对人的性格有影响。前额皮层受损的个体性格会发生明显的变化，个体会动静无常，较不受道德和社会规范的约束，有时爱说粗鄙不堪的脏话，对同伴缺少尊重。

2. **性格与气质**　性格与气质既有区别又有联系。性格与气质的区别：①气质主要是先天的，更多地受人的高级神经活动类型影响，是表现在人的心理过程和行为中的动力特点。性格主要是后天形成的，更多地受社会生活条件所制约，它是态度体系和行为方式相结合而表现出来的具有核心意义的心理特征。②气质无好坏之分，而性格则有好坏之分。③气质表现的范围狭窄，局限于心理活动强度、速度等方面，而性格表现的范围广泛，几乎包括了人的社会心理特点。

性格与气质的关系密切，两者互相渗透、互相影响。不同气质类型的人，可以形成相同的性格特征，并且可以使性格带上个人色彩。气质可以影响性格的形成和发展。例如，对于自制力的形成，具有胆汁质气质的人需要经过极大的克制和努力，而对抑郁质的人则比较容易和自然。

性格对气质也有明显的影响，在一定的条件下，性格可以掩盖和改造气质，使它服从生活实践的要求。例如，从事精细操作的外科医生一旦形成了沉着的性格，就有可能改造胆汁质行为的冲动不可遏止的气质特点。

（二）性格的特征

1. **性格的态度特征**　是指人在对客观现实的稳固态度方面的特征，具体表现在以下3个方面：①对社会、集体、他人的态度。属于这方面的性格特征有关心社会、热爱集体，愿意履行对社会、集体的义务，或对社会、对集体不关心，不热情；待人诚恳、坦率，或待人虚伪、狡诈；有同情心、能体贴人，或对人淡漠、冷酷无情；善于交际，有礼貌或孤僻、傲慢，使人不敢接近等。②对工作、学习、劳动的态度。这方面的性格特征有勤奋或懒惰，对工作负责或不负责、细致或粗心、有首创精神或墨守成规、节俭或浪费等。③对自己的态度。这方面的性格特征主要有谦虚或骄傲、自信或自卑，严于律己或放任自己等。

2. **性格的意志特征**　是人在自觉调节和控制自己行为方式方面的特征，主要表现在意志品质的自觉性、果断性、坚持性和自制力四个方面。相关内容参见第二章第四节意志过程。

3. **性格的情绪特征**　指情绪活动的强度、稳定性、持久性和主导心境等方面的特征。相关内容参见第二章第三节情绪。

4. **性格的理智特征**　指人们在认识过程中表现出来的认知特点和风格的个体差异，也称性格的认识特征。例如，在观察事物时，有人注意细节，有人注意整体；在解决问题时，有人好冒险，有人较保守；在回忆往事时，有人很准确，有人却总是粗枝大叶等。

性格的几个特征不是独立存在的，而是彼此间紧密联系、相互影响，共同构成性格结构的整体。

（三）性格的类型

性格类型是指某一类人身上共有的性格特征的独特结合。

1. 理智型、情绪型和意志型 根据理智、情绪、意志三者在心理功能方面的优势情况，可把人的性格分为理智型、情绪型和意志型。理智型的人通常用理智来衡量一切，并支配自己的活动。他们观察事物认真仔细，思维活动占优势，很少受情绪波动影响。情绪型的人，内心体验深刻且外显，情绪不稳定。他们有时欢乐愉快，有时抑郁低沉，有时安乐宁静，有时烦躁不安，言行举止易受情绪影响，缺乏理智感，处理问题常感情用事。意志型的人，行为目标明确，积极主动，勇敢、坚定、果断，自制力强，不易为外界因素干扰，但有的人会显得任性或轻率、鲁莽。除上述三种类型外，还有中间类型，如理智 - 意志型，情绪 - 意志型等。

2. 外倾型和内倾型 荣格（Carl Jung）依照心理活动指向于外部世界，还是指向于内部世界，可以把人的性格类型分为外倾型和内倾型。外倾型的人活泼开朗、热情大方、不拘小节、情绪外露、善于交际、反应迅速、易适应环境的变化，不介意别人的评价。但有的人会表现出轻率、散漫、感情用事、缺乏自我分析和自我批评的态度。内倾型的人一般表现为以自我为出发点，感情比较深沉、办事小心谨慎、多思但见之于行动的少。有时表现出反应缓慢、不善交往、适应环境的能力较差、很注意别人对自己的评价。典型的外倾型或内倾型的人并不很多，大多数属于中间型，介于内、外倾之间，兼有内倾和外倾的特点。

3. 场独立型和场依存型 按照个体认知方式的差异，把人的性格分为场独立型和场依存型。场独立型的人，具有坚定的个人信念，善于独立思考，能独立地发现、分析和解决问题；自信心强，不容易受他人的暗示及其他因素的干扰；在遇到紧急情况和困难时，显得沉着冷静。但有的人主观武断，喜欢把自己的意志强加于人，常常唯我独尊。场依存型的人，做事缺乏主见，易受他人意见的左右，常常不加分析地接受或屈从他人的观点；遇突发事件，常表现为束手无策或惊慌失措。

动画：人格
特质理论

四、人格心理特征在临床护理中的应用

（一）能力在临床护理中的应用

在护理活动中，护士的护理实践操作能力是极为重要的。护理实践操作能力的高低不仅影响护士的专业形象，而且影响着能否与病人建立信任的护患关系，是护理行为能否进行的重要条件。如在进行各种注射及静脉输液、导尿术、胃插管术等各项护理操作时，护士能否熟练完成并严格执行无菌操作及"三查八对"制度，不仅是护士从事专业工作的必备条件，还直接关系着是否给病人带来高质量高水平的护理。

另外，护士的观察力也很重要，主要体现在护士能否敏锐的观察到疾病出现的变化、病人的情绪变化，识别这些变化并能清晰准确描述，及时评估并做出对策。护士与病人的沟通能力也极其重要，主要体现在护士在双方掌握信息的不对等时，学会站在病人的角度考虑问题，面对病人的吵闹或不配合时要耐心地安慰并给予积极的诱导等。

（二）气质在临床护理中的应用

在临床实际工作中，观察分析病人的不同气质倾向对做好系统化整体护理工作十分必要。不同气质类型的病人对相似强度的疼痛的耐受力可能存在差异。多血质的人可能面部表情非常丰富，胆汁质的人可能无所谓，黏液质的人可能隐忍不发，而抑郁质的人则可能叫苦不迭、焦虑不安。通常，多血质的人因其比较乐观健谈，对自身疾病的认识较客观，护患间较易沟通；对胆汁质的人应先关注并稳定其情绪，晓之以理、动之以情，切忌急躁；黏液质的人因情感表现贫乏，且比较固执己见，对其要进行耐心细致的诱导，防止简单粗暴的说教；而对抑郁质的人，要防止怯懦、多疑、孤僻等消极心理的产生，从各方面给以更多的关怀与帮助，言语要谨慎，杜绝医源性的不良暗示。

（三）性格在临床护理中的应用

从病人方面看，病人的性格类型千差万别。护士应理解分析病人的性格特点，实施个性化的护

理。对于性格开朗外倾的病人，在护理中要对病人热情耐心地介绍疾病的相关知识、病后饮食，与病人面对面交流、沟通，帮助病人保持乐观的态度。对于内倾型的病人，护士要给予更多的沟通和关注，在护理中，要倾听病人主诉，不随便打断病人的说话，言行谨慎。如导入情景中，病人小刘在遭受截肢的重大创伤后，性格的情绪特征方面表现较为明显。病人情绪表现很强烈，言行受情绪影响较大，容易起伏波动且易渲染，因创伤而出现自卑、消沉等。护士在护理时，要密切关注病人的情绪变化，细心观察病人切口创面，更换敷料时动作要轻柔，耐心解释病情变化，精心护理如指导病人平卧体位等。

从护士方面看，护士身上表现出的性格特征会直接或间接影响到护士的护理行为。如内倾型的护士与病人尤其是新入院病人接触时不太爱说话，使得病人不愿向这类型护士询问问题，也往往不能理解她（他）们。而性格外倾的护士可以很容易与病人建立信任，并得到病人的默契配合。

第四节　自我意识系统

一、概述

（一）自我意识的概念

自我意识是指个体对自己作为主体和客体存在的各方面的看法和态度。自我意识是一种多维度、多层次的复杂心理现象，是人的高级心理现象之一，也是衡量个体心理发展和人格成熟水平的标志。

（二）自我意识的作用

自我意识在个体发展中有十分重要的作用。首先，自我意识是个体认识外界客观事物的条件。一个人如果不知道自己，也无法将自己与周围环境相区别时，他就不可能认识外界客观事物。其次，自我意识是人的自觉性、自控力的前提，推动着自我教育。人只有意识到自己是谁，应该做什么的时候，才会自觉自律地去行动。一个人意识到自己的长处和不足，才有助于他发扬优点，克服缺点，取得自我教育的积极效果。再次，自我意识是改造自身主观因素的途径，它使人能不断地自我监督、自我完善。自我意识影响着人的道德判断和人格形成，尤其是对人格倾向性的形成更为重要。

二、结构

自我意识系统由自我认识、自我体验和自我调控三种心理成分构成。这三种心理成分相互联系、相互制约，统一于个体的自我意识之中。

（一）自我认识

自我认识（self-cognition）是个体主观对客观自我的认识与评价，是个体对自我身心特征的认识及评价。正确、恰当、客观的自我认识及评价，对个人的心理生活及其行为表现有较大影响，是自我调节和人格完善的重要前提。如果一个人不能正确认识自我，只看到自己的缺点与不足，觉得处处不如别人，就会产生自卑，失去信心，做事效率低下。反之，如果一个人过高地估计自己，就会骄傲自满、盲目乐观，做事出现失误。因此恰当地认识自我，实事求是地评价自己，是人格完善的极其重要的前提条件。

（二）自我体验

自我体验（self-experience）是个体对自身的认识及评价而引发的内心情感体验，是主观自我对客观自我所持的一种态度，即是否悦纳个体的客观自我，是自我意识在情感上的表现。自我体验可以使自我认识转化为信念，进而指导一个人的言行，自我体验还能伴随自我评价，激励适当的行为，抑制不适当的行为。如一个人在认识到自己不适当的行为后果时，会产生内疚、羞愧、自责的情绪，这种情绪会制止个体再次出现类似行为。

（三）自我调控

自我调控（self-regulation）是个体对自身思想、意识及行为进行的管理、控制、调节，是自我意识在行为上的表现，是实现自我意识调节的最后环节。如果护生能意识到学习护理对自身未来发展的重要意义，就会激发起个体努力学习的动机，表现出刻苦学习的行为，展现出不怕困难的精神。

三、自我意识的培养

（一）树立正确的自我观

正确的自我观包括全面的自我认知，多角度的理智客观的自我评价及经常的自我反省。要正确认识自己所处的地位、身份，以及社会、群体对自己的期望和要求。通过听取他人对自己的评价，积极地将获得的信息进行分析、综合和比较。通过反省，分析自己成功或失败的原因，调整自我评价。对护理学生而言，毕业后走上护理工作岗位，要认识到自己身份的转变，要正确认识自己的工作，要认识到随着现代护理观的转变，护士及其工作在解除病人痛苦、维护病人健康及疾病转归过程中的作用和意义。

（二）积极的自我悦纳

自我悦纳就是对自己的本来面目持肯定、认可的态度，悦纳自我是发展健康的自我体验的关键和核心。它包括接受喜欢自己、保持乐观性情、全面看待自己的优缺点、有远大的追求和理想等。如护生刚接触静脉输液时，较难做到一次穿刺成功，甚至有的护生多次穿刺失败，而出现紧张焦虑情绪及自信不足，从而否定自己。护生要接受不足，全面认识不足，通过多练习多实践来强化此项护理操作。

（三）有效的自我监控

有效的自我监控是健全自我意识的根本途径，有效进行自我监控是为了保证自我的健康发展。一般来说，要控制自我，应该做到培养顽强的意志力、建立合乎自身实际的目标、培养自信心等。对护理学生而言，进行自我认知、自我体验的训练目的是进行自我监控，调节自己的行为，使行为符合护理职业规范，符合护理伦理要求。

（四）不断的自我提升

健全自我的过程也是一个塑造自我、完善自我、提升自我、超越自我的过程。对于护理学生而言，超越自我更是终生努力的目标。在护理工作中，无论对人对事，均全力以赴，使自己的护理技能操作能力、护理职业道德得到最大限度的发挥和提升。

（史艳琴）

思考题

李大爷，70岁，因肺脓肿大咯血收住ICU。第2日，病情渐趋平稳，护士晚间查房发现李大爷眼眶湿润，情绪低落，关切地询问他怎么了，是不是哪里不舒服。李大爷连连叹气，表示没什么，然后把脸别了过去。第3日，李大爷病情平稳转到普通病房后，非常关心病房消毒，一再询问消毒措施。护士进行了耐心解答后，李大爷才稍稍安了心。

问题：请根据所学分析李大爷目前的需要有哪些？如果你是李大爷的责任护士，你会进行哪些针对性护理？

思路解析

扫一扫，测一测

第四章　心理健康与发展心理

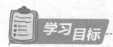

04章 PPT

1. 掌握心理健康的概念、埃里克森的发展理论和婴儿期、幼儿期、青春期及成年晚期个体主要的生理心理特征。

2. 熟悉心理健康的标准、护士心理健康的维护方法、皮亚杰和维果斯基的发展心理学理论和儿童期、成年早期及成年中期个体主要的生理心理特征。

3. 了解健康的概念、影响护士心理健康的因素、发展心理学的含义及研究内容。

4. 学会在护理职业生涯中维护自身的身心健康，能分析不同年龄阶段个体的心理特点。

第一节　心理健康

一、健康的概念

1946 年世界卫生组织（WHO）成立时在宪章中就明确提出："健康（health）不仅仅是没有疾病和身体的虚弱现象，而是一种身体上，心理上和社会上的完满状态。"1990 年世界卫生组织对健康作了新的定义，即"健康不仅是没有疾病，而且包括躯体健康、心理健康、社会适应良好和道德健康。"道德健康的内容是指不能损坏他人的利益来满足自己的需要，能按照社会认可的行为道德来约束自己及支配自己的思维和行动，具有辨别真伪、善恶、荣辱的是非观念和能力。70 余年来，WHO 向全世界的医务工作者提出了一个神圣的任务，就是在医治人的躯体上健康问题的同时，还要注意从社会、心理等多方面去干预，人类的健康才能得到真正的维护。

二、心理健康的概念

1946 年，世界心理卫生联合会在第三届国际心理卫生大会上将心理健康（mental health）定义为："所谓心理健康，是指在身体智能以及感情上与其他人的心理健康不相矛盾的范围内，将个人心境发展成最佳的状态。"并且在这次大会上也曾认定心理健康的标准为：身体、智力、情绪十分调和；适应环境、人际关系中彼此能谦让；有幸福感；在工作和职业中，能充分发挥自己的能力，过着有效率的生活。

一般而言，将心理健康定义为心理健康是指个体认知、情绪反应和意志行为处于积极状态，并能保持正常的调控能力;具有完善的个性特征;在生活实践中,能够正确认识自我,自觉控制自己;能够适应发展着的环境,正确对待外界影响,从而使心理保持平衡协调。

三、心理健康的标准

(一)十条标准

美国心理学家马斯洛等提出的心理健康的十条标准被公认为是"最经典的标准":①充分的安全感。②充分了解自己,并对自己的能力作适当的估价。③生活的目标切合实际。④与现实的环境保持接触。⑤能保持人格的完整与和谐。⑥具有从经验中学习的能力。⑦能保持良好的人际关系。⑧适度的情绪表达与控制。⑨在不违背社会规范的条件下,对个人的基本需要作恰当的满足。⑩在集体要求的前提下,较好地发挥自己的个性。

视频:心理健康的十大标准

(二)大学生心理健康标准

大学生心理问题已逐渐为全社会所关注,根据大学生的心理特征、特定的社会角色的要求以及心理健康学的基本理论,大学生心理健康的标准可以概括为以下八条。

1. 智力正常　这是大学生学习、生活与工作的基本心理条件,也是适应周围环境变化所必需的心理保证,因此衡量时,关键在于是否正常地、充分地发挥了效能:即有强烈的求知欲,乐于学习,能够积极参与学习活动。

2. 情绪健康　其标志是情绪稳定和心情愉快。表现为愉快情绪多于负性情绪,乐观开朗,富有朝气,对生活充满希望;情绪较稳定,善于控制与调节自己的情绪,既能克制又能合理宣泄;情绪反应与环境相适应。

3. 意志健全　意志健全者在行动的自觉性、果断性、顽强性和自制力等方面都表现出较高的水平。意志健全的大学生在各种活动中都有自觉的目的性,能适时地作出决定并运用切实有准备的方式解决所遇到的问题,在困难和挫折面前,能采取合理的反应方式,能在行动中控制情绪和言而有行,而不是行动盲目、畏惧困难,顽固执拗。

4. 人格完整　人格完善就是指有健全统一的人格,即表现在能力、气质、性格、动机、兴趣、理想、信念、世界观等各方面都能和谐平衡发展,而不存在明显缺陷与偏差。大学生应以积极进取的人生观作为人格的核心,并以此为中心把自己的需要、目标和行动统一起来。

5. 自我评价正确　正确的自我评价是大学生心理健康的重要条件。大学生是在与现实环境、与他人的相互关系中,在自己的实践活动中,认识自己的。一个心理健康的大学生对自己的认识应比较接近现实,有"自知之明"。对自己的优点感到欣慰,但又不至于狂妄自大;对自己的弱点既不回避,也不自暴自弃,而是善于正确的"自我接受"。

6. 人际关系和谐　能与他人建立和谐的人际关系,乐意与人交往,与人为善,对他人充满理解、尊重、关心和帮助,有良好而稳定的人际关系,并能在其中分享快乐,承担痛苦。

7. 社会适应正常　心理健康的大学生,应能和社会保持良好的接触,对社会现状有较清晰正确的认识,思想和行动都能跟得上时代的发展步伐,与社会的要求相符合。当发现自己的需要愿望与社会需要发生矛盾时,能迅速进行自我调节,以求和社会协调一致,而不是逃避现实,更不是妄自尊大,一意孤行,与社会需要背道而驰。

8. 心理行为符合大学生的年龄特征　大学生是处于特定年龄阶段的特殊群体,大学生应具有与年龄和角色相应的心理行为特征。

第二节　护士心理健康与维护

一、影响护士心理健康的因素

(一)护士职业的压力

职业压力(occupational stress)是在工作中产生或形成的各种压力,包括因工作任务过重、人际沟通困难、工作环境变化的影响等种种因素带来的压力。

笔记

1. **护士的职业特点** 研究表明，护理行业是一种高应激（详见第五章心理应激）的职业，护士长期生活在充满"应激源"的环境中，他们每天要面对大量的病人和病人家属，时刻要应对生离死别的场景，这种紧张的工作性质和高风险的职业压力导致护士极易产生身心疲劳。适度的应激对护士情绪和动机有积极的影响，但是一旦应激源超过其承受能力，就将损坏其身心健康。

2. **来自人际关系的压力** 护理工作中的人际关系主要包括护患关系、护患家属关系、护护关系以及护士与其他医务人员方面的关系等。随着社会发展，人们对健康的需求日益提高，病人及家属都认为自身是最需要照顾的，一旦护士工作出现误差，都会导致冲突的产生。此外，在促进病人健康的同时，需要其他医务人员和同行的配合，所以护士还需处理好同其他医务人员的关系。而现实的工作中，由于各种原因和误会，往往导致同事间相互推卸责任或不配合的现象，这些矛盾和冲突都是诱发护士心理问题的诱因。

3. **超负荷的工作和职业的风险性** "以病人为中心"的整体护理模式需要护士具备多学科知识，付出更多的精力，但由于人员不足，很多医院的护士处于超负荷的工作状态。频繁的夜班打破了护士正常的生物钟，致使其生活极其不规律，造成心理的高度紧张。

临床上病人病情变化多端，不确定因素多，护士在工作中还要经常面临许多急症抢救，不仅要及时观察病人的病情，迅速作出反应，同时还要满足病人的各种合理需要。如果工作中稍不留意，就会威胁到病人的身心健康甚至生命。由于职业的特殊性，护士面对的工作环境中，会有许多致病因素，如细菌、病毒、放射线的威胁等。因此，护士特殊的工作性质及职业的风险性带来的压力是显而易见的。

4. **自我价值方面的压力** 由于我国的护理教育发展相对缓慢，护理学科发展较为滞后，有时会导致护士的社会地位不高，学习深造机会少、技能更新慢，也是造成护士心理压力源的因素之一。很多护士必须在繁重的工作同时，参加各种各样的继续教育。而当前医学发展日新月异，对护士提出前所未有的要求，迫使护士必须更新知识结构、学习新的技能才能满足工作需要。此外，护士的工作能力缺乏相应的社会肯定，工资和奖金方面回报的欠缺也会降低护士的职业价值感，这也会对其心理健康状态产生影响。

（二）社会支持系统不足

社会支持系统（social support system）指个人在自己的社会关系网络中所能获得的、来自他人的精神上的帮助和支持。一个完备的支持系统包括亲人、朋友、同学、同事、上下级等。随着人们对健康的重视程度加深，对护理工作的需求快速增加，但由于医疗技术服务水平的相对落后，往往不能够满足人们对于健康的需求。这就造成了一些人缺乏应有的理解和支持，加深了护士人际关系的冲突，导致其心理出现失衡。由于护士工作的特殊性，知识的更新和激烈的竞争需要护士不断地学习新知识和新技术，这将影响他们承担家庭的责任，如果得不到家人的支持，将会造成家庭生活与工作的矛盾。

护士如果在日常工作生活中遇到心理压力时不善于使用社会支持系统，当遇到困惑或压力时，不去寻求社会心理支持系统的帮助，也不愿向周围的人倾诉，就容易产生心理问题。

（三）维护心理健康的知识和技能的缺失

护士在校期间大多不注重学习心理健康知识和压力调节技巧，导致其在未来工作中遇到心理问题或压力过大时，不能及时有效地采取科学正确的方法去解决。而现阶段我国医院内帮助其解决心理问题的心理健康咨询机构不够完备，这会导致护士的心理压力无从释放，从而引发护士的心理健康问题及工作倦怠的多发。

（四）护士自身心理素质的影响

1. **智力方面** ①敏锐的观察力：护士应具备敏锐的观察力，随时观察病人的病情和心理状况。通过对病人各项生理指标、临床症状、行为反应的观察来了解病人的病情变化，掌握病人的心理需求，以提高护理质量和医疗诊断效果。②精准的记忆力：在面对众多的护理对象时，护士应具备良好的记忆能力，根据病人情况随时调整护理计划，严格执行医嘱，做到准确无误。③良好的注意力：在临床工作时，要求护士的注意力具有良好的指向性和集中性，面对病人的病情变化要能够排除无关信息的干扰，确保病人的医疗安全。在护理过程中尽量做到眼观六路、耳听八方，对病人情况心中有数。

2. 情绪方面　由于护理工作的特殊性，加之紧张的工作氛围，极易使护士产生情绪问题。而面对着众多的病人，护士又需要始终保持良好的心态，从而营造适宜的护理环境，所以护士需要具备良好的情绪调节能力和自我控制力。护士自身的积极情绪、情感会影响病人，给病人带来康复的希望；而消极、低落的情绪、情感则会容易导致护理事故发生率的升高。

3. 人格方面　不同气质类型的人对外界变化的情绪反应特点不同：胆汁质的人情绪兴奋性高，脾气急躁，情绪体验波动性大；多血质的人情感丰富，反应灵敏、接物待人乐观热情；黏液质的人情绪兴奋性低，对外界反应慢，情感不外露，遇事冷静；抑郁质的人对外界刺激反应不强烈，情绪压抑，内心深层情感体验强烈，经不起挫折的打击。不同气质类型的护士在面对工作压力时，应对方式往往不尽相同，一般来说，抑郁质的气质类型倾向的护士更容易出现心理问题。

性格有内外向之分，性格外向的人善于与人交流，在沟通交流过程中也会释放一部分心理压力；而性格内向的人不善于与人沟通交流，则更多地把心理压力自身消化或积累。所以性格内向的护士往往较容易出现心理问题。

4. 意志方面　在个人的意志品质方面，护士必须谨记忠于职守和高度的责任心是护理工作的核心。要求护士在工作中把病人的利益放在首位，热爱本职行业，能够克服工作带来的困难，具备无私奉献、乐于助人的价值观，恪尽职守，遵守职业道德。

二、护士心理健康的自我维护

（一）优化职业心态

职业心态是指在职业当中，根据职业的需求，表现出来的心理情感。好的职业心态是营养品，能够滋养人生，积累自信，更好地胜任职场的要求，成就人生目标。护士除了要具备一定护理专业知识和技能，还必须要优化职业心态。

1. 加强职业认同感　职业认同感（professional sense of approval）是个体对其所从事职业活动的性质、内容、社会价值和个人意义等所形成的看法，与社会对该职业的评价或期望达到一致且认可的状态。护士职业认同感是指护士对护理职业的自我肯定，并且感觉自身能够胜任这一职位，并清楚自己的职业理想与承诺。护理行业的性质比较特殊，既具有挑战也充满了压力，护士对待自身工作的态度和认知对其个人职业发展至关重要。因此，加强护士职业认同感，进行护理职业认同感教育就成为了一个重要的课题。要改变社会环境中对于护理工作的评价过低现象，提高护士的社会地位。除了社会的大环境外，护士自身的积极主动的态度也非常重要，严格规范自身行为准则，用规范来衡量自己，保证规范有效执行，并且内化成为行为习惯。护士也可以利用现有资源，通过多种途径更好的定位自身职业。

2. 规划职业生涯　职业生涯规划是在对一个人职业生涯的主客观条件进行评定、分析、总结的基础上，对自己的兴趣、能力、特长、经历等各方面进行综合分析，根据职业倾向，确定最适合的职业奋斗目标，并为实现这一目标努力。

随着人们对自身健康的重视和社会文明的发展，护理工作将日益受人尊重，护士做好职业生涯规划的意义包括：①协助个人确定职业目标：通过认识和分析自己，评价自己的性格及能力，总结出自己的优势和特点，合理设定职业目标，发挥自身才能。②激发个人工作动力：规划必须要做到具体化和可实施性，随着规划逐步实施，工作和思维方式也日益得到改善，也将更加激发工作动力。③诱导个人潜能的发挥：合理有效的职业生涯规划，能够使护士更加专注于工作，个人潜能得到最大的发挥，也可以使个人目标更早实现。

3. 认同个体差异　虽然护士的职业心态有着共同点，但是个体职业心理需求的不同层次又使其内容不尽相同。护士的年龄、工作科室、教育层次的不同可导致个体的职业心理需求千差万别。认同并较好地掌握个体职业心理的主导需求，有利于个体保持良好的职业心态，维护身心健康。

4. 优先职业需求　职业需求是一个人对其职业的渴求和欲望。职业需求的满足是一个人职业行为积极性的源泉。由于每个人的情况不一样，每个护士都有着自己独特的职业需求。如有的人认为薪酬是第一位的，有的人则认为个人未来的发展是最为重要的，还有的人把实现自身价值看成首要的职业需求。所以要首先满足护士职业发展的主导职业需求，并就此加强因势利导，使其工作充满动力，同时也有助于优化护士的职业心态。

（二）维护职业尊严

1. 善于从单调的工作中发掘兴趣 护士从事的日常护理工作比较单调，日复一日的重复劳动会让人缺乏兴趣，产生职业倦怠。职业倦怠在生理上表现为感觉迟钝、动作不协调；而心理上表现为厌倦、注意力不集中。护士在出现职业倦怠时要注意自我调整。如在工作允许的情况下将感兴趣和不感兴趣的工作交叉分配，可以有效缓解不良的情绪，增加工作效能。此外，还要善于从平常工作中发掘兴趣点，学会给不感兴趣的工作设定目标并细分为小目标，每一次目标的实现都会是一次兴趣点的提升。

2. 提升自身工作能力和心理调节能力 随着现代医学的不断发展，临床的护理工作也在不断更新与发展，如果不能及时学习护理新理念、新技术、新方法就无法适应日常工作。必须不断的培养和提高自身素质，通过终身学习掌握新的知识和技术，这样才不会被时代所淘汰。除此之外，缺乏有效的心理调节能力，在紧张的工作压力中也容易产生焦虑情绪。表现为肾上腺素水平升高，心理上害怕，情绪易激动、易发怒。在工作和生活中，要正确评价"自身的长处和不足"。繁忙复杂的工作和生活中，难免遇到困难和挫折。挫折感、失望感使人心理痛苦，一旦情绪激动就会失去自我控制力，在这种情况下，要采用积极的行为方式对自己的心理进行适当调节，以利于护理工作的开展。

3. 学会在平凡的工作中获取自身价值 护士工作绝不是简单的发药打针，而是为人类的健康事业服务，工作内容可能简单，但是意义非凡。有时候护士的一个微笑、一句关切的问候都会让病人从内心深处感到很温馨。在病人康复出院时，病人和家属一句发自肺腑的感谢话语，也会让护士从心底感受到自己工作的成就感和价值感。一声问候，一句关怀，一个微笑，一杯开水……护士在举手投足间的小动作都体现着职业道德，简单的言行都会给病人带来无尽的宽慰。熟练的技能操作会让病人感受到护士的专业和用心，所以要学会从平凡的工作中找到生命的价值和意义。

4. 理解和热爱护理工作 正确理解护理工作的重要性，真心热爱护理工作。研究表明，良好的情感可提高工作活动效率。以积极的情绪对待工作可以对身心健康起到积极的促进作用，也可以使自己较好地完成工作，获取成就感和价值感。有突出成就的优秀护士都是把所从事的工作当作一个崇高神圣的职业，以喜欢和热爱的心态来完成工作。作为护士要用科学合理的方法调整好自己的职业心理压力，以接纳的心态来对待职业心理压力。

（三）保持和谐的人际关系

人际关系（interpersonal relationship）是指在物质交往和精神交往的基础上产生和发展的人与人之间的联系。表现为亲近、疏远、友好、敌对等反应。人际关系的性质取决于人际关系双方需要的满足情况。如果双方在交往中需要得到了满足，则相互间产生并保持亲近的心理关系，例如，护士在与病人的接触中，能够理解病人内心的感受，尊重并关心病人的体验和需求，双方就会建立良好的人际关系。相反，如果护士对病人表现得不友好、不真诚、不尊重，就会引起病人的不安或反感，病人的心理需要得不到满足，双方就会疏远甚至产生敌对的关系。在护士与病人的沟通交往过程中，了解病人的表现，真心地去理解病人的感受，真正地解决人际沟通中存在的具体问题，是促进护理工作有效实施的重要方法。

（四）学会劳逸结合

1. 倾诉 护士如果在工作中遇到困惑，可以向周围的朋友或亲人主动倾诉，并求得他们有益的指导。虽然倾诉本身并不能解决问题，但倾诉可释放一定程度的心理压力，往往倾诉的过程也是个体在重新思考和解决问题的过程。在运用倾诉心理调节方法时要注意选择适合的倾诉对象，可以选择信任的亲人、朋友或同事，选择倾诉的对象心理要相对健康。

2. 健康的生活方式 健康的生活方式包括合理的饮食、适当的体育锻炼以及充足的睡眠时间，学习、工作都有计划性，做到有张有弛。研究表明，运动是释放负性情绪的较为有效的手段，坚持经常有规律的体育锻炼，在遇到心理应激时，其应激反应的水平较低，对身心可起到保护作用。此外在运动过程中大脑内增加愉快感觉的神经递质分泌，因此，通过运动可带来愉悦的心情，但是需要注意的是要保证足够的休息和睡眠时间。

3. 培养广泛的兴趣爱好 拥有一定的兴趣爱好能丰富业余生活，改善心理状态，保持积极愉快的情绪，使自己拥有健康的体魄。积极的兴趣爱好包括读书、听音乐、旅游等。护士要合理安排工作和休息的时间,让自己有休闲放松的时间。

4. 学习心理放松技术 人在进入放松状态时,交感神经活动功能降低,表现为肌肉放松、呼吸频率和心率减慢,血压下降,并有四肢温暖,头脑清醒,心情轻松愉快,全身舒适的感觉。因此,掌握一定的放松技术,对于护士舒缓紧张情绪,调整工作状态有着很大的帮助。

5. 学习一定的应对技巧 在面对职业应激时,首先要明确自己的工作任务和标准,学会清楚的表达和真诚对待他人,多采用积极的应对方式,运用放松的方法舒缓紧张的神经。其次要学会保持一定的幽默感,避免消极的自我暗示,避免有害的争论,控制自身情绪。此外,要及时宣泄不良情绪,可以利用升华技巧,把自己的压抑投射到其他领域,追求更高的目标。

（五）寻求专业的心理干预

护士如果在工作或生活中遇到难以调节的心理压力,或者备受心理疾病的困扰,可以寻求专业的心理医生的帮助。护士在工作生活中被心理问题所困扰时,如果还是勉强地低效率地工作,结果很有可能是把消极情绪投射到病人身上,可能导致工作差错的发生。为减少和避免这些问题,可以通过寻求专业的心理干预来解决问题,通过配合心理医生或心理咨询师的工作来制订个人的心理干预计划。

第三节 发展心理

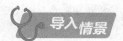

情景描述:

某医院儿科病房里某天收治了一位 5 岁患有肾病综合征的女患儿,该患儿从入院就诊到进入病房,一直紧紧依偎着其母亲,不允许母亲离开自己。当母亲不得不离开时,该患儿便哭闹不休,拒绝进食和睡觉,医护人员对其进行检查时有反抗行为,极不合作。

请思考:

该患儿出现了哪些心理问题? 原因是什么?

一、发展心理学的含义及研究内容

（一）发展心理学的含义

发展心理学（developmental psychology）是研究个体从受精卵开始到出生、成熟、衰老直至死亡的生命全程（life-span）中心理发生发展的特点和规律。

（二）发展心理学的研究内容

发展心理学的研究主要涉及两个问题:一个是有关心理发展原理或规律的理论问题,另一个是个体发展各年龄阶段的心理特征问题。

1. 心理发展的基本原理 在人类发展基本原理或规律这个问题上,不同心理学流派之间的争论可归纳为四点:第一,人类心理和行为是先天的还是后天的;第二,人类对待环境的关系是主动的还是被动的;第三,人类心理发展是分阶段的还是连续的;第四,发展的终点是开放的（发展变化能持续下去）还是有最终目标的。

2. 生命全程心理发展的年龄特征 发展心理学不仅要研究心理发展的一般原理或基本规律,而且要研究在人生不同发展阶段上的具体原理或规律,这些原理或规律体现在生命全程各个年龄阶段的心理特征。

（1）年龄特征的划分标准:正确而科学地划分心理发展的年龄阶段,迄今为止还是一个远远没有得到适当解决的问题,然而它却是发展心理学研究的重要内容。综合各家的观点,将人的整个生命全程分为如下几个阶段:婴儿期（0～3 岁）、幼儿期（3～6、7 岁）、童年期（6、7 岁～12、13 岁）、青少年期（12、13 岁～17、18 岁）、成年早期或青年期（18～35 岁）、成年中期或中年期（35～60 岁）和成年晚期或老年期（60 岁以后）。

（2）年龄特征的研究：具体来说，主要包括三个方面：①生理发展，考察身体的构造方式——大脑、神经系统、肌肉、感觉，以及对饮食和睡眠的需要——如何决定个体的行为。②认知发展，考察智能的发展和变化如何影响人类的行为，认知发展心理学家研究学习、记忆、问题解决和智力。③个性和社会性发展，强调个体独有的持久特性，以及生命过程中与他人的互动和社会关系的发展变化。

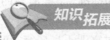 知识拓展

发展心理学研究的设计

1．横断研究设计　横断研究是指同一时期内对某一个年龄或某一个年级或某几个年级的被试心理发展水平进行测量并加以比较。例如，在同一时间对不同学校的初一、初二和高三的多名学生进行形式推理和辩证逻辑思维进行测查，考察不同年龄青少年的思维发展水平。

2．纵向研究设计　纵向研究是指在较长时间内对被试进行有系统的、定期的研究，也叫追踪研究。纵向研究能够揭示同样一个人或同样一组被试在不同年龄阶段的不同点和相同点。比如对婴儿期个体每间隔一段时间进行观察，以考察其攻击性是否会一直持续到成人期。

3．聚合交叉研究　将横断研究设计和纵向研究设计融合，选择不同年龄的群体为研究对象，在短时期内重复观察这些对象。例如分别选取一、二、三年级小学生，对其进行三年时间的纵向追踪，这样就在三年时间内完成了对一至五年级小学儿童的全部追踪研究。

二、发展心理学理论

（一）精神分析的心理发展观

精神分析是西方心理学的主要流派之一，在发展心理学方面有代表性的是弗洛伊德和埃里克森（Erik Erikson）的心理学观点。弗洛伊德的性心理发展理论在第一章第五节中已提及，艾里克森的人格发展学说，既考虑到生物学的影响，也考虑到文化和社会因素。他认为在人格发展中，逐渐形成的自我过程在个人及其周围环境的交互作用中起着主导的和整合的作用。埃里克森将人的发展分为八个阶段（表4-1），在每一阶段，个体都有一项心理社会性任务要完成，直面每一项任务都会产生危机，如果危机得以解决，会形成积极的品质，如果没有充分解决，自我就会受到损害。

表 4-1　埃里克森的发展八阶段论

年龄（岁）	阶段	发展危机	充分解决	不充分解决
0～1.5	婴儿期	信任对怀疑	基本信任感	不安全感、焦虑
1.5～3	儿童早期	自主对羞怯疑虑	知道自己有能力控制自己的身体，做某些事情	感到无法完全控制事情
3～6	学前期	主动对内疚	相信自己是发起者、创造者	感到自己没有价值
6～12	学龄期	勤奋对自卑	丰富的社会技能和认知技能	缺乏自信心、有失败感
12～18	青年期	自我同一性对角色混乱	自我认同感形成，明白自己是谁，接受并欣赏自己	感到自己是充满混乱的，不清楚自己是谁
18～25	成年早期	亲密对孤独	有能力与他人建立亲密的、需要承诺的关系	感到孤独、隔绝；否认需要亲密感
25～50	成年中期	繁殖对停滞	更关注家庭、社会和后代	过分自我关注，缺乏未来的定向
50 以后	老年期	自我整合感对绝望感	完善感，对自己的一生感到满足	感到无用、沮丧

（二）行为主义关于人的发展观

行为主义认为，理解发展的关键内容是可观测的行为和外部环境中的刺激。如果我们知道了刺激，就可以预测行为。从这个角度来说，行为主义所反映的看法是后天比先天对发展更为重要。行为理论并不认为人们普遍会经历一系列阶段，相反，该理论假定个体受到所处环境中刺激的影响。因此，发展模式是个人化的，反映出特定的环境刺激，而行为则是持续暴露于环境中特定因素而造成的结果。

（三）皮亚杰的心理发展观

皮亚杰（Jean Piaget）把儿童心理发展划分为四个阶段：

1. 感知运动阶段（sensorimotor stage，0～2 岁）　该阶段的主要特征是婴儿只能用实际感觉和动作感知当前的事物，思维属于直觉运动思维。此阶段中，婴儿认知上有两大成就，一是形成了客体永久性意识，即某一物体从视线中消失时，还能相信该物体持续存在的意识；二是形成了因果联系。

2. 前运算阶段（preoperational stage，2～7 岁）　该阶段的主要特征是幼儿获得了运用符号代表或表征客观事物的能力，思维属于具体形象思维。此阶段中，幼儿认知特点是泛灵论、思维的单维性、不可逆性和自我中心性。

3. 具体运算阶段（concrete operations stage，7～12 岁）　该阶段的主要特征是儿童能对具体事物按逻辑法则进行思考和逻辑运算，思维属于具体形象思维向抽象逻辑思维的过渡期。此阶段中，儿童认知的特点是多维性、可逆性、转化性、去自我中心性和具体逻辑性。

4. 形式运算阶段（formal operational stage，12～15 岁）　该阶段的主要特征是青少年的思维摆脱了具体事物的束缚，把形式和内容区分开来，能根据相关假设进行推理，思维属于抽象逻辑思维。此阶段中，青少年认知的特点是假设逻辑推理能力的发展和命题间思维。

视频：幼儿
思维的特点

（四）维果斯基的文化历史发展理论

维果斯基（Lev Vygotsky）认为，心理的发展指的是一个人的心理（从出生到成年）在环境与教育影响下，在低级的心理功能的基础上，逐渐向高级的心理功能的转化过程。在教学与发展的关系上，维果斯基提出了三个重要的问题：一个是最近发展区（zone of proximal development）思想；一个是教学应当走在发展的前面；一个是关于学习的最佳期限问题。

维果斯基认为，儿童发展水平至少有两种，一种是儿童独立活动时所达到的解决问题的水平；另一种是借助成人帮助有指导的情况下达到的解决问题的水平，"最近发展区"就是指二者之间的差距，即儿童已经成熟和正在成熟的认知水平之间的差距。因此，教学既要考虑儿童现有的发展水平，又要根据"最近发展区"提出更高的要求，他主张"教学应走在发展的前面"。针对如何发挥教学的最大作用，维果斯基强调学习的最佳期限，学习某一技能都有其最佳年龄，如果错过，将对儿童的发展不利，甚至会造成儿童智力发展的障碍。

三、个体发展各年龄阶段主要的生理心理特征

（一）婴儿期（0～3 岁）主要的生理心理特征

1. 生理发展　婴儿期是儿童生理发育最迅速的时期，即人生生长发育第一高峰期。出生以后，婴儿的生理发展在外主要表现在身高、体重、头围、胸围、牙齿与骨骼发育等方面，在内主要表现为大脑的发展。出生时，新生儿脑重平均为 390 克，相当于成年人的 1/3（成人脑重平均为 1400 克）。9 个月的时候增加到 660 克。2.5～3 岁的时候，脑重增加到 900～1011 克，相当于成人的 2/3。到 7 岁的时候，脑重达 1280 克，已基本上接近成人的脑重。随着脑重的增长，头围也相应变大。

2. 动作发展　婴儿各种运动和动作的发展是其活动发展的直接前提，也是婴儿认知发展的重要基础。婴儿的动作发展有确定的内在规律，遵循一定的原则，具有相应的发展里程碑。一般来说婴儿动作的发展顺序主要遵循三个原则：

（1）由上到下的原则：婴儿首先发展与头部有关的动作，其次是躯干动作，最后才是脚的动作。

（2）由中心到四周的原则：婴儿首先发展头部和躯干的动作，然后是双臂和腿部的动作，最后才是手的精细动作。

（3）由简单、无意识的动作到复杂、有意识的动作的原则：婴儿开始的动作主要是简单的大动作，意识参与的成分少，然后逐渐发展起有意识参与的精细和复杂的动作。

3. 感知觉的发展　感知觉是儿童认识客观世界最初的和最重要的手段，也是儿童发展高级认知活动的基础。从出生开始，婴儿所有的感官都已具备某种程度的功能，并且各种感知能力在出生后得到迅速发展。触觉是最早发展的感觉，胎儿在第 49d 时就可以具有初步的触觉反应，在出生后，婴儿对外界的触觉探索活动主要是口腔触觉和手的触觉活动。听觉方面，婴儿在出生前就能够听到声音，当他们出生时能对某些声音作出反应。婴儿出生时的视觉比其他的感觉发展得迟缓一些。

图片：婴儿
的情绪

4．情绪和社会性发展

（1）情绪的发展：儿童出生后即有情绪表现，同时初生婴儿的情绪反应就已是初步分化的。情绪专家伊扎德（C. E. Izard）研究表明，人类婴儿在出生时就展示出了5种不同的情绪，他们是惊奇、伤心、厌恶、最初步的微笑和兴趣。初生婴儿的情绪基本都是生理性的，是一种原始本能的反应，但自婴儿降生的时刻起，即进入人类社会环境中，和成人进行相互交往，在人际交往中实现着情绪的社会化。婴儿社会性微笑、陌生人焦虑、分离焦虑等是婴儿情绪社会化的核心内容。

（2）婴儿的依恋：依恋（attachment）是婴儿与主要抚养者（通常是母亲）之间最初的社会性联结，也是情感社会化的重要标志，对婴儿整个心理发展具有重大作用。婴儿是否同母亲形成依恋及其依恋性质如何，直接影响着婴儿的情绪情感、社会性行为、性格特征和对人交往的基本态度的形成。

根据鲍尔比（J. Bowlby）和艾斯沃思（Mary Ainsworth）等将婴儿的依恋发展分为三个阶段。①无差别的社会反应阶段（从出生到3个月）：这个阶段的婴儿对人反应是不加区分、无差别的反应，此时的婴儿还未有对任何人产生明显偏爱。②有差别的社会反应阶段（3～6个月）：这时婴儿对人的反应有了区别，对母亲更为偏爱，在母亲面前表现出更多的微笑、咿呀学语、依偎、接近。但是此时婴儿还不怯生。③特殊的情感联结阶段（6个月到3岁）：从6、7个月起，婴儿对母亲的存在更加关切，特别愿意与母亲在一起，当母亲离开时就哭喊，别人也不能替代。当母亲回来时，婴儿则能马上显得十分高兴。只要母亲在他身边，婴儿就能安心地玩、探索周围环境。与此同时，婴儿对陌生人的态度变化很大，见到陌生人不再微笑、牙牙学语，而是紧张、恐惧和哭泣，产生了怯生。

知识拓展

婴儿依恋的类型

婴儿对母亲依恋的性质并非相同。艾斯沃思等通过"陌生情境"研究法，将儿童的依恋表现分为三种基本类型。

1）安全型依恋：占65%～70%。此种类型婴儿，当妈妈离开时，会有些许不安，当妈妈回到身边时，会感觉很开心。

2）回避型依恋：占20%左右。当妈妈离开时，此类型婴儿没有什么反应，当妈妈返回时，也无反应。

3）反抗型依恋：占10%～15%。当妈妈离开时，此类型婴儿会歇斯底里地反抗，当妈妈回来时，则出现矛盾心情，既想亲近妈妈，又生妈妈的气。

其中，安全型依恋为良好、积极的依恋，而回避型和反抗型依恋又称为不安全性依恋，是消极、不良的依恋。

（3）婴儿自我的发展：在8个月前，婴儿还没有萌发自我意识，一周岁前后婴儿显示出主体我的认知。主要表现在两个方面：其一，婴儿把自己作为活动体的认知。其二，婴儿能把自己与他人分开。约在两周岁前后，婴儿显示出客体我的自我认知，主要表现在：①婴儿开始把自己作为客体来认知，两岁左右的婴儿已经能够意识到自己的独特特征，能从客体（如照片、录像）中认出自己。②能运用人称代词"你、我、他"称呼自己和他人，客体我自我意识的出现是个体自我意识发展的第一次飞跃。

（二）幼儿期（3～6岁）主要的生理心理特征

1．幼儿神经系统的发展　儿童出生后脑和神经系统的发展最快，成熟最早，到幼儿期末已接近成人水平，脑和神经系统的发展为儿童心理的发展提供了物质基础。其主要表现在脑重继续增加、大脑皮质结构日趋复杂化及皮质抑制功能的蓬勃发展。

2．幼儿的游戏　游戏是适合于幼儿特点的一种独特的活动形式，也是促进幼儿心理发展的一种最好的活动形式，是幼儿期的主导活动。通过各种游戏活动，幼儿不但练习各种基本动作，使运动器官得到很好的发展，而且认知和社会交往能力也能够更快、更好地发展起来。游戏还帮助幼儿学会表达和控制情绪，学会处理焦虑和内心冲突，对培养良好的个性品质同样有着重要的作用。通过创造性游戏（比如角色扮演），儿童的主动性和创造性得到发展；通过教学游戏，可有计划地增长幼儿的知识，

笔记

发展其言语能力，提高幼儿的观察、记忆和独立思考的能力；通过活动性游戏（如跑、跳、投掷等），可提高儿童的身体素质并培养勇敢、合作、坚毅等个性品质。

3．个性和社会性发展　儿童社会化的过程就是儿童个性形成和社会性发展的过程。幼儿显示出较明显的气质特点，表现出一定的兴趣爱好差异，并且表现出一定的能力差异，初步形成了对己、对人、对事物的一些比较稳定的态度。

此外，伴随着自我意识的第一次飞跃，此阶段儿童正处于"第一逆反期"。幼儿要求行为活动自主和实现自我意志，反抗父母控制，希望父母和亲近的他人接纳自己"我长大了"并"很能干"的"现实"。他们要参与成人的生活活动，自以为别人能干的事自己也能干，并大胆付诸实际行动；当自以为能干的或自己要做的事被成人代做时，往往坚持退回原状态，自己重做；常常逆着父母的意愿说"不"，并按自己的愿望说"我自己做"，喜欢听"你真棒"等表扬。

（三）童年期（6、7岁到12、13岁）主要的生理心理特征

1．童年期的学习　童年期是儿童开始进入小学学习的时期，在小学时期，儿童大脑和神经系统的发育表现出均匀和平稳的特点，学习开始成为儿童的主导活动。

2．个性和社会性的发展

（1）小学儿童的自我意识：在小学时期，儿童自我描述的方式变得更加现实和综合，能够把自我的不同方面整合为包罗万象的自我概念。他们能够对真实自我和理想自我进行比较，并且个体显著地受社会文化影响，是角色意识建立的最重要时期。

（2）小学儿童的人际关系：与幼儿相比，小学儿童的交往对象同样主要是父母、教师和同伴。随着小学儿童的独立性与批判性的不断增长，他们与父母、教师的关系从依赖开始走向自主，从对成人权威的完全信服到开始表现富有批判性的怀疑和思考，与此同时，具有更加平等关系的同伴交往日益在儿童生活中占据重要地位，并对儿童发展产生重大影响。

（四）青少年期（11、12岁～17、18岁）主要的生理心理特征

1．青少年身心的发展

（1）青少年身体发展的一般特点：青少年期是个体生长发育的第二个高峰期，在这一时期，青少年的身体和生理功能都发生了急剧的变化，主要表现在身体外形的变化、体内功能的增强以及性的发育和成熟三个方面。

（2）青少年心理发展的一般特点：青少年生理上的变化，给他们的心理活动带来了重大影响，一是由于青少年身体外形的变化，使他们产生了成人感，在心理上他们也希望能尽快地进入成人世界，尽快摆脱童年时的一切，获得一种全新的社会评价，就在这种种新的追求中，他们感到种种困惑。二是由于性的成熟，青少年对异性产生了好奇和兴趣，萌发了与性相联系的一些新的情绪体验，但又不能公开表现这种愿望和情绪，所以体会到一种强烈的冲击和压抑。此外，青春期少年的心理活动往往处于矛盾状态，其心理水平呈现半成熟半幼稚性。

2．青少年个性和社会性的发展

（1）自我意识的发展：青春期是自我意识发展的第二个飞跃期，主要表现是，青少年的内心世界越发丰富起来，他们在日常生活和学校中，常常将很多心智用于内省。青少年早期自我意识的特点体现在：第一，自我意识中独立意象的发展，青少年已能完全意识到自己是一个独立的个体，要求独立的愿望日趋强烈。第二，强烈地关心自己的个性成长。第三，自我评价的成熟。第四，有较强的自尊心。

伴随自我意识的第二次飞跃，青少年进入到"第二反抗期"，这时的反抗主要是针对某些心理内容的，如希望成人能够尊重他们，承认他们具有独立的人格。

（2）情绪特点：青少年的情绪表现充分体现出两极性，强烈、狂暴性和温和、细腻共存，情绪的可变性和固执性并存，内向性和变现性共存。同时，青少年由于在心理整合过程中出现暂时的混乱，也容易出现一些消极心境，烦恼突然增多、孤独、压抑等。

（五）成年早期（18～25岁）主要的生理心理特征

成年早期在人的一生发展中具有重要意义，在这一时期，个体的身心发展趋于稳定成熟，智力发展达到全盛时期，人生观、价值观逐步形成并稳固，建立起家庭并创立事业，开始全面适应社会生活。

视频：青少年常见心理问题的表现

张日昇（1977）认为，成年早期的发展课题应该包括以下十个方面：①对身体的发育，特别是对因性成熟所引起的诸多变化的理解和适应。②从精神上和经济上脱离父母并走向独立。③逐渐完善作为男性或女性的性别角色。④对新的人际关系，特别是异性关系的适应。⑤正确认识自己在社会中的角色，通过各种社会活动完善自己。⑥树立作为社会一员所必须具备的人生观和价值观。⑦掌握作为社会一员所必须具备的知识和技能并付诸社会实践。⑧选择职业及工作适应。⑨恋爱、结婚及婚姻适应。⑩成就感的获得与自我实现。

（六）成年中期（35～60岁）主要的生理心理特征

成年中期的个体经历了生理特征和外表的逐渐变化，感觉，尤其是视力和听力的敏锐程度以及反应速度在中年期略有下降，并且女性和男性的更年期都会引起一些生理症状，并可能会导致心理反应。与其他发展阶段相比，成年中期个体发展的最大特点是稳定与过渡并存。一方面，成年中期个体在智力、人格等多方面都处于相对稳定的状态；另一方面，成年中期个体处于人生的中段，需要瞻前顾后，要知道自己人生的前半段都发生了什么事情，更要清晰地确定人生的后半段有些什么目标，需要如何去做。

中年——转变还是危机

过去的20年中，在社会科学领域里就怎样描述和解释发生于中年期的成长性变化方面存在着持续的争论。在20世纪七八十年代，许多争论围绕着描述中年期成长本质的两种模式：危机模式和和转变模式为中心而展开。

危机模式主要关注发生在个体身上的变化。把成长理解为通过一系列阶段克服危机的过程，每个阶段都要面对独特的危机，个人必须要经历和解决这个危机获得进步才能成功进入下一个阶段。"中年危机"一词之所以流行，是因为 Elliot Jaques 所写的一篇论述艺术家危机的文章。Jaques 通过对一些艺术家的生活的精密考查，发现在许多个案中，是个体对"自身生命有限"的认识促生了危机时期。

转变模式认为贯穿整个生命过程的发展与进步中，大部分是可以预见和有序的。事件发生的预期时间主要以社会年龄标准为基准，个人生活的许多事件都是按照这个时间表来推进并接受评估的。

（七）成年晚期（60岁以后）主要的生理心理特征

成年晚期个体身心变化的基本特点是尽管个别差异很大，但其总的趋势是逐渐表现出退行性变化。从生理上而言，神经、循环、呼吸、消化、泌尿生殖、内分泌以及骨骼等系统，均趋于衰退，功能减弱。由于生理上的退行性变化，年龄的增长以及退休后社会生活条件的改变和非规范事件的发生，导致心理上的种种变化：比较容易产生消极的情绪情感，且情感体验深刻而持久；个性有所变化但稳定多于变化。晚年期老人情绪情感有如下一般特点：

1．比较容易产生消极的情绪情感　人到老年期，由于生理、心理的退行性变化以及退休后角色地位、社会交往的变化，比较容易产生抑郁感、孤独感、衰老感和自卑感等消极情绪情感。

2．情感体验深刻而持久　主要表现在他们的道德感、美感方面。

3．各种"丧失"是情绪体验的最重要的激发事件　研究表明，在影响老年期情绪体验的各种因素中，各种"丧失（loss）"，包括社会政治、经济地位、专业、健康、容貌、配偶等的丧失是最重要的激发事件。

老化是个体生命发展过程中必须面临的一个重要过程，如何帮助成年晚期个体尽快适应老年生活也逐渐成为心理学家关注的问题。

（杨　阳　曹卫洁）

思考题

1. 强强（化名）对妈妈提出了一个要求，让他独自在洗衣机中洗自己的一双袜子，并且要把手伸到洗衣机里去操作，他说大人都是这样做的，他也要这样做。妈妈告诉他小孩子是不可以去弄洗衣机的，这样很危险的。强强不愿意听，偏要去弄，妈妈只得拔掉了洗衣机的电源插头。强强折腾了半天，这边扳扳摸摸，那边敲敲打打，发现洗衣机没能转动起来，于是他大怒了，哭闹着："我自己来""我要"。

问题：强强正处于哪一年龄阶段？强强出现这些行为的原因是什么？如何促进该年龄阶段儿童的心理健康？

2. 下面是一位 14 岁男生的日记摘抄：大人们常说"少年不识愁滋味"，其实他们并不了解我们。不到两年，我长高了，吃得多了，有了自己的主见，而不再是"小小少年"。但是在父母眼里，我仍然还是个孩子，逛公园、逛商店或外出散步，妈妈还是像过去一样，拉着我的手，生怕我会走丢似的。要是被同学看见了，真是丢死人了。更让我苦恼的是，妈妈总是事无巨细地管着我，每天骑车上学，妈妈总是不断地唠叨"马路上多加小心"；晚上做完作业，刚打开电视想看看体育新闻，妈妈又会问："作业做完了吗？早点休息，明天一大早还得上学呢！"运动鞋想买阿迪达斯的，妈妈却非要买耐克的……

走进教室，我总觉得有几十双眼睛在盯着我，跟女同学打个招呼会感到脸红心跳；一次考试取得好成绩会欣喜若狂，一次小考考砸了会垂头丧气；为了一个小问题，会与同学争得面红耳赤；当答不出老师的提问时，又会觉得羞愧难当……在同学的眼中，我帅吗？在老师和同学的心目中，我是一个好学生吗？……尽管有这么多烦恼，父母却浑然不知，有时候想和他们交流，但又总觉得有些难以启齿。真不知道该向谁诉说。仔细观察班上其他同学，虽然他们表面上显得若无其事，但似乎又都与我有同样的问题、困惑和迷茫。

问题：试分析日记内容反映的初中生的典型心理特点。

思路解析

扫一扫，测一测

第五章 心理应激

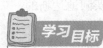

1. 掌握心理应激的概念和心理应激的过程模型。
2. 熟悉应激源类型、应激的中介因素和应激反应；常见的心理防御机制。
3. 了解心理应激的理论模型。
4. 会运用心理应激过程模型解释应激对疾病与健康的影响。
5. 具备从心身相互作用关系的角度来看待健康与疾病。

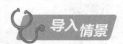

情景描述：

某女，35 岁，因心前区刀割样疼痛入院。病人既往体健。自述 3 个月前评定职称，自认为能评上副高，但事与愿违，这使她感到不公平，整日闷闷不乐；这时她正在住院的父亲因肺癌转移抢救无效而死亡；在强打精神为父亲办理后事时，她的丈夫不幸在车祸中丧生，她突然出现心前区疼痛，并伴大汗淋漓及濒死感，立即入院抢救。经心电图及相关检查，诊断为广泛前壁急性心肌梗死。经医院全力抢救，终于脱险。然而这一系列连续事件使她心理严重，并伴有心绞痛发作频繁，痛苦不堪。

请思考：

病人患病的主要应激源什么？有哪些应激反应？

第一节 概　　述

一、应激与心理应激的概念

应激（stress）也称压力，是个体面临或觉察环境变化对机体有威胁或挑战时做出的适应性和应对性反应过程。对于心理社会性刺激来说，经个体的认知评价产生"环境要求与个体应对能力"不平衡时就会产生应激反应。心理应激（psychological stress）是个体在生活适应过程中产生的关于环境要求与自身应对能力不平衡的认知所引起的一种心身紧张状态，这种紧张状态倾向于通过非特异的心理和生理反应表现出来。健康的生活方式中包含着应激，加拿大生理学家塞里（Selye）就曾指出"没有应激就会死亡"。

二、应激理论的发展过程

（一）坎农的"稳态"学说与应激

20 世纪 20 年代，生理学家坎农（Walter Cannon）提出了稳态学说和应激概念，成为应激研究的起点。坎农认为，人体每一部分（细胞、器官、系统）的功能活动都是在一定范围内波动，并通过各种自我调节机制，在变化着的内、外环境中保持动态平衡。坎农将这种机体在面对环境变化时保持内环境稳定的过程称为内稳态或自稳态。当个体遇到严重的内外环境干扰时，自稳态被打破，个体的生理机制会出现以下变化：①交感 - 肾上腺髓质系统激活，交感神经兴奋性增高。②心率加快，血压升高，心肌收缩力增强，心输出量增加。③呼吸频率加快，潮气量增加。④脑和骨骼肌血流量增加，而皮肤、黏膜和消化道血流量减少。⑤脂肪动员，肝糖原分解。⑥凝血时间缩短。坎农将这种面对严重刺激时机体出现的整体反应，称之为应激。

坎农的自稳态和应激概念涉及了内外环境刺激与机体功能反应的稳定问题，这对后来的应激研究有重要意义。

（二）塞里的"一般适应综合征"与应激

在坎农稳态学说的影响下，1936 年，塞里提出"一般适应综合征"和应激概念，标志着现代应激研究的开始。塞里从 20 世纪初开始，就一直研究各种刺激因素对人体的影响，他发现不同性质的外部刺激如冷、热、缺氧、感染等引起的机体反应都是非特异性的，即不同刺激因素都可以产生相同的应激症状群，称之为一般适应综合征（general adaptation syndrome，GAS），其作用在于维持机体功能的完整，包括警戒期、抵抗期和衰竭期三个阶段。

1. 警戒期　是指机体为了应对环境刺激而唤起体内整体防御能力的动员阶段。这个阶段，机体的主要生理变化为肾上腺素分泌增加、血压升高、呼吸心率加快，全身的血液集中供应到心、脑、肺和骨骼肌系统，使机体的生理状态做好准备，为战斗或逃跑提供能量准备。

2. 抵抗期　如果持续暴露在应激环境之中，机体就会转入抵抗或适应阶段，通过增加合成代谢以增强对应激源的抵抗程度。这个阶段某些警戒期的反应发生改变甚至逆转。表现为体重恢复正常，肾上腺皮质变小，淋巴结恢复正常，激素水平恒定，这时机体对应激环境表现出一定的适应，对其抵抗能力增强。

3. 衰竭期　若继续处在应激环境下或应激程度过于严重，机体会丧失所获得的抵抗力而进入衰竭期。此时警戒期的症状会再次出现，表现为肾上腺素分泌增加，淋巴系统功能紊乱等，当抵抗应激能力衰竭时，可造成疾病状态甚至死亡。

（三）拉扎勒斯的应激、认知评价与应对

20 世纪 60～80 年代，以拉扎勒斯（Richard Lazarus）为代表的心理学家提出认知评价及应对方式在应激中的重要中介作用。拉扎勒斯认为应激刺激或生活事件虽然是应激源，但应激反应是否出现以及如何出现，决定于当事人对事件的认知。此后，拉扎勒斯等进一步研究应对方式在应激中的中介作用，从而将应激研究逐渐引向认知评价和应对方式等多因素的关系方面。

三、应激理论模型

（一）应激过程模型

该模型认为应激是由应激源到应激反应的多因素作用的过程（图 5-1）。根据应激过程模型，应激是个体对环境威胁或挑战的一种适应过程；应激的原因是生活事件；应激的结果是适应或适应不良的心身反应；从生活事件到应激反应的过程受个体的认知评价、应对方式、社会支持、人格特征等多种因素的影响。应激过程模型反映了应激各因素之间的相互作用关系。

（二）应激系统模型

该模型认为应激有关因素之间不仅仅是单向的、从因到果或从刺激到反应的过程，而是多因素相互作用的系统（图 5-2）。应激系统模型具有以下特征：①应激是多因素作用的系统。②各因素相互影响，可互为因果。③各因素之间动态的平衡或失衡，决定个体的健康或疾病。④认知因素在平衡和失衡中起关键作用。⑤人格因素起核心作用。

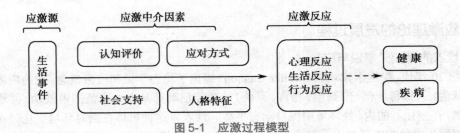

图 5-1 应激过程模型

根据应激系统模型,个体可以对刺激做出不同的认知评价,从而采用不同的应对方式或利用不同的社会支持,导致不同的应激反应;反过来,应激反应也影响社会支持、应对方式、认知评价甚至生活事件;同样,认知评价、应对方式、社会支持、人格特征等也分别各自或共同影响其他因素或者受到其他因素的影响。

视频:应激系统的模型及应激过程的模型

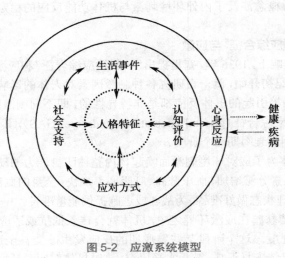

图 5-2 应激系统模型

第二节 心理应激过程

一、应激源

应激源(stressor)是指能够引起应激的各种刺激因素。从应激过程模型角度,应激源就是各种生活事件,包括来自生物的、心理的、社会的和文化的各种事件。在现代心理应激研究领域,往往将生活事件(life event)和应激源当作同义词来看待。按照应激源的生物、心理、社会、文化属性可将其分为:

1. 躯体性应激源 指由于直接作用于躯体而产生应激的刺激物,包括理化因素、生物因素和疾病因素等。如:气候、噪声、外伤、细菌、病毒和放射性物质等均属于躯体性应激源。

2. 心理性应激源 指导致个体产生焦虑、恐惧和抑郁等情绪反应的各种心理冲突和心理挫折。

(1) 心理冲突(mental conflict):是指个体在有目的的行为活动中,存在着两个或两个以上相反或相互排斥的动机时所产生的一种矛盾心理状态。常见的动机冲突有双趋冲突、双避冲突、趋避冲突和多重趋避冲突。心理冲突会使个体在动机上的确立上不明确,从而表现为行为上的犹豫不决。

(2) 心理挫折(frustration):指个体在从事有目的活动中,遇到无法克服的障碍或干扰,导致个人动机无法实现、个人需要不能满足的一种情绪状态。日常生活中,人们总会遇到挫折情境,如因患病不能正常工作或学习、婚姻遭到父母反对等。重复不断的挫折会产生累积效应,并可能会因为某次小挫折而爆发,从而导致个体意外的攻击行为。根据造成挫折的原因不同,分为外部挫折和个人挫折。

1) 外部挫折:是由于个人以外的因素造成的挫折,其诱因主要来自社会环境和自然环境。前者包括不良的人际关系或管理方式、角色冲突、父母管教方式不当、种族和性别歧视等;后者包括交通堵塞、工作条件差、路途遥远、气候恶劣和噪声等。

笔记

2）个人挫折：是与个人身心特征有关的挫折。如个体的能力（智力）、体力和所从事工作有关的特殊技能等，还包括年龄、性别、民族、文化、知识、经验、气质和性格等。

3. 社会性应激源　社会性应激源范围极广，日常生活中的事件，诸如地震、海啸、动乱、战争等天灾人祸和家庭冲突、子女生病、亲人去世等均属于此类。这一类应激源是人类生活中最为普遍的，它与人类的许多心身疾病的发生有着密切的联系。

1967 年，美国精神病学专家霍尔姆斯（Thomas Holmes）和雷赫（Richard Rahe）根据对 5000 多人的病史分析以及实验室研究所获得的资料，编制了社会再适应量表（social readjustment rating scale，SRRS），为生活事件与疾病关系的研究提供了量化工具。霍尔姆斯用生活变化单位（life change unit，LCU）来表示生活事件的作用强度（表 5-1），并通过追踪观察发现，一年的 LCU 累积分与第二年患病存在相关联系。如果 LCU 一年累计达到 300，第二年有 86% 的人患病；若一年 LCU 为 150～300，则有 50% 的人可能在第二年患病；若一年 LCU 小于 150，第二年可能身体保持健康。

表 5-1　社会再适应评定量表（SRRS）

等级	生活事件	LCU	等级	生活事件	LCU
1	配偶死亡	100	23	儿女离家	29
2	离婚	73	24	姻亲纠纷	29
3	夫妻分居	65	25	杰出的个人成就	28
4	坐牢	63	26	妻子开始或停止工作	26
5	家庭成员死亡	63	27	上学或毕业	26
6	个人受伤或患病	53	28	生活条件的变化	25
7	结婚	50	29	个人习惯的改变	24
8	被解雇	47	30	与上司的矛盾	23
9	复婚	45	31	工作时数或条件变化	20
10	退休	45	32	搬迁	20
11	家庭成员健康变化	44	33	转学	20
12	妊娠	40	34	娱乐改变	19
13	性的困难	39	35	宗教活动变化	19
14	家庭增加新成员	39	36	社会活动变化	18
15	业务上的再调整	39	37	抵押或贷款少于 1 万元	17
16	经济状况的变化	38	38	睡眠习惯的变化	16
17	好友死亡	37	39	家庭成员人数变化	15
18	工作性质变化	36	40	饮食习惯改变	15
19	夫妻不睦	35	41	休假	13
20	抵押超过万元	31	42	圣诞节	12
21	抵押品赎回权被取消	30	43	轻微违法行为	11
22	工作职责上的变化	29			

4. 文化性应激源　指个体从熟悉的环境到陌生环境，由于生活方式、语言环境、价值观念和风俗习惯的变化所引起的冲突和挑战。文化性应激源对个体的影响持久而且深刻。

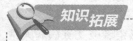

生活事件对疾病的影响

生活事件作为应激源，是引发人们心理和躯体疾病的重要原因。国外研究结果显示，伴有心理上丧失感的生活事件，如配偶死亡，对健康危害最大。有学者对新近配偶死亡的男性做了 6 年的追踪观察,结果发现居丧第一年对健康的影响最大,其死亡率为对照组的 12 倍。

我国学者也在生活事件与疾病关系方面进行了多项研究,结果发现有 3 种刺激因素对疾病产生的影响最大,分别为:①在学习和工作中伴随负性情绪。②人际关系不协调。③亲人的意外死亡或者突然的意外事故。

二、心理应激的中介因素

(一)认知评价

认知评价(cognitive appraisal)是指个体对遇到应激源的性质、程度和可能的危害情况做出估计,同时也估计面临应激源时个体可动用的应对应激源的资源。个体在评价事件的应对要求和自己应对资源(社会支持、能力)不平衡时会产生紧张或压力。当事件具有威胁性,但未被觉察,或理解为积极意义,个体就不会产生现实性威胁的判断,不会进入应激状态;当事件不具有威胁性或具有积极意义时,但由于错误判断为有伤害性也会引发个体的应激反应。总而言之,影响个体应激结果的重要因素,与其说是事件,不如说是人对事件的判断。

美国应激理论的代表人物拉扎勒斯强调认知评价在心理应激中的核心作用,他将个体对生活事件的认知评价过程分为初级评价、次级评价和再评价(图 5-3)。

1. 初级评价(primary appraisal) 是个体在某一事件发生时立即通过认知活动判断其是否与自己有利害关系,即对自己是否受到事件威胁做出判断。如果判断事件与自己无关,则不采取任何行为;如与自己相关,则进入次级评价。如学生通过对考试重要性的认识,判断考试是否对自己构成威胁。

2. 次级评价(secondary appraisal) 指个体评价和选择对事件威胁的应对方式和适应能力。例如,学生在考前能否得到老师的辅导;自己的记忆水平如何;复习资料是否完整。

初级评价和次级评价是相互依存、不可分割的。人们经过次级评价过程,认识到某种应对策略能够有效地控制威胁,那么初级评价的结果就会改变。相反,如果次级评价所获得的信息让人觉得毫无办法,那威胁感就会极大增强。

3. 认知性再评价(cognitive reappraisal) 随着事件的发展,人与环境之间的关系会发生一些变化,人们从这些变化中会获得一些信息反馈,通过认知再评价可能会使应激源的性质与强度发生变化。

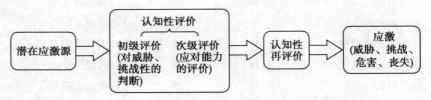

图 5-3 认知模式评价

(二)应对方式

应对(coping)是指个体对生活事件以及因生活事件而出现的自身不平衡状态所采取的认知和行为措施。按现代应激理论的观点,应对的内容非常丰富,涉及了从生活事件到应激反应产生的整个应激过程(图 5-4),并且应对还与其他的应激影响因素(如认知、社会支持等)相互影响。

美国心理学家拉扎勒斯和福克曼(Folkman)根据应对的不同指向性,把应对方式分为两大类,见表 5-2。

1. 问题指向的应对 包括了所有直接对付应激源的方法,无论是外在的行动还是认识上的问题解决行为。个体要么直面威胁,要么逃跑,适用于应激源明确的应激情境。

2. 情绪指向的应对 适用于不可控应激源产生的应激情境。例如,HIV 感染者或艾滋病病人常常认为自己根本没有发生感染,以此减轻心理上的压力和痛苦。这属于心理防御机制中的"否认",是一种消极的应对方式,无助于问题的解决。而有些感染者虽然知道患病的最终结果,却能运用"升华"这种积极的心理防御机制以乐观的态度对待疾病和生活,带动其他的感染者一起开展自救。

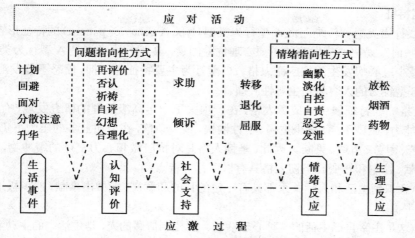

图 5-4 应对与应激过程的关系

表 5-2 应对方式的分类

应对方式	举例
问题指向性：通过直接的行动或问题解决来改变应激情景	战斗（消除或减弱威胁）
	逃跑（使自己远离威胁）
	避免未来的应激（增强个体承受能力）
情绪指向性：通过调节控制自身对应激情境的情绪反应，不改变应激源	躯体指向（使用药物、放松方法、生物反馈）
	认知指向（有意的分心、幻想、自我想象）

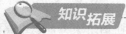

饮鸩止渴的坏习惯

虽然情绪指向性的应对方式可以在短期内减轻你的压力，但是如果使用不当，你的心身健康却可能遭受长期损害，尤其是涉及坏习惯的行为。

研究表明：当面临生活重压时，某些美国黑人会使用"坏习惯"（如吸烟、酗酒、服药或暴饮暴食）来降低生活重压带来的困扰，但这些有害习惯的个体严重抑郁症发病率是对照组（无坏习惯的黑人）的 2 倍。从长远来看，那些酗酒、滥用药物和吸烟的个体必然会面临更大的健康风险。

从行为的标准公式"刺激 - 反应 - 结果"来看，个体需要做行为结果的功能分析。任何行为都是有功能的，"坏习惯"短期是对个体有益的，可降低情绪困扰和躯体痛苦，是 S^+；但长期对于个体而言是 S^-，弊远大于利，无异于饮鸩止渴。

（三）社会支持

社会支持（social support）指个体与社会各方面包括亲属、朋友、同事等人以及家庭、单位、社会团体等组织所产生的精神上和物质上的联系程度。任何与你有明显社会关系的人，在你需要时都可以成为社会支持网络的一部分。

相关研究表明社会支持对应激带来的伤害效应有缓冲作用。社会支持的积极效果不仅有助于应激事件的心理调节，还可以促进个体从已确诊的疾病中康复，减少死亡的危险。研究显示，肾病病人的家庭支持上升 1%，可以使死亡的可能性降低 13%。但是社会支持并不是越多越好，不同事件最有效的社会支持形式和时机也不尽相同。例如，某人想要单独去就医或参加职业面试，但家人或朋友坚持要陪同，此时在该情景中某人体验到的可能更多是焦虑。有学者研究了癌症病人对各类社会支持有效性的评价，病人认为亲人的"存在"对他们来说非常重要。因此，作为医护工作者不仅要尽可能地给予病患强有力的支持，还应考虑如何以恰当的方式实施护理。

（四）人格特征

1．A、B、C 行为类型　传统上将 A 型行为类型（type A behavior pattern）的特征形容为"时间紧迫感和竞争敌意倾向"，是冠心病发病的主要心理危险因素。B 型行为类型是 A 型行为类型相反的一种人格特征，是减少冠心病发生的抗应激人格。C 型行为主要特征为压抑、愤怒不能发泄、抑郁、焦虑、克制等，具有 C 型行为的人容易发生恶性肿瘤。

2．坚韧人格　其特征属于抗应激人格，在一项关于中年高级经理的研究发现，有些经理表现出明显的抗应激能力，血压不高、很少生病、个性愉快、很少烦恼，在公司业务的压力下仍能胜任很多工作，表现为吃苦、耐劳、勇敢、果断。因此，坚韧人格是对抗应激和心力交瘁的缓冲物，坚韧人格特征可以概括为奉献、控制和转变。坚韧人格具有以下行为特点：

（1）奉献：意识到生活和人际关系都具有一定的目的和意义，能做出奉献，能积极地参与生活，精力充沛而富有生机。

（2）控制：这是主宰自己生活的一种心理活动。能控制情感的人，是生活中的主动者，而不为生活所驱使。具有高度内在控制感的人，会感到自己是生活的主宰，应该对自己所起的作用负责，因而要采取措施来保证自己的健康，从而承受工作中的压力。

（3）转变：指将察觉转变为挑战，具有转变能力的人欢迎变化并将挑战视为正常生活的一部分。坚韧人格者能认识到生活中的变化是没有人能回避的，他们还能灵活地适应生活的变化。

三、应激反应

当个体经认知评价而察觉到应激情况的威胁后，就会引起个体生理、心理、社会、行为方面的变化，这些变化就是应激反应（stress reaction）。它涉及个体的身心两方面，所以又被称为应激的心身反应。

（一）生理反应

应激状态下，个体为了应对紧张和压力，会发生生理适应性反应。这些生理反应累及机体各个系统所有器官，影响遍及全身。20 世纪 20 年代，美国生理学家坎农在其"应激理论"中描述了"战斗或逃跑"状态所出现的一系列内脏生理变化。个体处于应激反应中，为保证脑、肌肉组织等重要器官活动，交感 - 肾上腺髓质系统兴奋。心率加速，提高了供血功能，血压升高；呼吸变快加深，提高了供氧能力；同时，减少了皮肤和消化系统的供血；脂肪动员，以满足脑和肌肉组织能量消耗；凝血时间缩短，儿茶酚胺分泌增多，中枢神经系统兴奋性增强，机体变得警觉、敏感。从而为机体投入搏斗或逃离危险情境做好准备。

随着分子生物学技术的发展，已逐步提示出许多神经内分泌的介质、激素、免疫系统的细胞因子以及细胞表面的受体特征，从而加深了对神经系统、内分泌系统和免疫系统相互调节机制的认识。

1．交感 - 肾上腺髓质轴　当机体处于强烈应激状态时，神经冲动作用于下丘脑，激活交感 - 肾上腺髓质轴系，使交感神经活动增强，同时肾上腺髓质分泌儿茶酚胺增加。生理学家赫斯（Walter Hess）等认为，应激性刺激在神经系统的调控下，是通过两个对立而相互作用的神经生物系统的动态平衡来实现调节自主神经系统及躯体内脏功能。他们将其称为非特异反应系统和特异反应性系统。这两个系统的兴奋效应明显不同（表 5-3）。通常这两个反应系统在生理范围内相互协调，保持一种动态平衡，以维持机体正常的生理功能。但在应激状态下，非特异反应系统的兴奋性增强，表现为交感神经活动亢进，引起一系列的生理变化，诸如心跳加快、血压升高、肌张力增强、汗液分泌增多等；而特异反应系统活动相对减弱。

2．下丘脑 - 垂体 - 靶腺轴　中枢神经系统接收应激性刺激信号后，对信号进行加工和整合，经心理中介因素的评价和选择，然后将整合后构成应激的信号在大脑皮质形成神经冲动作用于下丘脑。一旦进入应激状态，即可激活下丘脑 - 垂体 - 靶腺轴（靶腺：肾上腺皮质、胰腺、性腺和甲状腺等）作用于肾上腺。神经冲动作用到下丘脑分泌促肾上腺皮质激素释放激素，通过脑垂体门脉系统作用于腺垂体，释放促肾上腺皮质激素，从而促进肾上腺皮质激素的合成与分泌，包括糖皮质激素（如可的松）和盐皮质激素等，从而引起一系列的生理变化，如异生糖原过程加强、血糖升高、抑制炎症和抑制蛋白质合成等。

表 5-3 非特异反应系统和特异反应性系统不同的兴奋效应

	非特异反应系统（递质：NE、DA）	特异反应性系统（递质：5-HT、Ach）
自主神经效应	交感神经活动加强表现：心率加快、心输出量增加、血压升高、汗腺分泌、瞳孔扩大、胃肠运动减弱和消化腺分泌减少等	副交感神经活动加强，表现：心率减慢、血压降低、汗腺分泌停止、瞳孔缩小、胃肠运动和分泌增加等
躯体效应	EEG 去同步、肌张力增强、促进分解代谢与有关的激素分泌（肾上腺素、去甲肾上腺素、皮质醇、甲状腺素、生长素、抗利尿素等）	EEG 同步、肌张力降低、促进合成代谢及有关的激素分泌（胰岛素、性激素等）
行为效应	觉醒、警戒、情绪反应和活动加强等	减少活动、困倦、睡眠等

注：NE：去甲肾上腺素（norepinephrine）；DA：多巴胺（dopamine）；5-HT：5-羟色胺（5-hydroxy tryptamine）；Ach：乙酰胆碱（acetylcholine）；EEG：脑电图（electroencephalogram）。

3．免疫调节机制 近代免疫学的研究成果表明，应激状态下会发生机体免疫系统的变化。应激通过激活下丘脑-垂体-肾上腺皮质轴过量分泌糖皮质激素抑制免疫系统功能。这种激素几乎对所有的免疫细胞都有抑制作用，包括淋巴细胞、巨噬细胞、中性粒细胞和肥大细胞等。这是急性应激对免疫功能产生抑制作用的主要途径之一。持久或强烈的应激造成肾上腺皮质激素分泌过多，致使机体内环境紊乱，从而导致胸腺和淋巴组织退化或萎缩，影响 T 细胞的成熟，减弱其免疫能力；同时，糖皮质激素会降低巨噬细胞的吞噬能力，使许多免疫活性细胞的免疫应答失效，致使机体对疾病的易感性增强。

另一方面，神经内分泌系统在应激状态下释放的激素或神经递质，如阿片肽（包括内啡肽、脑啡肽和强啡肽）、去甲肾上腺素、5-羟色胺等，可直接作用于淋巴细胞受体，对淋巴细胞转化、多形核粒细胞及巨噬细胞功能等都具有抑制作用。

被激活的免疫细胞一方面与上述生理反应共同作用，另一方面，又通过活性免疫细胞释放的信使性物质（干扰素等）向大脑传递信息，影响中枢神经系统功能；还可通过分泌细胞因子、刺激促肾上腺皮质激素等机制，影响内分泌系统功能。通过上述调节机制，使应激的生理反应控制在正常的生理范围内。如果应激事件和威胁持续存在，或出现新的应激事件，机体会始终处于应激调节中，造成反应减弱或过度，进而导致各种疾病。

总之，应激对心身的影响主要通过神经、内分泌和免疫三个调节系统实现，三大系统间是一种多重双向交流的关系。通过相互调节，构成人体的神经-内分泌-免疫网络（图 5-5）。

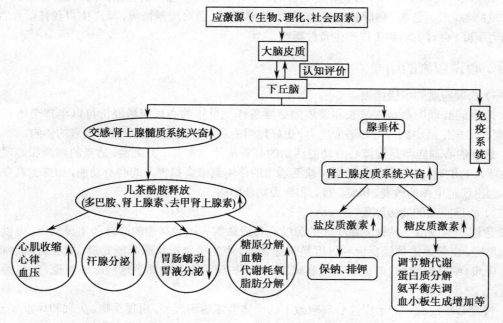

视频：应激的生理中介及机制

图 5-5 应激与神经-内分泌-免疫网络

（二）心理反应

1. 情绪反应

（1）焦虑（anxiety）：是最常见的情绪性应激反应，是个体预期将要发生危险或不良后果时所表现出的紧张和担心等情绪状态。在心理应激下，适度的焦虑可提高人的警觉水平，提高人对环境的适应和应对能力，是一种保护性反应。但如果焦虑过度就是有害的心理反应。

（2）恐惧（fear）：是面临危险或即将受到的伤害，个体企图摆脱已经明确的有特定危险对象和情景的情绪反应。多发生于安全、个人价值或信念受到威胁的情况下。威胁来自于躯体性、社会性等刺激物，并有厌恶情绪，伴随着回避或逃避行为，过度或持久的恐惧会对人产生严重不利影响。

（3）愤怒（anger）：是一种与挫折和威胁有关的情绪反应。由于有目的的活动受到阻碍，自尊心受到伤害，为了排除这种阻碍或恢复自尊，常可激起愤怒。过度的愤怒可能会丧失理智、失去自我控制能力而导致不良后果，因此需要及时适当的疏导。

（4）抑郁（depression）：表现为悲哀、寂寞、孤独、丧失感和厌世等消极情绪状态，伴有失眠、食欲减退、性欲降低等，常由亲人丧亡、失恋、遭受重大挫折或长期病痛等原因引起。

2. 行为反应　应激情境下的行为反应与情绪一样，表现在面部表情、身体语言中，还可以做出攻击、坚持、逃避等行为。这些行为反应也是应对方式。按行为反应的指向，把行为反应分为针对自身和针对应激源的两种类型。

（1）针对自身的行为反应：指通过改变自身以顺应环境的要求，包括远离应激源，或改变自身条件、自己的行为方式和生活习惯等。逃避是指已经接触到应激源后而采取的远离应激源的行为；回避是指事先已知应激源将会出现，在应激源到来之前，采取避免同应激源遭遇的行动。例如，一些身患传染病的病人，因害怕泄露病情而不去医院就医，属于逃避行为。

（2）针对应激源的行为反应：通过改变环境要求（即应激源）处理心理应激的行为，包括消除或减弱应激源的各种活动。例如，由于工作单位离家远而产生的压力，可以通过搬家解决问题。此外，有时也会出现攻击性行为反应，表现为身体的攻击和语言的攻击等。

3. 认知反应　在应激情境中，个体心理的内稳态受到破坏，应激源可以直接或间接地降低认知能力。心理社会文化性应激源通过情绪反应，干扰和影响逻辑思维、智力，造成认知能力下降；认知能力下降又会使个体产生动机冲突，并使挫折增多，激发不良情绪，形成不良情绪与认知能力下降的恶性循环。

认知反应可表现为对个体自我评价的影响。当个体面对较强烈的应激源的刺激，如亲人故去、离婚和患重病等，产生悲伤、焦虑和恐惧，自我价值感降低；面对应激情境，易产生自我怀疑和否定，自我控制力下降，会对生活和工作产生负性影响。

四、心理应激的结果

（一）心理应激的积极结果

1. 适度的心理应激是人成长和发展的必要条件　早年的心理应激经历可以丰富个体的应对资源，提高在后来生活中的应对和适应能力，更好地耐受各种紧张性刺激和致病因素的影响。

2. 适度的心理应激是维持心身功能活动的必要条件　人离不开刺激，适当的刺激和心理应激有助于维持人的生理、心理和社会功能。缺乏适当的环境刺激会损害人的心身功能，如感觉剥夺实验中的个体会出现脑电图的改变、错觉、幻觉和智力功能障碍。

（二）心理应激的消极结果

1. 急性心理应激　精神刺激引起的急性心理应激常有比较强烈的心理和生理反应，可以引起急性焦虑反应、血管迷走神经反应和过度换气综合征，产生类似甲状腺功能亢进、冠心病、低血糖和肾上腺髓质瘤（嗜铬细胞瘤）等症状。在临床工作中，护理工作者应熟悉这些临床表现，以免做出错误的诊断。

2. 慢性心理应激　处于慢性心理应激下的个体常常感到疲劳，出现头痛、失眠和体重减轻等，会产生相应的躯体症状和体征。

创伤后应激障碍

创伤后应激障碍（post-traumatic stress disorder，PTSD）是指突发性、威胁性或灾难性生活事件导致个体延迟出现和长期持续性的精神障碍，以反复重现创伤性体验，持续的警觉性增高，持续的回避为特征的临床表现，多与应激事件及个体易感性有关。

常见于残酷的战争、灾难事故、暴力伤害的受害者或目击者。人与人之间的暴力行为（如强奸、袭击、折磨）或暴露于危及生命的事故（车祸）和灾难（地震、海啸）被认为是引起 PTSD 的典型事件。许多经受创伤的受害者，其心理、生理和人际交往方面的应激症状一般会在几天或几个星期逐步消失。然而，某些受害者的症状可能会非常严重，并且症状至少持续一个月以上或更长，从而发展或可能发展为创伤后应激障碍。创伤后应激障碍是一种患病率高，对个体影响大，可加重社会负担的精神障碍。

创伤后应激障碍的核心症状主要有反复重现创伤性体验、回避性症状、持续性焦虑和警觉水平增高等。

第三节　心理防御机制

一、心理防御机制的概念

心理防御机制（psychological defense mechanism）是指个体面临挫折或冲突的紧张情境时，在其内部心理活动中具有的自觉或不自觉地解脱烦恼，减轻内心不安，以恢复心理平衡与稳定的一种适应性倾向。当自我受到超我、本我和外部世界三方面的胁迫时，如果难以承受其压力，则会产生焦虑反应。然而焦虑的产生，促使自我发展了一种功能，即用一定方式调解冲突，缓和三种危险对自身的威胁，既要使现实能够允许，又要使超我能够接受，也要使本我有满足感，这样一种功能就是心理防御机制。

焦虑的形式

焦虑是精神分析理论中一个应用广泛的概念。弗洛伊德认为，焦虑是一种自我功能（ego function），它使人警惕即将到来的危险，并对其作出适应性反应。焦虑有三种形式：

1. 现实焦虑　来自于现实世界的威胁，个体面临着一个被感知为危险的情境或状态。

2. 神经质焦虑　来源于本我冲动要释放的威胁，个体体验到焦虑却不知道它的原因，是一种非现实的恐惧。

3. 道德焦虑　产生于超我的影响，是当自我受到超我惩罚威胁时产生的恐惧。道德焦虑指引个体行为符合个人的良心和道德标准。大多数焦虑存在于潜意识中，通过防御机制的运用来处理。

二、心理防御机制的分类

按照对现实的歪曲程度，可将防御机制分成四大类：自恋型、不成熟型、神经症型和成熟型。

（一）自恋型防御机制

自恋型心理防御机制是一个人在婴儿早期常使用的心理防御机制，包括否认、歪曲和投射。早期婴儿的心理状态属于自恋的，他们只照顾自己，爱恋自己，还不会关心他人，故将该机制称为"自恋型心理防御机制"。最初的婴儿完全生活在"自我世界里"，他们无法辨认自我和外界。在成年人中精神病病人常使用这一心理防御机制，所以也称为"精神病型"防御机制。

1. 否认（denial）　指拒绝承认现实而减轻痛苦。否定那些不愉快的事件，当做根本没发生，不承认不接受似乎就不会痛苦，从而缓解打击，获得心理上的安慰和平衡，以达到保护自我的目的。比如小孩打破东西闯了祸，往往用手把眼睛蒙起来。

2. 歪曲（distortion）　是对外界的现实加以曲解变化，以符合内心的要求，以歪曲作用而呈现的一种防御机制，以妄想和幻觉最为常见。比如明明昨天和女朋友分手，却自以为要和女朋友结婚，甚至还到处向亲朋好友发喜帖。

3. 投射（projection）　又称外投（external projection），是指把自己不能接受的冲动、情绪或缺点妄加在别人身上，从而避免或减轻内心的不安与痛苦。一个对人经常有敌意的人，会说别人都不友好。

（二）不成熟型防御机制

此类机制包括退行、幻想和内射，出现于青春期，此外性格障碍者以及在心理治疗中的成人也常出现。

1. 退行（regression）　当个体遇到挫折与应激时，放弃已经学到的比较成熟的适应技巧或方式，而退行到早期生活阶段的某种行为方式，以原始、幼稚的方法来应付当前情景，降低自己的焦虑。例如，一个孩子本来已能控制大小便，但在母亲生下小弟弟后，又开始尿床。

2. 幻想（fantasy）　当人无力处理现实生活中的一些困难，或是无法忍受一些情绪的困扰时，将自己暂时离开现实，任意想象应如何处理困难，使自己存在于幻想世界，在幻想的世界中得以实现内心的平衡，达到在现实生活中无法经历的满足。儿童的幻想大多是正常现象；正常成人偶尔为之，也可暂时缓解其紧张状态，但若成人经常采用幻想方式，特别是分不清幻想与现实时，即可能为病态心理。

3. 内射（introjection）　指个体（主体）广泛地、毫无选择地吸收外界事物（客体，如某位亲人的性格特质、行为方式等），而将它们内化为自己人格的一部分。由于摄入作用，有时候人们爱和恨的对象被象征地变成了自我的组成部分。古语"近朱者赤，近墨者黑"，就是这个机制。

（三）神经症型防御机制

这是儿童的"自我"机制进一步成熟，在儿童能逐渐分辨什么是自己的冲动、欲望，什么是实现的要求与规范之后，在处理内心挣扎时所表现出来的心理机制。其包括合理化、反向、转移和隔离。

1. 合理化（rationalization）　指个体无意识地用似乎合理的解释来为难以接受的情感、行为、动机辩护，以使其可以接受，以求得心理平衡。合理化常有三种表现：一是"酸葡萄"心理，即把得不到的东西说成"不好的"；二是"甜柠檬"心理，即当得不到甜葡萄而只有酸柠檬时，就说柠檬是甜的；三是推诿，指将个人的缺点或失败，推诿于其他理由，找人担待其过错。鲁迅先生笔下的"阿Q"是使用合理化防御机制的经典例子。不过，如过度使用此机制，借各种托词以维护自尊，就会自欺欺人，很多强迫症和精神病病人就常用此种方法来处理问题。

2. 反向（reaction）　个体对内心难以接受的、不愉快的观念、情感、欲望冲动夸张性地以相反的外在态度或行为表现出来。反向机制如使用适当，可帮助人在生活上适应；但如过度使用，不断压抑自己心中的欲望或动机，且以相反的行为表现出来，将形成心理困扰。在很多精神病病人身上，常可见此种防御机制被过度使用。比如某人极需要某种东西或名誉地位，却表现为极力反对、推却或无所谓。

3. 转移（displacement）　指将对某个对象的情感、欲望或态度转移到另一较为安全的对象上，以减轻自己心理上的焦虑。例如中年丧子的妇人，将其心力转移于照顾孤儿院的孤儿。迁怒于"替罪羊"的行为，也属于转移机制。此外，心理咨询中的移情也属于转移机制较为常见的一种。

4. 隔离（isolation）　将一些不愉快的事实、情景或情感分隔于意识之外，不让自己意识到，以免引起心理上的尴尬、不愉快或焦虑。比如向他人讲述自己创伤的故事却说这是自己身旁朋友的案例，让自己觉得这件事不是发生在自己身上。

（四）成熟型防御机制

是自我发展成熟之后才能表现的防御机制，其防御的方法不但比较有效，而且可以解除或处理现实的困难、满足自我的欲望与本能，也能为一般社会文化所接受。这种成熟的防御机制包括压抑、升华、幽默等。

1. 压抑（repression）　指个体将不可接受的欲望、思想或记忆不知不觉中压抑到其潜意识中。本我的欲望冲动常常与超我的道德原则相对立并发生冲突，又常常不被现实情境所接受，于是个体（自我）把意识中对立的或不被接受的冲动、欲望、想法、情感或痛苦经历，不知不觉地压制、潜抑到潜意识中去，以至于个体对压抑的内容不能察觉或回忆，以避免痛苦、焦虑，这是一种不自觉的选择性遗忘和主动抑制。被压抑的内容，人们平时虽然意识不到，但在特殊情况下它则会影响人们的日常行为，例如梦境、笔误、口误等。

2．升华（sublimation）　指被压抑的不符合社会规范的原始冲动或欲望另辟蹊径用符合社会认同的建设性方式表达出来，并得到本能性满足。升华是最积极、最富建设性的防御机制，升华不仅能使人的内心冲动得以宣泄，而且可使个人获得成功满足感。比如孔子厄而著《春秋》，司马迁腐而《史记》出。

3．幽默（humor）　指以幽默的语言或行为来应付紧张的情境或表达潜意识的欲望，以表面的开心欢乐来不知不觉化解挫折困境、尴尬场面和内心的失落。幽默其实是智慧的象征。有一次，林肯正面对着观众，滔滔不绝地进行演讲。突然，在人群中有人递给他一张纸条，上面写着"傻瓜"两字。当时旁边的人都盯着林肯，看他如何来处理这样的公然的挑衅。林肯微微一笑说："本人已经收到许多匿名信，全部都只有正文，不见署名，而今天却正好相反，在这一张纸条上只有署名，却缺少正文！"话音刚落，整个会场上便响起了阵阵掌声，大家都为林肯的机智和幽默而鼓掌，整个会场的气氛由紧张变为轻松，演讲继续进行。

（曹建琴　杨　阳）

思考题

张先生患 2 型糖尿病已经有一段时间了。他是在 10 年前，也就是在他 41 岁时被确诊的。他一直注意饮食，进行足够强度的锻炼，并服用口服药来控制血糖。可最近的几个月，张先生的糖尿病开始恶化，尽管他依然控制饮食并坚持锻炼。

当他向医生咨询时，医生问他的生活习惯在最近的几个月里是否有所改变，他说单位领导又给他增加了几项新的工作，使他的工作压力比以前大多了。压力增大很可能是疾病恶化的原因，医生在调整治疗方案之前，先建议他去和单位领导商量一下能否减轻一些工作压力。幸运的是，他的领导很理解他的处境，允许张先生与另一名员工分担一些工作。几个星期后，他的病情出现了显著改善。

问题：本案例中病人面临的主要应激源是什么？病人会出现的应激反应有哪些？分析心理应激与血糖控制的关系？

思路解析

扫一扫，测一测

下篇 临床心理

第六章　心身疾病

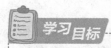

学习目标

1. 掌握心身疾病的概念、常见心身疾病及其心理社会发病原因。
2. 熟悉心身疾病的特点、范围和发病机制。
3. 了解临床常见心身疾病的心理干预方法。
4. 能够分析临床常见心身疾病的心理社会发病原因。

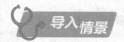

情景描述：

张女士，42岁，近1个月来，经常感到头痛、头晕、心悸、胸闷、乏力，血压170/110mmHg，综合医院诊断为原发性高血压。经药物治疗后血压维持在130/80～140/90mmHg之间，但心情烦躁、心悸、胸闷的症状未见好转。

医生通过询问得知，该病人性格好强，脾气急躁，近3个月来，该病人因同事休产假需要额外承担较多的工作任务，工作压力比以前大多了。近期，又由于高三的儿子早恋问题与丈夫发生矛盾，多次争吵，家庭气氛紧张。该医生建议张女士去寻找心理医生的帮助。最终，在药物治疗和心理治疗的共同作用下，病人的状态稳定，血压正常，各种症状明显减轻。

请思考：

1. 该病人高血压的发病原因有哪些？
2. 针对该病人可以采取哪些心理干预方法？

第一节　概　　述

一、心身疾病的概念

（一）心身概念的产生

以中国医学为代表的东方医学对心身概念的认识始终是以朴素的唯物主义哲学观为主导，主张"形"与"神"之间的平衡、和谐对人的心身健康有促进作用的观点。在西方，对心身概念的早期认识可以追溯到公元前 400 年的古希腊文明时期,医学之父希波克拉底注意到心理因素和气质类型对人体的影响,曾提出"了解一个什么样的人得了病,比了解一个人得了什么样的病更重要"的箴言。他的心身相关思想体现了古代医学朴素的心身统一观,对以后心身概念的发展有着深远的影响。

现代比较完整的心身概念是由美国精神病专家邓巴(Helen Dunbar)于 1938 年提出。随着心身关系的深入研究和不断实践,心理社会因素在某些躯体疾病的发生与发展中起了重要作用已成为共识。1980 年美国心身医学所将这类躯体疾病正式命名为心身疾病。从此,心身疾病成为并列于躯体疾病和精神疾病的第三类疾病。

(二)心身疾病的概念

心身疾病(psychosomatic diseases)或称心理生理疾病,有狭义和广义两种含义。狭义的心身疾病是指心理社会因素在疾病的发生、发展、防治和预后的过程中起重要作用的躯体器质性疾病,如冠心病、原发性高血压和溃疡病等。广义的心身疾病是指心理社会因素在疾病发生、发展、防治及预后过程中起重要作用的躯体性器质性疾病和功能性障碍。本章所讲的心身疾病以狭义为主。

二、心身疾病的特点

(一)心身疾病的特点

心身疾病一般具有以下几个特点:①以躯体的功能性或器质性病变为主,有明确的病理生理过程。②某种个性特征是疾病发生的易患素质。③疾病的发生和发展与心理社会应激(如生活事件等)和情绪反应有关。④生物或躯体因素是某些心身疾病的发病基础,心理社会因素往往起"扳机"作用。⑤心身疾病通常发生在自主神经支配的系统或器官。⑥几种心身疾病可同时存在或交替发生于同一病人。⑦心身疾病经常有缓解和反复发作的倾向。⑧心身综合治疗比单用生物学治疗效果好。

(二)心身疾病病人的特点

心身疾病病人具有以下特征:①性别特征:总体上女性多于男性,两者比例为 3:2,但某些疾病男性多于女性,例如冠心病、消化性溃疡等。②年龄特征:65 岁以上的老人及 15 岁以下儿童人群患病率最低;从青年期到中年期,其患病率呈上升趋势;更年期或老年前期为患病高峰年龄。③社会环境特征:不同的社会环境,心身疾病患病率不同。以冠心病为例,患病率最高为美国,其次为芬兰、前南斯拉夫、希腊及日本,最低为尼日利亚。一些学者认为,这主要取决于种族差异、饮食习惯、全人口的年龄组成和体力劳动等社会环境因素的影响。④人格特征:一些心身疾病与特定的人格类型有关,例如,冠心病及原发性高血压的典型人格特征是 A 型人格,表现为 A 型行为类型(TABP)。癌症的典型人格特征是 C 型人格,C 型人格癌症的患病率是非 C 型人格的 3 倍。

三、心身疾病的范围

传统上,典型的心身疾病包括消化性溃疡、溃疡性结肠炎、甲状腺功能亢进、局限性肠炎、类风湿性关节炎、原发性高血压及支气管哮喘。目前,糖尿病、肥胖症、癌症等也被纳入心身疾病范围。常见的心身疾病按器官系统分类如下:

1. 心血管系统心身疾病 原发性高血压病、冠心病、阵发性心动过速、心律不齐、雷诺病、心脏神经症等。

2. 呼吸系统心身疾病 支气管哮喘、过度换气综合征、心因性呼吸困难、神经性咳嗽等。

3. 消化系统心身疾病 胃十二指肠溃疡、神经性呕吐、神经性厌食症、溃疡性结肠炎、习惯性便秘、直肠刺激综合征等。

4. 肌肉骨骼系统心身疾病 类风湿性关节炎、腰背痛、肌肉疼痛、痉挛性斜颈、书写痉挛等。

5. 内分泌系统心身疾病 甲状腺功能亢进、垂体功能低下、糖尿病、低血糖等。

6. 神经系统心身疾病 偏头痛、肌紧张性头痛、自主神经功能失调症、心因性知觉异常、心因性运动异常、慢性疲劳等。

7. 生殖系统心身疾病 勃起功能障碍、性欲减退、痛经、月经不调、经前期紧张综合征、功能失调性子宫出血、功能性不孕症、更年期综合征、心因性闭经等。

8. 外科心身疾病 脊椎过敏症、器官移植后综合征、整形术后综合征等。

9. **儿科心身疾病**　心因性发热、站立性调节障碍、继发性脐绞痛、异食癖等。

10. **眼科心身疾病**　原发性青光眼、中心性视网膜炎、眼肌疲劳、眼肌痉挛、弱视等。

11. **耳鼻喉科心身疾病**　梅尼埃综合征、咽喉部异物感、耳鸣、晕车等。

12. **口腔科心身疾病**　复发性慢性口腔溃疡、颞下颌关节紊乱综合征、特发性舌痛症、口吃、唾液分泌异常、咀嚼肌痉挛等。

13. **其他**　肿瘤、肥胖症等。

四、心身疾病的心理干预

（一）心理干预的形式

1. **个体心理干预**　个体心理干预是心理干预的最基本形式，是以一个治疗者和一个治疗对象组成一个治疗单位，一般不需要第三者参与。个体心理干预的优点是可以洞察到病人深层的心理内容，并随时根据病人心理行为反应的变化灵活地采用各种心理干预手段，以达到较好的干预效果。

2. **团体心理干预**　团体心理干预是以一位或两位治疗者和多位治疗对象组成的一个治疗单位。一般来说，团体中成员在病种、病情上应是相似的。团体心理干预的优点是可通过团体内的相互助长，帮助病人树立战胜疾病的信心，并使病人在病友集体中充分表达和宣泄内心的痛苦，恢复心理健康。

（二）心理干预的原则

1. **综合干预的原则**　心身疾病是和心理社会因素有密切关系的躯体疾病。对于心身疾病的心理干预，需要与必要的生物医学治疗措施相结合，例如药物治疗、手术治疗等，同时还离不开病人本人、家属和工作单位的积极配合和支持。总之，心身疾病的心理干预应该注意心理 - 社会 - 生物综合防治的原则。

2. **病人本人积极参与的原则**　心身疾病的心理干预效果，很大程度上取决于病人本人的主观能动性。只有本人主动采取相应的措施、积极配合心理干预，才能有效地降低心身疾病的患病率和危害程度。所以，心理干预应注重调动病人的参与动机。

3. **持续干预的原则**　心身疾病多数属于慢性病，其干预往往需要一个相对比较长久的过程。不能存在一蹴而就的不切实际的想法，否则只会适得其反。

4. **针对性原则**　心理干预手段的选择，应视心身疾病的种类不同、程度不同，以及病人心理特点的不同而决定。心理健康教育、支持疗法、放松疗法、生物反馈疗法、理性情绪行为疗法、催眠疗法以及家庭疗法等均可选择使用。相关内容参见第八章第二节心理治疗。

5. **目标性原则**　对心身疾病实施的心理干预主要围绕以下三种目标。

（1）减弱心理社会刺激因素：通过各项心理干预措施的实施，改变病人的认知方式，使其对事物（主要是应激源）的认知发生变化，以减轻焦虑、抑郁等情绪反应，在躯体治疗的共同作用下，缓解疾病的症状。这属于治标，但相对容易一些。

（2）减弱心理学病因：通过矫正病人的人格特征、认知方式和行为类型等，从根本上帮助病人消除心理病理学致病因素，逆转心身疾病的心理病理过程，直至向健康的方向发展。这属于治本，但不容易。

（3）减轻生物学症状：主要是通过心理学技术直接改变病人的生物学过程，提高身体素质，促进疾病的康复。

知识拓展

　　心身疾病的诊断要点：①疾病的发生与心理社会因素密切相关，其与躯体症状有明确的时间关系。②躯体症状有明确的器质性病理改变，或存在已知的病理生理学变化。③排除神经症性障碍或精神病。心身疾病的诊断程序包括：躯体诊断和心理诊断。心理诊断往往伴随心身疾病治疗的全过程。

第二节　心身疾病的发病原因及发病机制

一、心身疾病的发病原因

（一）生理因素

心身疾病的产生与人的生理因素有关，相同的心理社会应激，不同的人反应不同。比如，战争或大的社会动荡过后，其中只有少数的人患心身疾病，而且所患的疾病也各不相同：有人患溃疡，有人患冠心病，有人则患癌症。根据器官选择理论的解释，在心理与社会因素的作用下，首先受到伤害的器官是那些发育较弱的器官。心身疾病发病的生理因素主要与神经系统、内分泌系统和免疫系统有关。另外，不同个体具有不同的心身疾病易患性的生理特点。

（二）心理因素

心理因素主要表现在情绪、人格特征两方面。

1. 情绪　情绪活动可以分为两大类：积极情绪和消极情绪。积极的情绪对心身健康有促进作用，能加强人体的神经系统功能，充分发挥功能的潜能。过分强烈或持续的消极情绪，超过自我调节系统的功能，就会使人身心失去平衡，导致相应躯体组织或器官的功能紊乱，进而导致相应的心身疾病的发生。例如愤怒、恐惧等不良情绪可使人的交感神经系统兴奋，血液中儿茶酚胺含量升高，促进血小板聚集而阻塞小动脉，严重导致心肌梗死的发生；抑郁、焦虑等不良情绪可使胃黏膜充血，大量分泌胃酸，久之可使胃、肠黏膜糜烂，导致溃疡病发生。

2. 人格特征　医学研究表明，不同气质、性格类型和所患疾病之间有一定的关联性。例如，胆汁质、多血质者多患血脂异常、糖尿病和高血压等疾病；抑郁质者多容易患消化性溃疡等疾病；具有 A 型人格的个体容易患冠心病；C 型人格类型的人易患癌症。

（三）社会文化因素

流行病学调查证实，社会文化因素对心身疾病的发生有重要影响。在同样的社会文化背景中，社会分工的差别，也影响心身疾病的发病率，同时人们遭受的生活变动越多，患病的可能性就越大，生活事件对健康的影响是一个复杂的过程。现代社会的快速发展，影响人们健康的社会文化因素越来越多，如环境污染、无序竞争、紧张复杂的人际关系等，使人们所承受的心理压力越来越大，与此相关的心身疾病也越来越多。个体是否患病取决于两方面的条件：一是客观现实文化的激烈程度；二是个体内部的功能状态，即对变化的敏感性和适应水平，这与个体生理和心理的素质特性有关。另外，社会文化因素能否影响健康，还取决于个体的认知评价，不同的认知评价的结果对个体健康的影响也是不同的。

二、心身疾病的发病机制

心身疾病的发病机制比较复杂，主要涉及的相关理论包括心理动力学、心理生理学和行为学习三大理论。

（一）心理动力学理论对心身疾病的解释

心理动力学理论重视潜意识心理冲突在心身疾病发生中的作用，认为未解决的潜意识的冲突是导致心身疾病的主要原因。该理论认为心身疾病的发病有三个因素：①未解决的心理冲突。②身体器官的脆弱易感倾向。③自主神经系统的过度活动性。心理冲突多出现于童年时代，常常被压抑到潜意识之中，在个体成长的过程中，许多生活变故或社会因素的刺激会使这些冲突重新出现。如果这些复现的心理冲突找不到恰当的途径疏泄，就会由过度活动的自主神经系统引起相应的功能障碍，造成所支配的脆弱器官损伤。神经科学的研究发现，由于神经可塑性，儿童时期经历的逆境、心理创伤可以在与情绪记忆有关的神经环路中留下痕迹，成为对某些疾病易感的素质特点或潜在的"病灶"，从而在青少年期或成年期被各种不利因素触发，最终表现为临床上的障碍。

（二）心理生理学理论对心身疾病的解释

心理生理学的研究侧重于心身疾病发病过程，重点说明哪些心理社会因素，通过何种生物学机制作用于何种状态的个体,导致何种疾病的发生。该理论认为,心理 - 神经中介途径、心理 - 神经 - 内分泌中介途径和心理 - 神经 - 免疫中介途径是心身疾病发病的重要机制。心理 - 神经中介途径主要指心理社会因素通过交感神经 - 肾上腺髓质轴起作用。心理 - 神经 - 内分泌中介途径主要是心理社会因素通过下丘脑 - 垂体 - 靶腺轴起作用。心理 - 神经 - 免疫中介途径,指心理社会因素通过免疫系统与躯体健康和疾病的联系,可能涉及三条途径。①下丘脑 - 垂体 - 肾上腺轴:应激造成暂时性皮质醇水平升高,后者损伤细胞免疫功能,但短期应激与持久应激对免疫系统的影响效果不同,有时适度的应激可使细胞免疫功能增强。②通过自主神经系统的递质:交感神经系统通过释放儿茶酚胺类物质,与淋巴细胞膜上的 β 受体结合,影响淋巴细胞功能改变。③中枢神经与免疫系统的直接联系:免疫机制可形成条件反射,改变免疫功能。

(三)行为学习理论对心身疾病的解释

行为学习理论包括经典条件反射、操作条件反射和观察学习三种理论。行为学习理论认为某些社会环境刺激引发个体习得性心理和生理反应,表现为情绪紧张、呼吸加快、血压升高等,由于个体素质、特殊环境因素的强化,或通过泛化作用,使得这些习得性心理和生理反应固定下来,演变成为症状和疾病。相关动物实验表明,动物已习得无效的应对方法而不做新的尝试,这是一种类似抑郁症的情绪状态,即习得性无助。心身疾病有一部分属于条件反射性学习,如哮喘儿童的哮喘发作这种行为会获得父母的额外照顾而被强化;也有通过观察或认知而习得的,如儿童的有些习惯可能是对大人习惯的模仿。经典条件反射理论的习得、操作条件反射理论中的强化、社会观察学习理论中的观察学习及模仿都在心身疾病的发生中起着重要作用。基于此原理提出的生物反馈疗法和其他行为治疗技术,被广泛地应用于心身疾病的治疗中。

(四)心身疾病的综合发病机制

目前,心身疾病研究不再拘泥于某一学派,而是综合心理动力学、心理生理学和行为学习三大理论,互相补充,形成了心身疾病的综合发病机制理论,其主要内容可概括为:

1. 心理社会刺激物传入大脑 大脑皮质接收心理社会刺激物,并对其进行加工处理和储存,使现实刺激加工转换成抽象观念。该过程的关键问题是诸如认知评价、人格特征、社会支持、应对方式等中介因素的作用。认知评价的作用特别受到关注,因为心理社会刺激不经认知评价而引起应激反应的情况很罕见。

2. 大脑皮质联合区的信息加工 联合区将传入信息通过与边缘系统的联络,转化为带有情绪色彩的内脏活动,通过与运动前区的联络,构成随意运动传出。

3. 传出信息触发应激系统引起生理反应 传出信息会引起促肾上腺皮质激素释放激素的释放、蓝斑 - 去甲肾上腺素 / 自主神经系统变化,进而影响垂体 - 肾上腺皮质轴及自主神经支配的组织,表现为神经 - 内分泌 - 免疫系统的整体变化。

4. 心身疾病的发生 薄弱环节由遗传和环境因素决定,机体适应应激需求的能量储存有限,过度应用就会导致耗竭,强烈、持久的心理社会刺激物的作用就会产生心身疾病。

动画:心身疾病的分类及发病机制

第三节 临床常见心身疾病

一、原发性高血压

原发性高血压(primary hypertension),又称为特发性高血压,简称高血压,是以血压升高为主要临床表现,伴或不伴有多种心血管危险因素的综合征。在未用抗高血压药物的情况下,收缩压 >140mmHg 和(或)舒张压 >90mmHg,即诊断为高血压。根据血压水平,高血压可分为 1 级、2 级、3 级(表 6-1)。高血压是世界性的常见病,也是心脑血管病最主要的危险因素,可导致脑卒中、心力衰竭及慢性肾脏病等主要并发症,严重影响病人的生存质量。流行病学调查证明,高血压发病城市高于农村,发达国家高于发展中国家,脑力劳动者高于体力劳动者。我国高血压的发病北方地区较南方地区高,东部比西部高,城市比农村高。

表 6-1 血压水平定义和分级（中国高血压防治指南，2010）

分类	收缩压 /mmHg		舒张压 /mmHg
正常血压	<120	和	<80
正常高值	120～139	和 / 或	80～89
高血压	≥140	和 / 或	≥90
1 级高血压（轻度）	140～159	和 / 或	90～99
2 级高血压（中度）	160～179	和 / 或	100～109
3 级高血压（重度）	≥180	和 / 或	≥110
单纯收缩期高血压	≥180	和	<90

注：以上标准适用于≥18 岁成人，当收缩压和舒张压分属于不同分级时，以较高的级别作为标准。

知识拓展

2017 年美国心脏协会（AHA）科学年会在美国加州举行。在年会上，AHA 公布了新版美国高血压指南。新指南高血压的诊断标准：血压大于或等于 130/80mmHg 为高血压。血压升高（elevated blood pressure）：收缩压 120～129mmHg，舒张压小于 80mmHg；1 级高血压：收缩压 130～139mmHg，舒张压 80～89mmHg；2 级高血压：≥140/90mmHg。

（一）心理、社会因素

1. 情绪　情绪因素在高血压的发病中起着重要作用，其中，个体长期的负性情绪是高血压的诱发因素。长期维持精神紧张、焦虑和抑郁的个体容易罹患心血管系统疾病，包括高血压。长期不良的情绪状态可导致个体下丘脑 - 神经 - 内分泌系统的功能紊乱，进而明显增加其患高血压的可能性。各种情绪因素，特别是焦虑、恐惧和愤怒均可导致血压的升高；而沮丧或失望时血压的变化相对不显著。焦虑时，血压升高以收缩压为主；愤怒和敌意时，则以舒张压升高为主。

2. 人格特征　过分谨慎、求全责备、易冲动、好斗、敌意等人格特质与原发性高血压的发病有关。研究显示，原发性高血压的发病与 A 型行为模式有密切关系。这类人群经常以高度紧张的心理状态来处理工作与生活，容易出现焦虑、急躁，具有好胜心强的行为特征，常有紧迫感，是高血压的易发人群。

3. 社会应激　社会应激是原发性高血压的重要发病原因。生活变故及创伤性生活事件与持久性高血压有关，且与疾病的转归相关。在社会经济低下和犯罪率高的地区，居住者血压水平明显升高。而在社会结构稳定的地区中，居住者的血压水平较低。另外，职业性质也影响血压水平，注意力高度集中、精神紧张而体力活动较少的职业，高血压发病呈升高趋势，对视觉、听觉形成慢性刺激的环境也会加剧血压的升高。

（二）心理生物学机制

原发性高血压是在一定的遗传背景下由于多种后天环境因素作用，使正常血压调节机制失代偿所致（图 6-1）。原发性高血压的发病机制主要集中在以下几个环节：①交感神经系统活性亢进。②肾性水钠潴留。③肾素 - 血管紧张素 - 醛固酮系统激活。④细胞膜离子转运异常。⑤胰岛素抵抗。

目前，与心理社会因素相关的高血压发病机制的研究主要集中在：①压抑和表达情感与血压的关系。②心理社会因素与抗高血压药物的选择关系。③明确与心理社会因素相关的高血压临床表型。

根据神经生物学机制的观点，在心理应激下，神经内分泌系统常处于唤醒状态，心血管系统呈高反应性，交感肾上腺素系统紧张性增加，血液中儿茶酚胺浓度升高，使血管收缩，血脂、血黏度增高，加速动脉硬化，增加血流阻力，升高血压；下丘脑 - 垂体 - 内分泌腺轴功能失调，肾素 - 血管紧张素 - 醛固酮系统激活，使小动脉平滑肌收缩，血压升高。

（三）心理干预

1. 放松训练　高血压病人常出现焦虑、紧张、恐惧等不良情绪，针对这些不良情绪状态，放松训练可起到较好的作用。具体做法是让病人坐在沙发上或躺在床上，闭上眼睛，全身放松，然后具体实

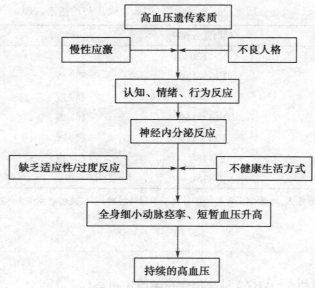

动画：原发性高血压的心理生物学机制

图6-1 原发性高血压的心理生物学机制示意图

施治疗，从上到下逐渐放松，当病人进入一种完全放松的状态时，即达到治疗目标。一般要求病人每周来院训练1次，每次练习15～20min，并要求病人回家后按程序自我练习，每天练习2次，持之以恒，坚持练习，就会取得明显效果。临床实验证明，长期的放松训练可降低外周交感神经活动的张力，达到降低血压的目的。相关内容参见第八章第二节心理治疗。

2. 理性情绪行为疗法 理性情绪行为疗法可改变病人的不良认知，通过改变认知进而消除或减轻病人的烦恼和悲观情绪，增强自信心，帮助病人以乐观、积极的情绪状态对待疾病和生活。对近期有不良情绪或心理冲突的病人，可指导其进行自我认知调适，以减轻心理压力和痛苦。

3. 生物反馈疗法 生物反馈是内脏学习的过程，血压成为一种能被病人"随意"操作的内脏行为，从而达到降压目的。对于较轻的高血压病人，生物反馈疗法可使血压降低，从而减少降压药物的用量甚至停用药物。对较重的高血压病人来说，生物反馈疗法可配合药物疗法，从而提高药物治疗的效果。

二、冠心病

冠状动脉粥样硬化性心脏病（coronary atherosclerotic heart disease）指冠状动脉粥样硬化使血管腔狭窄、阻塞和（或）因冠状动脉功能性改变（痉挛）导致心肌缺血缺氧或坏死而引起的心脏病，统称冠状动脉性心脏病，简称冠心病。冠心病是现代社会中危害人类健康最常见的疾病之一。冠心病在美国和许多发达国家排在死亡原因的第一位。在我国，冠心病的发病有较显著的地区差异，北方城市普遍高于南方城市。本病多发生于40岁以上，男性多于女性，且以脑力劳动者居多。

（一）心理、社会因素

1. 情绪 冠心病病人比较常见的负性情绪主要包括焦虑、抑郁、恐惧、愤怒和敌意等。焦虑、抑郁等负性情绪可诱发或加重冠心病。焦虑可使交感神经的活动增加，诱发急性心肌梗死或心源性猝死。研究发现，心肌梗死后重度焦虑的病人出现心脏严重缺血或死亡事件是无焦虑障碍者的5倍。抑郁障碍病人冠心病的患病率是正常人群的2～3倍，而冠心病病人中抑郁障碍的时点患病率为17%～22%，是普通人群的3～4倍。

2. A型行为模式 1950年，美国两位心脏病专家Friedman和Rosenman提出A型行为模式，有A型行为者的冠心病发病率、复发率和病死率均比正常人高出2～4倍，此类病人大都有较高的成就欲望，富于挑战和竞争精神，容易发生无端敌意，争强好胜，不耐烦，有时间紧迫感等。Friedman将恼怒（aggravation）、激动（irritation）、发怒（anger）和不耐烦（impatience）称为"AIAI反应"。A型行为中的愤怒和敌意在冠心病的发病中可能具有更重要的作用，研究发现，愤怒和敌意是男性冠心病的预测因素,愤怒特质与冠心病的总死亡率呈正相关。因此,对冠心病病人愤怒和敌意的识别和管理非常重要。

3.社会应激 应激性生活事件是冠心病发病的危险因素之一。许多回顾性调查显示,心肌梗死病人出现症状前的6个月～1年内,其生活事件明显增多。处于应激环境中的移民比具有相同饮食习惯的原籍居民的冠心病发病率要高。吸烟、过度饮酒、缺乏运动、过食与肥胖等都是冠心病重要的危险因素,这些因素往往是在特定社会环境条件下形成的。例如,一定的经济条件、饮食习惯和文化背景易造成肥胖;特定的工作条件和技术的进步造成运动缺乏等。

（二）心理生物学机制

在应激事件的刺激下,个体体内去甲肾上腺素的浓度明显增加,过量去甲肾上腺素作用于细胞膜受体,使心肌耗氧量增加,血液黏度及血小板黏性和聚集性增加,从而导致冠心病的发生。高浓度的去甲肾上腺素还可使血栓素A与前列腺素的平衡失调,加速血栓形成和促进冠状动脉痉挛。若致病因素持续存在可出现心绞痛、心肌梗死和恶性心律失常,甚至猝死等症状。

（三）心理干预

1.心理健康教育 不同的临床分型的病人,其临床症状和心理反应不同,护士应针对病人的不同症状和心理反应,作好针对性的病人教育指导工作,这些措施对病人认识疾病、减少焦虑有良好效果。

2.认知行为疗法 通过行为矫正训练,矫正A型行为模式,改变行为模式中不利于健康的敌意行为。鼓励病人充分倾诉内心的烦恼和压抑的愤怒情绪,并给予充分的理解、支持和鼓励,提高病人应对压力的能力。

3.生物反馈疗法 通过生物反馈技术与放松训练相结合的方式,降低病人骨骼肌的紧张水平,降低交感神经张力,使外周血管和冠脉扩张,从而达到降低血压,改善心肌缺血和抗心律失常的目的。

三、糖尿病

糖尿病（diabetes mellitus）是由遗传和环境因素相互作用而引起的一组以慢性高血糖为特征的代谢异常综合征。糖尿病已成为严重威胁人类健康的世界性公共卫生问题。世界卫生组织预测,2030年糖尿病将成为第七位主要死因。糖尿病是一种典型的内分泌系统疾病,也是被公认为最易伴发精神心理疾病的慢性病之一。随着人口老龄化、人们生活方式和生活水平的改变,糖尿病的患病人数正逐年增加。全球18岁以上成人糖尿病患病率从1980年的4.7%增加到2014年的8.5%。中等收入和低收入国家的糖尿病患病率上升速度更快。

（一）心理社会因素

1.情绪 糖尿病的发生与情绪有密切关系,不良情绪可使糖尿病病人的血糖浓度迅速升高,进而导致病情恶化。调查发现,糖尿病病人中焦虑症和抑郁症的发生率均高于正常人。抑郁可能增加血糖控制的困难和糖尿病并发症。糖尿病合并抑郁症病人对血糖控制的依从性下降,包括不及时、按量服药,饮食控制困难、社会功能受损、活动减少和人际沟通不良等。而抑郁症控制良好的病人,糖尿病的控制就相对容易。

2.人格特征 研究表明,糖尿病病人的性格倾向于内向、被动、做事优柔寡断、缺乏自信等,此外,有人认为糖尿病与D型人格有关,D型人格主要表现为消极情绪和社交抑制。病人遇到烦恼时压抑自己,不愿求助或找人倾诉,这种消极的应对方式很容易诱发焦虑、抑郁的情绪,而不良情绪通过"内分泌-免疫"机制又成为患病的诱因。

3.社会应激 社会应激与糖尿病的代谢控制密切相关。某些应激性生活事件,例如夫妻关系不和、家庭成员患病、亲人突然死亡和人际关系紧张等,均可降低胰岛素分泌,升高血糖,诱发或加重糖尿病。一些糖尿病病人在饮食和治疗药物不变的情况下,由于生活事件的突然袭击,病情在一夜之间迅速加剧,甚至出现严重的并发症。

（二）心理生物学机制

糖尿病的发病机制极为复杂,目前还未完全阐明,主要涉及遗传学说、病毒感染学说及自身免疫学说等。心理应激会使糖尿病病人的病情发生恶化,恶化的病情会进一步引发不良的情绪反应,两者之间容易形成恶性循环。

　　人的情绪主要受大脑边缘系统的调节，大脑边缘系统同时又调节内分泌和自主神经系统的功能，心理因素可通过大脑边缘系统和自主神经系统影响胰岛素的分泌，成为糖尿病的诱发因素。当人处于紧张、焦虑、恐惧或受惊吓等应激状态时，交感神经兴奋，抑制胰岛素分泌，使血糖升高。同时，交感神经还作用于肾上腺髓质，使肾上腺素的分泌增加，间接地抑制胰岛素的分泌和释放，从而导致糖尿病。心理因素影响糖尿病的物质基础是肾上腺素，情绪不稳定、脾气暴躁的病人，其血液中的肾上腺素含量较高，肾上腺素不仅可以使血糖升高，还会使血小板功能亢进，造成小血管栓塞，从而诱发各种并发症。心理社会因素导致糖尿病心理生物学机制可以通过神经 - 内分泌 - 免疫网络系统说明（图 6-2）。

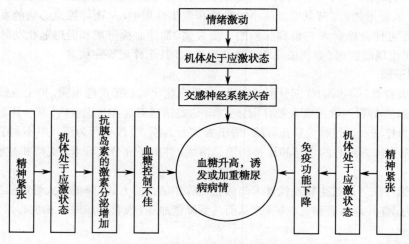

图 6-2　糖尿病的心理生物学机制

（三）心理干预

　　1. 支持性心理疗法　通过解释、疏导和安慰帮助病人减少各种消极情绪反应，保持情绪稳定，面对现实，充分发挥主观能动性，树立与疾病作斗争的信心。鼓励家人、亲属及好友多给予病人精神上的安慰，情感上的支持、理解，鼓励病人适度参加体育锻炼。另外，糖尿病病人也是社会的一员，他们患病后，非常担心遭到别人的歧视，需要同事、亲朋好友的关心和照顾。所以社会应积极创造条件，给病人以心理支持，减轻他们的思想压力。

　　2. 认知行为疗法　目前在糖尿病治疗中多采用团体治疗的形式，例如由 Snook 及其同事发展起来的集体认知行为治疗（cognitive behavioral group therapy，CBGT）。该疗法认为，糖尿病是一种慢性的终身性疾病，在长期的治疗过程中，可能多次出现血糖控制的失败，使得病人产生严重的挫败感和无望感，可能出现自我怀疑，产生负性情绪，从而加重病人对糖尿病的负性态度，以至于不再坚持自我管理，而采取"随它去"的态度，使得血糖控制更加糟糕。血糖控制失败的经历也可使病人产生歪曲的认知，认为自己没有办法也没有能力去控制血糖，认为治疗与否对血糖的控制和并发症的发生没有多大价值，这些错误的认知很容易引起不愉快的情绪和不良的自我管理行为，进一步导致血糖控制不良。

　　CBGT 是以认知行为治疗和理性情绪治疗为理论基础，采用多种认知和行为技术（如认知重建、应激管理和示范等）来帮助病人降低与糖尿病有关的痛苦，提高其应对技巧，促进自我管理，改善血糖控制。该治疗方法一般以 5～8 个病人为一个小型治疗团体，进行为期四周的连续治疗，每周 2 个小时，有一个心理学家和一个糖尿病教育工作者参与。训练内容包括四个部分，每个部分涉及一个主题，即：①认知影响情绪和行为的方式。②应激与代谢控制的关系。③糖尿病、并发症及其预后。④糖尿病与社会因素。

　　3. 放松训练　综合性放松训练作为一种非药物性干预措施，可使机体的副交感神经系统兴奋性增强，减轻机体的应激反应，能明显改善糖尿病病人的焦虑和抑郁状态，使血糖保持在稳定状态，提高病人的生活质量，缓冲负性情绪。

四、消化性溃疡

消化性溃疡（peptic ulcer），包括胃溃疡和十二指肠溃疡，主要是指发生在胃和十二指肠的慢性溃疡。因溃疡形成与胃酸/胃蛋白酶的消化作用有关而命名。消化性溃疡是较早被公认的常见的心身疾病之一，据估计全球10%的人一生中曾患过此病。在我国，发病率南方高于北方，城市高于农村，十二指肠溃疡高于胃溃疡。消化性溃疡可发生于任何年龄，但中年最为常见，男性多于女性。随着女性社会活动的增多，女性患病率也有逐步增加的趋势。秋冬和冬春之交是本病的高发季节。

（一）心理社会因素

1. 情绪　长期紧张、焦虑或情绪波动的人易患消化性溃疡。消化性溃疡发病与病人的不良情绪有密切相关性，不良情绪可反射引起病人交感神经兴奋，从而促进胃酸分泌，进而加强对胃黏膜侵袭作用，增加发病风险。

2. 人格特征　近年来，国外研究发现，消化性溃疡病人具有内向及神经质的特点，表现为孤独、缺少人际交往、被动拘谨、顺从、依赖性强、缺乏创造性、刻板、情绪不稳定、遇事过分思虑、愤怒而常受压抑，容易焦虑、紧张、易怒，对各种刺激的反应性过强。消化性溃疡病人习惯于自我克制，情绪得不到宣泄，从而使迷走神经反射强烈，胃酸和胃蛋白酶原水平明显增高，进而导致消化性溃疡的发病。人格特征一方面通过情绪的中介作用引起生理变化，出现消化性溃疡；另一方面直接引起个体对疾病的不同反应，情绪不稳定的病人可能表现的人格特质→不良情绪→疾病→不良情绪的恶性循环，造成溃疡迁延不愈。

3. 社会应激　与消化性溃疡关系密切的主要应激性生活事件因素有：①严重的精神创伤，特别是在毫无思想准备的情况下，遇到重大生活事件和社会的重大改变，如失业、丧偶、失子、自然灾害和战争等。②持久的不良情绪反应，如长期的焦虑、抑郁、孤独等。③长期的紧张刺激，如不良的工作环境、缺乏休息等。

（二）心理生物学机制

从发病机制的观点看，Schwartz在1910年提出"无酸，无溃疡"的观点，1982年Warren和Marshall分离出幽门螺杆菌后，出现了"无幽门螺杆菌就无溃疡"的观点。尽管幽门螺杆菌感染和胃酸分泌异常对溃疡病起重要作用，但不能解释为什么只有15%的幽门螺杆菌携带者发生消化性溃疡病。遗传因素、口服非甾体抗炎药、不良行为方式、心理社会因素、胃及十二指肠动力异常等，在发病机制中占有重要特殊地位。目前认为消化性溃疡是多因素相互作用的结果。

外界环境的刺激（包括自然环境和社会环境），一方面通过"食物"，以物理、化学和生物的形式直接刺激胃肠，引起胃肠的反应，如分泌胃液，对刺激产生适应；另一方面，脑通过味觉、嗅觉等感受器接受"食物"刺激、第二信号系统即语言刺激，根据遗传和经验形成的脑加工模式，对当下即时刺激的评价等，改变脑活动的"图式"，使神经系统的活动改变，进而：①通过下丘脑-迷走神经核-迷走神经，过度刺激壁细胞和G细胞，使胃酸分泌增加。②通过兴奋交感神经系统使胃黏膜血管收缩，导致胃黏膜缺血，使胃黏膜的防御功能减弱。③通过引起下丘脑-垂体-肾上腺轴兴奋，使肾上腺皮质激素分泌增加，从而促进胃酸、胃蛋白酶原的分泌和抑制胃黏液分泌的作用；最终导致溃疡病的发生和发展。

（三）心理干预

1. 支持性心理疗法　给予病人关于疾病的准确诊断和病情解释。通过解释、安慰与指导等技术手段，让病人感到被关心、被重视、被尊重，消除病人的恐惧和焦虑情绪，建立战胜疾病的信心。支持性心理治疗对可明显改善消化性溃疡病人的抑郁症状及消化道症状，并能促进溃疡愈合。

2. 理性情绪行为疗法　解决病人对疾病不正确的认知和反应，纠正病人的非理性思维，让病人从理性上认识到消化性溃疡症状与紧张、焦虑的心理因素有密切关系。

3. 生物反馈疗法　生物反馈疗法通过显示内脏功能使病人了解自己的生理异常，让病人学会放松，进而更好地控制自己的胃肠功能系统，达到治疗的功能，对消化性溃疡病人具有较好的辅助疗效。

五、支气管哮喘

支气管哮喘（bronchial asthma）是由嗜酸性粒细胞、肥大细胞和T淋巴细胞等多种炎性细胞参与的气道慢性炎症，表现为反复发作性的喘息、呼吸困难、胸闷和咳嗽等症状，常在夜间和/或清晨发作、加剧。支气管哮喘是儿童常见的非传染性疾病，是严重威胁人类健康的慢性疾病，会对个体活动受限严重甚至持续终生，给个人和家庭带来沉重负担。2017年，世界卫生组织估计全球患病人数大约2.35亿，中国病人人数约有3000万。哮喘的患病率随国家和地区不同而异。一般儿童患病率高于青壮年，老年人患病率有增高趋势。成人男女患病率相近，发达国家高于发展中国家，城市高于农村，约40%的病人有家族史。

（一）心理社会因素

1. 情绪　支气管哮喘的发病和病程受情绪的影响，强烈的情绪变化可以诱发哮喘。在慢性哮喘病人中，常伴有羞耻、低自尊和抑郁，并且是导致病程加重的危险因素。对呼吸困难的恐惧可能直接诱发哮喘，并导致住院率上升和哮喘相关的死亡率增加。

2. 人格特征　支气管哮喘病人在人格特质上更加敏感和适应性差。大量的研究结果表明，与一般人相比较，哮喘病人具有被动依赖的人格特征和影响心理健康的人格因素。病人多表现为自我中心、依赖性强、希望别人同情、过分要求别人照顾和注意、幼稚、情绪不稳定、焦虑、内向、易受暗示等。

3. 社会应激　国内外大量研究表明，病人所经历的生活事件能够诱发、加重哮喘。高危家庭，如单亲家庭、家庭关系不和睦或家庭成员长期患病，显著提高哮喘的发病率。另外，丧偶、失业等也是导致哮喘病人病情加重甚至死亡的常见因素。哮喘发作的常见生活事件包括母子关系冲突、亲人死亡、弟妹出生、家庭不和、意外事件、心爱的玩具被破坏、进入幼儿园导致突然的环境改变引起不愉快的情绪等。此外，特殊的家庭居住环境，如经常暴露于烟雾中的儿童哮喘患病率远高于对照组儿童；空气污染、呼吸道感染与儿童哮喘的发生关系密切；摄入某些特异性食物可以引起哮喘；以及从事油漆工、汽修工等特殊职业的人群高发哮喘。大哭大笑等剧烈运动和恐惧紧张等刺激也可引发儿童的哮喘发作。

4. 亲子关系　支气管哮喘是一种变态反应性疾病，通常起病于幼儿或儿童早期，进入青少年后逐渐缓解；成年后的哮喘常常合并慢性阻塞性肺病。哮喘患儿在发病时，多出现适应力差和过分依赖心理。父母对孩子的疾病感到忧愁，对孩子的现状有负疚感，因而很容易产生过分溺爱和迁就。尤其当其发病时，更是小心翼翼，一味迁就孩子提出的各种要求，即使是再过分的要求都设法使其满足，唯恐影响孩子情绪而加重病情。结果哮喘患儿的心理变得更加脆弱、以自我为中心。患儿每次发病，其以自我为中心的意识就被父母的迁就态度强化一次。患儿容易形成一种病态心理模式，即当患儿因某些需要得不到满足时，就会哮喘发作，使得哮喘发作好似一种为达到某种要求的"躯体语言"，作为情绪的一种表达形式发泄出来。因此，对于长期反复发作的哮喘患儿，家长如果过分关注，给患儿过多的照顾，不知不觉地运用了操作性条件反射的方法，促使哮喘症状延续下去，发作更加频繁。

（二）心理生物学机制

心理应激因素导致支气管哮喘发病的作用机制尚不十分明确，研究主要从心理-神经中介机制、心理-神经-内分泌-免疫中介机制等方面展开。心理应激能影响神经、内分泌和免疫系统之间的相互作用，通过激素、神经肽在受体和基因水平调节单核细胞亚群间的相互作用，影响细胞因子和其他信使分子的产生，从而影响哮喘的发作。

1. 心理-神经中介机制　气道的神经调节主要有胆碱能和肾上腺能系统，强烈的情绪变化作用于大脑皮质，大脑皮质兴奋作用于丘脑，通过自主神经，尤其是迷走神经促进乙酰胆碱释放，引起支气管平滑肌收缩、痉挛、黏膜水肿而导致哮喘。此外，肾上腺能神经通过β受体或α_2受体抑制乙酰胆碱释放，所以任何肾上腺能神经的反应异常，都可以造成胆碱能神经张力升高。因此，心理应激因素可通过中枢及周围神经递质的异常分泌、平衡失调并呈现乙酰胆碱升高的迷走相反应，从而导致或加重支气管哮喘。

2. 心理-神经-内分泌-免疫中介机制　心理功能失调主要通过下丘脑-垂体-肾上腺皮质轴干扰神经和内分泌系统，对免疫细胞分泌细胞因子进行调节，影响机体的正常免疫功能和机体对外界各种不良刺激的敏感性，进而影响机体的免疫状态，使机体更易发生支气管哮喘。支气管哮喘病人情绪不稳定，出现负性情绪反应可干扰下丘脑-肾上腺皮质轴调节，使大脑皮质边缘系统抑制下丘脑分泌细胞，继而抑制垂体促肾上腺皮质激素分泌，使糖皮质激素分泌减少，而糖皮质激素有抑制变态反应、稳定肥大细胞、舒张支气管等效应,其减少会导致支气管收缩、哮喘发作。

3.过度通气 病人在心理应激状态产生焦虑和恐惧的情绪反应时,会出现过度通气,导致气道水肿及其黏膜的毛细血管收缩。这些因素刺激具有高反应性的气道,可诱发或加剧哮喘。哮喘发作反过来又会促进过度通气,使病情进一步加重,形成恶性循环。过度通气同时也刺激肺牵张感受器,引起迷走神经张力增高。

（三）心理干预

1.哮喘的教育与管理 哮喘病人的教育与管理是提高疗效、减少复发、提高病人生活质量的重要措施。病人应掌握以下内容:相信通过长期、适当、充分的治疗,完全可以有效地控制哮喘发作;了解哮喘的激发因素,结合每个人的具体情况,找出各自的激发因素,以及避免诱因的方法;简单了解哮喘的本质和发病机制;熟悉哮喘发作先兆表现及相应的处理办法;学会在家中自行监测病情变化,并进行评定,重点掌握峰流速仪的使用方法,有条件的应写哮喘日记;学会哮喘发作时进行简单的紧急自我处理方法。了解常用平喘药物的作用、正确用量、用法、不良反应;掌握正确的吸入技术;知道什么情况下应去医院就诊;与医生共同制订防止复发、保持长期稳定的方案。

2.系统脱敏疗法 教导或训练病人逐渐适应某些应激状态,从而使病人最终达到适应某种最高强度的刺激,也不会引发哮喘发作的目的。如对于过分依赖母亲的哮喘患儿,可先使患儿与母亲暂时分离,让其参加夏令营,然后逐渐延长分离时间,最终达到脱敏的目的。在生活中鼓励患儿与其他孩子一起玩耍,上课时主动回答问题。对于成人而言,则使之逐渐增加社会交往,克服自卑感等心理障碍。

3.其他 其他心理干预方法包括生物反馈疗法、放松训练等。生物反馈疗法不仅可以缓解哮喘症状,减少及预防哮喘的发作,而且能够减轻患儿焦虑、恐怖等心理障碍。放松训练可以改善病人焦虑和恐惧的精神状态,从而达到治疗的目的。

六、肿瘤

肿瘤（tumor）是机体在各种致癌因素作用下,局部组织的某一个细胞在基因水平上失去对其生长的正常调控,导致其克隆性异常增生而形成的异常病变,是一种严重危害人类健康及生命的常见病和多发病。癌（cancer）是指起源于上皮组织的恶性肿瘤,是恶性肿瘤中最常见的一类。一般人们所说的"癌症"习惯上泛指所有恶性肿瘤。

随着疾病谱和死亡谱的改变,癌症已经成为目前死亡的常见原因之一。我国的恶性肿瘤整体发病率不断上升,而且还在不断恶化之中。研究发现,我国恶性肿瘤的年龄标准化发病率男性要高于女性,农村高于城市。西南部发病率最高,其次为北部和东北,中部的发病率最低。

（一）心理社会因素

1.情绪 几乎所有肿瘤病人的发病都涉及情绪因素,不良情绪可能贯穿肿瘤诊断治疗的全过程,并与预后显著相关。个体的情绪反应与肿瘤发生的关系密切。那些不善于宣泄生活事件造成的负性情绪体验者,即习惯于采用克己、压抑的应对方式者,其癌症发生率较高。有学者指出,不愿表达个人情感和情绪压抑是癌症发病的心理特点。

2.人格特征 研究发现,人格特征与恶性肿瘤的发生有一定的关系,特别是C型人格与癌症的发生关系密切。"C"系取cancer的第一个字母,所以C型人格亦称癌症倾向人格,这类人表现为与他人过分合作,原谅一些不应原谅的行为,尽量回避各种冲突,不表达愤怒等负性情绪,屈从于权威。他们在遭遇重大生活挫折时,常陷入失望、悲观和抑郁的情绪中不能自拔,在行为上表现为回避、否认和逆来顺受等。研究发现具有C型人格特征者癌症发生率比非C型人格者高3倍以上。

3.社会应激 负性生活事件能够使个体处于紧张状态,从而抑制人的免疫系统,导致恶性肿瘤的发生。国内外研究发现,癌症病人发病前的生活事件发生率较高,其中尤以家庭不幸等方面的事件,如离婚、丧偶和近亲死亡等为显著。负性生活事件过度刺激中枢神经系统可以导致大脑功能失调,使抵御癌症的自身免疫系统功能降低,并增加致癌因素对具有特种遗传素质的人产生作用的可能性,导致体内某些细胞发生癌变连续反应,最终有可能在某一局部器官发生癌症。

（二）心理生物学机制

1.理论假说 个体的情绪、人格等影响躯体生理功能,不良情绪、人格与行为方式长期作用可以导致躯体疾病。心理社会因素与恶性肿瘤的发生关系密切相关。心理、社会因素在肿瘤的发生中存在两种作用模式，即直接和间接作用的模式。间接的心理社会因素是指人类行为使个体增加暴露于致癌物质中，如吸烟对肺癌、酗酒与肝癌、特定病毒与癌症等，其机制较为复杂。直接心理社会因素是指心理应激，例如丧失亲人的悲痛通过心理中介过程引起内分泌、免疫系统的改变导致癌症的发生。

目前，有两种假说揭示癌症的心理社会原因。其一是丧失假说，即严重的个人丧失通过心理生理学作用导致躯体功能障碍。其二是癌倾向性人格，认为某些人格特质易患癌症。丧失和人格特质导致癌症的机制，可归结为心理社会危险因素 - 中枢神经系统 - 下丘脑所导致的内分泌和免疫系统的变化，进而导致细胞损伤不能及时修复的致病过程。

2. 肿瘤 - 心理 - 神经 - 免疫学　肿瘤心理 - 神经 - 免疫学是肿瘤学研究中的一个新的分支，大量的研究均表明，心理社会因素对肿瘤病人的影响主要通过神经 - 内分泌 - 免疫中介途径实现。20 世纪初，Ehrich 就预言，机体的免疫反应具有抗肿瘤作用。1959 年，Thomas 进一步提出细胞免疫可能代表了集体防御肿瘤的机制，其后，Burnet 提出了肿瘤免疫监视学说，认为机体针对癌变的细胞可以产生与同种皮肤移植排斥一样的反应。免疫监视的作用在于识别和破坏那些临床不能识别的原位癌，当肿瘤生长超过了机体免疫监视的控制时，肿瘤细胞才可以快速生长而形成临床肿瘤。某些肿瘤经主动免疫或过继免疫治疗后病情可以得到一定程度的缓解，说明机体内存在着抗肿瘤免疫现象，免疫系统可以控制或影响肿瘤的生长、复发和转移等生物学行为。

（三）心理干预

1. 支持性心理疗法　医务人员在与病人交往过程中，通过举止、表情、态度、姿势等可影响病人的感受、认知、情绪和行为。常用的方法包括解释、鼓励和安慰、保证等技术。注意充分调动病人心理上的积极因素并加以支持和发扬，对病人心理上消极的一面积极给予疏导和宣泄。

2. 理性情绪行为疗法　在癌症的诊断和治疗过程中，病人会出现各种不良的认知，如"癌症等于死亡，是不治之症""癌症治不好，治好不是癌""家庭因我陷入了困境"等。上述不良认知可降低病人的依从性，并带给病人恶劣的情绪。虽然不良的认知与早年的生活经验、重大的挫折有关，但通过理性情绪行为疗法认知疗法可达到改变认知结构、减少不良情绪的目的。

3. 团体心理治疗　问题相似的病人组成小组（以 6～12 人为宜），治疗者一般在隐蔽的位置进行观察，小组成员彼此交流经验，评论自己和他人的行为，讨论自己和他人的问题。在逐渐暴露自己的弱点和相应的防御机制以后，病人对自己的行为逐渐表现得客观。在小组治疗过程中，病人习得了与他人共情的能力，当自己帮助别人时，也获得了自尊。

（刘翠萍　周雪妃）

思考题

病人，男性，39 岁，大货车司机。因间歇性上腹部疼痛 5 年，呕血 2d，黑便半小时而入院。病人 5 年来时常出现上腹部不适，灼热感，进食后可自行缓解，伴反酸、嗳气，每于寒冷季节发作。近 2 年，大货车交通事故频发，每次出车时情绪都非常紧张，上腹部不适感发作更加频繁。2d 前上午 10 点左右，突感上腹部剧烈疼痛，入院检查。有烟酒嗜好，喜辛辣食物，饮食不规律。入院后情绪较紧张。诊断为"十二指肠溃疡"。

问题：分析该病人的心理社会发病原因有哪些？针对该病人可采取哪些心理干预措施？

思路解析

扫一扫，测一测

第七章　心理评估

学习目标

1. 掌握心理评估、心理测验的概念；观察法和访谈法的应用；临床评定量表的应用。
2. 熟悉心理评估的方法及在护理工作中的应用、意义；心理测验的分类和基本要求。
3. 了解心理评估在护理工作中的意义；心理测验在临床护理工作中的应用；智力测验和人格测验的应用。
4. 具备在护理工作中对病人进行心理评估的能力。

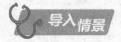**导入情景**

情景描述：

产妇陈某，女，35岁，本科学历。体态正常，性格内向。无重大躯体疾病史，家族无精神疾病史。家人"重男轻女"思想严重。孕40周自然分娩一女婴，产程顺利，婴儿健康。产妇产后情绪一直低落，烦躁、易怒。不思饮食，身体虚弱。母乳较少，孩子因吃不饱而时常哭闹。对今后生活无信心，看到女儿毫无幸福感。白天无精打采，不想说话，晚上失眠。产后三天后出现躯体症状，主要有头痛、胸痛和心率过速（经检查无器质性病变）等。

请思考：

1. 如何收集该产妇心理状况的相关资料？
2. 如何就该产妇的心理健康水平进行评估？

第一节　概　述

一、心理评估的概念

心理评估（psychological assessment）是应用心理学的理论和方法，对个体的心理现象进行全面、系统和深入的客观描述、分类、鉴别与诊断的过程。心理评估在心理学、医学、教育、人力资源、军事、司法等领域有较广泛的应用，用于临床时则称为临床心理评估（clinical psychological assessment）。它与护士根据病人的症状、体征和辅助检查结果对病人所做的临床护理诊断相似。

二、心理评估的方法

常用的心理评估方法通常包括调查法、观察法、访谈法和心理测验法等。在工作中,可以根据服务对象的特点、表现,选择适宜的方法,或将上述方法综合使用,取长补短,可获得全面、准确的信息。

(一)调查法

调查法包括对现状调查和历史调查,目的是从当事人的现状和历史中了解其心理状况的特殊性。调查法的优点是使用方便,适用范围广泛,灵活性强,可以结合纵向与横向两个方面,内容广泛而全面,且可以在短时间内获得大量资料。不足之处在于调查材料的真实性容易受到被调查者主观因素的影响,结果记录困难。调查者不能确定被调查者是否真实地回答问题,因此可能导致调查结果的不真实,被调查者记忆错误也可能影响到调查结果的准确性。

(二)观察法

观察法通常分为自然观察法和控制观察法两种类型。此外,还有主观观察和客观观察、日常观察和临床观察、直接观察和间接观察等。

1. 观察的设计 指根据观察目的,对观察情境、观察内容、观察时间和观察记录等问题进行计划,以保证观察法顺利有效地实施。一个好的观察方案能够大大减少观察误差,从而帮助评估者更好地了解个体的真实心理状况。要设计好一个观察方案要考虑如下因素:

(1)观察的目标行为:确定观察的目标行为至关重要。在护理过程中,可根据病人的疾病特点、发展阶段,有侧重的选择观察目标。目标行为应该是有代表性的、可观测的。

(2)观察情境:在护理工作中,观察通常都在医院环境中进行的。在确定观察情境时,应考虑观察的可行性。一是要保证观察者的观察视野没有死角,二是不影响被观察者的常态。

(3)观察时间:要事先确定每次观察持续的时间以及每天观察的次数。每次观察的时间一般在10~30min,这样观察者不会太疲劳。当然有时根据需要亦可以更长一些。观察次数可以根据实际情况制订。

(4)观察记录:主要方法有叙述性记录和事件记录,另外还有间隔性记录、评定性记录等方法。

2. 观察法的注意事项 由于受到个人动机和心理预期的影响,不同观察者对同一观察对象的观察结果可能出现不一致的情况,即所谓的观察者偏见。为了防止这种偏差的产生,在进行行为观察时观察者应注意要做到全面观察,及时记录,注意观察者主观性的影响,同时在描述现象和行为时考虑到被观察者的身份、背景。

(三)访谈法

访谈法(interview method)是心理评估收集资料的重要技术,是访谈者(医务工作者)与被访者(病人或其他被访者)所进行的有目的会谈。访谈是护患沟通的必要技能,一方面通过访谈可以了解病人的一般情况、可能存在的问题,建立起良好的护患关系。另一方面,访谈可获得其他途径无法得到的信息。在访谈过程中,护士可观察到病人具有特殊意义的行为、自我特征及其对疾病所处生理状况的反应和态度。访谈的形式包括结构式访谈、非结构式访谈、半结构式访谈。

(四)心理测验法

心理测验是在实验心理学的基础上形成和发展起来的一种测验工具。在心理评估领域,心理测验占据着极其重要的地位。心理测验可以对心理现象的某些特定方面进行系统的评估,如个体的能力、态度、性格、情绪状态等。由于心理测验一般采用标准化、数量化的原则,所得结果可以参照常模进行解释,因此可以减少主观因素的影响,相对观察法和访谈法,结果较为客观。心理测验种类繁多,应用范围也十分广泛,对评估个体的心理健康状态及其他相关心理特征有重要作用,但应用不当也会造成不良后果。因此,对心理测验的应用和测验结果的解释应当慎重,不可滥用和夸大,应结合其他资料进行综合分析,以充分发挥心理测验的效用。

三、心理评估在护理工作中的应用

心理评估在各个领域中的目的不同,其一般程序有所区别。但大都是根据评估目的收集资料,对资料和信息进行加工处理,最后做出判断的过程。

视频:访谈的技术和策略

（一）确定评估目的

首先要确定病人目前的首要问题是什么，然后确定评估目的。根据诊断分类、问题持续时间、问题的严重程度，评估病人有无心理障碍，有无异常行为（如自杀、自伤行为）。

（二）了解病人的一般情况

病人就医的主诉、现病史、既往史、家庭史以及是否有心理问题，是否需要心理方面的帮助。

（三）对问题进行详细、深入的了解和评估

在掌握一般情况的基础上，对有心理问题的病人的具体问题进行深入了解和评估。可通过调查、观察、谈话以及作品分析和心理测验等方法收集有关的信息。

（四）对收集到的资料进行整理、分析、判断

对收集到的信息进行处理，进行分析、判断，然后进行得出初步结论，完成心理评估报告，并提出解决问题的建议。

四、护理工作中实施心理评估的原则及注意事项

实施心理评估时应秉承动态性原则和综合性原则，评估时既要因时而异，考虑到病人的心理活动会受疾病进程、环境等因素影响而不断变化，要动态评估病人的心理状态，也要了解量表评估的局限性，结合其他方法和诊察结果，进行综合评定。还要注意：

1．评估方法的选择　心理评估的方法有多种，每一种都有其优缺点，在使用过程中，需要根据评估目的、评估对象特点选择一种适当的方法或多种组合运用。

2．评估环境的设置与选取　在护理工作中，因评估对象的特殊性，评估环境大都在医院环境中。每一种心理评估方法对环境要求也有所差异，如观察法大都运用于自然情境中，心理测验的实施则力求病人专注，不被打扰。因此，在选取评估环境时，要根据每种方法的特点予以安排，保证所得结果的真实有效。

3．评估结果的描述和评价　评估实施过程中要严格记录，科学解释。对待评估结果要审慎、客观。结合评估对象的背景特点，并考虑到其他影响因素，如器质性疾病的特点、病人角色适应不良、诊疗手段、护理措施、医院环境和人际交往等。

4．评估者的要求　评估者要具备心理学方面的专业知识、较强的观察能力、护患沟通能力和良好的职业素养。

五、心理评估在护理工作中的意义

在生物 - 心理 - 社会这一现代医学模式的影响下，护理工作关注的不仅仅是解决病人现存的病症与障碍，而是延伸到对健康影响的潜在问题。因此，对病人心理状态的评估和把握是护理工作中必不可少的一环，是实施心理护理的基础和前提，有着非常重要的意义。

1．心理评估可以筛查心理护理对象　大多数病人都伴有不同程度的心理问题，通过心理评估，可筛查出亟待心理护理的病人，明确病人心理问题的程度，并予以及时干预，帮助病人提高心理健康水平。

2．心理评估可以为心理护理的实施提供依据　通过心理评估，可把握病人心理问题的轻重缓急，进一步了解诱发原因、主要影响因素，为针对性实施干预措施提供依据。

3．心理评估可以检验心理护理实施效果　心理评估的另一个重要功能是评价心理护理效果，了解心理问题是否解决及其恢复程度，为后续护理、诊疗工作奠定基础。

第二节　心　理　测　验

心理测验是心理学研究与临床护理工作的重要方法之一。科研人员通过心理测验对各种正常或异常的心理现象进行客观、量化的描述，从而为研究心理现象、诊断心理疾病及实施心理咨询与治疗提供前提和基础。

一、心理测验的概念

心理测验是一种重要的心理评估方法,指依据心理学的原理和技术,在标准情境下,按照一定的操作程序对人的心理现象进行数量化的客观分析和描述,从而确定心理现象在性质和程度上差异的评估方法。

心理测验在心理测量中经常与心理量表同义。实际上,心理测验和心理测量(psychological measurement)是有差异的,测量只是度量,而测验则包括了比较和判断的含义。

与观察法和访谈法相比,心理测验具有客观性、间接性和相对性的特点。由于心理测验的刺激、反应量化,分数的转换与解释都经过了标准化处理,测验结果几乎不受施测者主观影响,所以其结果客观性比较高。由于多数心理特征无法直接测量,只能通过被测者对测量刺激的反应来判断,因此心理测验具有间接性。另外,大多数心理测验只能判断被测者某种心理特征在行为样本中的位置,没有绝对的判断标准,因此其结果具有相对性。

二、心理测验的分类

随着心理学理论的不断发展及临床研究的广泛应用,心理测验数量越来越多,从不同的角度可以归纳为几种类型:

（一）根据施测方式分类

1. 个别测验　指测验过程中以一名主试对一名被试的形式来进行的,如韦氏智力量表、比奈智力量表。

2. 团体测验　指每次测验时有一个或几个主试对多位被试同时施测。如心理测验史上著名的陆军甲种和乙种测验,教育上的成就测验都是团体测验。

（二）根据测验材料的性质分类

1. 文字测验　文字测验所用的是语言或文字材料,被试用文字符号或言语做出反应。

2. 操作测验　也称非文字测验,以图画、仪器、模型、工具和实物为测验材料,被测者用动作或手势做出反应。

（三）根据测验材料的意义是否明确分类

1. 常规测验　在此类测验中,所呈现的刺激词句、图形等意义明确,只需被试直接理解,无需发挥想象力来猜测和遐想。

2. 投射测验　刺激没有明确意义,问题模糊,对被试的反应也没有明确规定。被试需要凭借自己想象力作答。在此过程中,恰好投射出被试的思想、情感和经验,所以称投射测验。

（四）根据测验的目的和功能分类

1. 能力测验　是为了确定被测者的某项心理特征在群体中所居位置而进行的测验,包括智力测验、儿童心理发展量表、适应行为量表及特殊能力测验等。

2. 人格测验　此类测验数量众多,有的用来评估被测者的性格、气质、情绪、动机、兴趣、态度和价值观等特点,如艾森克人格问卷(EPQ)、卡特尔16项人格问卷(16PF)、洛夏墨迹测验(RIT)和主题统觉测验(TAT)等,有的用于评估个体是否具有病理性人格特点,如明尼苏达多项人格调查表(MMPI)等。

3. 临床评定量表　是对个体主观感受和他人行为的客观观察进行量化描述的量表。常见的如症状自评量表(SCL-90)、抑郁自评量表(SDS)、焦虑自评量表(SAS)和生活事件量表(LES)等。

4. 神经心理测验　是用于评估被测者脑功能状态的心理测验,在脑功能的诊断及脑损伤的康复与疗效评估方面发挥着重要作用。主要包括一些个别能力测验,如感知运动测验、记忆测验、联想思维测验等。还有一些成套测验,以H-R神经心理学测验为代表。

5. 职业咨询测验　是近几十年来发展迅速的一种心理测验,目的是帮助被测者更好地了解自己的气质、兴趣和爱好,发现自己的潜能。主要包括职业兴趣问卷、性向测验和特殊能力测验等。为使评估结果更为全面,也常将上述测验与人格和智力测验联用。

三、心理测验的基本要求

尽管心理测验有用且有效，但在实践过程中却不能滥用。在应用心理测验时，应达到以下要求：

（一）选择适当的、标准化心理测验

1. 心理测验选用的恰当性　明确各种心理测验方法的优缺点，根据评估目的，参考被测者的居住区域、受教育程度等因素来选择适当的测验种类或组合多种测验，以利于测量结果的准确性和全面性。

2. 标准化心理测验（standardized psychological test）　指通过一套标准程序建立测验内容，制订评分标准，固定实施方法，具备达到国际公认水平的主要心理测量技术指标的心理测验。标准化心理测验可以最大限度地减少测量误差，保证测量结果稳定与可靠。

标准化心理测验主要的测量技术指标包括信度、效度和常模。

（1）信度（reliability）：指测验分数的可靠性和稳定性程度。只有测验结果接近或等于实际真值或多次测量结果十分接近，才能认为测量结果是可靠的。信度的高低是用相关系数表示的。其数值在 -1 至 +1 之间。系数值越大，信度越高，表明测验的一致性越好。不同的测验内容，对信度系数的要求有所不同。一般来说，标准智力测验应达到 0.85 以上，人格测验和兴趣测验一般应达 0.70～0.80 水平，学业成就测验要求信度在 0.90 以上，才能被称为是一个信度较高的测验。

（2）效度（validity）：代表一个测验实际测量出所测特性或功能的真实性程度，或者说，它是指一个测验真正确实地测量到它所欲测量的东西的程度。效度是心理测验最重要的客观性指标，没有效度指标的测验是不能使用的。

效度是针对测验目的而言的。不同测验有不同测验目的。如某个智力测验，它对于测量智力来说，可能是高效的，而用它来测量性格肯定是低效的。我们在选择心理测验时，要明确该测验是用来测什么的，不能盲目乱用，否则将导致无效的测量。

信度和效度是一个测量工具好坏的两项最基本标志。信度、效度很低或只有某项高的测验都会使测量结果严重失真，不能反映欲测内容的真实情况。因此，每个心理测验工具编制出来后都要进行信度和效度检验，只有这两项指标都达到一定标准后才能使用。

（3）常模（norm）：指心理测验在某一人群（样本）中测查结果的标准量数，是可供比较的参照标准。被测者的测验结果只有与这一标准比较，才能确定该结果的实际意义。而这一标准是否正确，很大程度上取决于常模样本的代表性。常模的形式比较多，常见的主要有均数、标准分、百分位数、划界分和比率（或商数）。

基于以上技术指标的基本要求，在选择测验时还要优先选用公认的标准化程度高的测验，如果选用国外引进的测验，应尽可能选择经过我国修订和再标准化的测验。

（二）正确使用测验

心理测验的优越性能否得到体现，很大程度上取决于测验的使用是否正确。正确使用心理测验需要做到：

1. 防止滥用，只有在确实需要时才进行心理测验。

2. 心理测验的顺利实施建立在良好的护患关系基础上。在施测过程中应自始至终地以平等态度对待、尊重受试者。

3. 不仅仅在选择测验时要注意标准化，在施测过程中也应注意标准化。

（1）标准化指导语：为了保证测验程序的一致性，在测验实施过程中应该使用统一指导语。当被测者提出问题时，施测者的回答不能加入自己的想法，要按照指导语的要求进行回答。读指导语的语音语速也需要有统一的标准。

（2）标准时限：测验时限的确定，要考虑施测条件、被测者特点和测量目标的要求。统一测验每次施测的时间应该是一致的。

（3）标准化记分程序：在实施测验时，要完全按照测验手册的规定和标准答案给被测者记分，可以使用套板或使用计算机记分。计分的基本步骤和要求包括：①记录被试反应。②参考标准答案。③计算最后得分并转换原始分数。施测者应当熟悉掌握记分键，特别是非客观题的记分要求，不得随意记分。

视频：常用的信度系数

另外,还应注意测验的环境条件,要在安静和相对宽敞的地点,有适当的光线和通风条件,统一的测验用品,以及在测验期间防止干扰。

(三)科学解释测验结果

对测验结果要科学看待、正确描述、详细分析和合理解释。要结合被测者的动机、情绪等因素做出符合实际情况的判断,防止出现仅根据分数就对被测者贴标签的做法。

(四)测验工作者的资格与职业道德

人的心理活动是世界上最复杂的现象,同时心理测验的结果容易受主观因素影响又常常涉及被测者隐私,因此,测验工作者的业务素质、心理素质和职业道德都需要达到较高的标准。

1. 业务素质　具备心理学方面的专业知识,包括普通心理学、生理心理学、变态心理学和心理测量学等,具备临床医疗和护理的知识,能够识别正常和异常的心理现象。

2. 心理素质　心理测验工作者需要有敏锐的观察力,较强的分析、比较、推理和判断能力,健全稳定的人格和良好的沟通能力。

3. 职业道德　能够以严肃认真、科学慎重的态度对待心理测验;对受试者的测验结果坚决遵循保密原则。

四、心理测验在临床护理工作中的应用

通过心理测验可以了解被测者的智力、性格、心理健康状况以及各种潜能与特长等特征,这些特征涉及人们的生活、工作和学习等各个方面,可以成为维护健康或导致疾病的重要原因。所以,心理测验在临床护理工作中有十分广泛的应用。

(一)辅助诊断依据

心理测验可以作为诊断各种心理障碍、精神疾病、脑功能障碍等疾病的辅助工具,并为以上疾病的诊断和治疗提供科学依据;帮助了解被测者的心理特点及潜在心理困扰,为临床护理实践中正确评估病人的心理状态、全面认知疾病提供前提和依据,也可对心理咨询的效果进行评价;智力测验可以为智能发育不全的早期诊断提供依据,在儿童保健优生优育、筛查老年痴呆等方面发挥重要作用。

(二)心理护理

心理测验可以帮助护理工作者全面准确地了解各种病人心理状况的特点和变化规律,明确与躯体疾病伴发的心理问题或心理障碍,探究与疾病相关的心理因素以及这些因素的作用途径,以便正确认识疾病并给出明确的护理诊断,采取有针对性的心理护理措施,心理测验也是评价心理护理效果的重要手段。

第三节　常用测验

一、智力测验

(一)概述

智力测验(intelligence test)是指根据有关智力概念和智力理论,经标准化过程编制而成的用于评估个体的智力水平的测验。智力测验在临床上用途广泛,不仅可以描述智力发展水平如何,还可以用于研究其他病理情况,如神经心理。

1. 智商概念　智力商数(intelligence quotient, IQ)简称智商,是智力测验结果的量化单位,是用于衡量个体智力发展水平的一个指标。智商概念的提出及其发展有一个过程。法国心理学家比奈(Binet A)首先提出了智龄的概念,然后在此基础上产生了比率智商概念。为了克服比率智商的缺点,随后又产生了目前在智力测验中广泛使用的离差智商。

2. 智商计算方法　智商计算方法主要包括以下两种:

(1)比率智商(ratio IQ):最初由美国斯坦福大学特尔曼(Terman LM)提出,被定义为智龄(MA)与实足年龄(CA)之比。为避免出现小数,将商数乘以100:

$$IQ = MA/CA \times 100$$

在年龄量表中,我们根据某儿童正确答对的题数算出他的智龄,我们也预先知道了他的实足年龄,这样就可以根据以上公式算出他的智商。比率智商提出后,普遍被心理学界和医学界所接受,但由于个体智力增长是一个由快到慢再到停止的过程,即心理年龄与实足年龄并不同步增长,所以比率智商并不适合年龄较大的被试者。

(2)离差智商(deviation IQ):1949 年韦克斯勒(Wechsler D)首次在他编制的儿童智力量表中采用了离差智商,解决了比率智商的不足。离差智商用于表示被试者的成绩偏离同年龄组平均成绩的距离。计算方法为:

$$IQ = 100 + 15(X - M)/SD。$$

其中,X 为被试者的成绩,M 为同一年龄组样本成绩的平均值,SD 为标准差。用离差智商代替比率智商,这是计算智力测验结果的方法上的一次改革。

3. 智力测验等级评价 通过智力量表的测量并对结果进行统计整理,可以得出被试的智商,另外我们还需要对其进行等级评价(表 7-1)。

表 7-1 智力水平的等级名称与划分

智商等级名称	斯坦福 - 比奈量表(SD=16)	韦氏量表(SD=15)
极优秀	132 以上	130 以上
优秀	123～131	120～129
中上	111～122	110～119
中等	90～110	90～109
中下	79～89	80～89
边缘(临界)	68～78	70～79
轻度智力缺损	52～67	55～69
中度智力缺损	36～51	40～54
重度智力缺损	20～35	25～39
极重度智力缺损	<20	<25

(二)常用智力测验

1. 韦克斯勒智力量表(Wechsler scale,WS) 简称韦氏智力量表,是目前临床应用最为广泛的著名智力量表,由美国心理学家韦克斯勒编制。韦氏智力量表主要包括适用于 3～6.5 岁的韦克斯勒学龄前儿童智力量表(Wechsler preschool and primary scale of intelligence,WPPSI)、适用于 6～16 岁的韦克斯勒儿童智力量表(Wechsler intelligence scale for children,WISC)、适用于 16～74 岁人群的韦克斯勒成人智力量表(Wechsler adult intelligence scale,WAIS)。三个量表相互衔接,可以对一个人从幼年到老年的智力进行测量,便于前后比较。

韦克斯勒在编制智力测验时,除了考虑年龄因素在内容上有所区别外,还将量表分成言语和操作两个分量表:言语测验量表(verbal scale,VS)包括知识、领悟、算数、相似性、数字广度、词汇 6 个分测验,计算出言语智商(VIQ),操作测验量表(performance scale,PS)包括数字符号、填图、积木图案、图片排列、图形拼凑 5 个分测验,计算出操作智商(PIQ)。言语测验量表加上操作测验量表合称全量表(full scale,FS),计算出总智商(FIQ),FIQ 代表被试的总智力水平。各分测验均按照手册规定记分,被测者在每项分测验所得的分数需转换成量表分数,然后将量表分数合并获得 VIQ、PIQ 和 FIQ。FIQ 的划界分是 70 分。在分析被测者智力时,不仅要看三种智商的水平,还要比较 VIQ 与 PIQ 的关系,分析各分测验成绩分布的剖面图。

韦克斯勒智力量表属于个别测验,测验程序比较复杂,但因量表的分类较细,较好地反映了一个人智力全貌和各个侧面,临床上对于鉴别脑器质性障碍与功能性障碍的病人也有一定作用。此外,一些分测验(如数字广度、数字符号、木块图等)成绩随衰老而降低,可作为脑功能退化的参数。

2. 中国比奈测验 1905 年,法国心理学家比奈(Binet A)和助手西蒙(Simon T)编制了比奈量表(Binet-Simon scale,B-S),这是世界上最早的智力量表,称为比奈 - 西蒙量表。1916 年,特尔曼对该量表进行修订后成为斯坦福 - 比奈量表（Stanford-Binet scale，S-B）。该量表沿用比奈 - 西蒙量表的方法，项目难度按年龄组排列，每一年龄组包括 6 个项目，每通过一项目计月龄 2 个月，6 项全部通过，说明被试者的智力达到该年龄水平。我国心理学家陆志伟于 1924 年引进并修订了斯坦福 - 比奈量表，1982 年吴天敏对该量表进行了第三次修订，称为中国比奈智力测验，测试对象扩大为 2～18 岁，每岁 3 个项目，共 51 个项目。

中国比奈智力测验是一个标准化的智力测验，使用也相当简单，易于操作。另外，它对主试的指导语、施测准备、施测方法、记分方法等都作了具体的规定，使用时要严格遵循。施测时首先计算被试的实际年龄，然后根据实际年龄从测验指导书附表中寻找开始的题目（例如 10 岁的儿童可以直接从 18 题开始）。答对 1 题得 1 分，连续 5 题未通过即停止，计算测验总分时，除了累加答对的题目分数外，还要补加一定的分数（例如 10 岁的儿童就要加上 18 题以前的 17 分）。最后，根据实际年龄和总分，从智商表中查出相应的智商分数。但是中国比奈智力测验不能具体诊断出儿童智力发展的各个方面，这是在使用过程中应该注意的。

二、人格测验

（一）自陈量表

自陈量表（self-report inventory）又称自陈问卷和客观化测验，是测量人格最常用的方法和形式，指根据所测量的人格特质，编制客观问题，要求被试根据自己的实际情况或感受去逐一回答，然后根据受测者的答案，去衡量受测者在这种人格特质上表现的程度。主要包括明尼苏达多项人格测试（MMPI）、卡特尔十六种人格因素测试（16PF）、艾森克人格问卷（EPQ）等。

1. 明尼苏达多项人格测验（Minnesota multiphasic personality inventory，MMPI）　由明尼苏达大学教授哈特卫（Hathaway SR）和麦金利（Mckinley JC）于 1940 年合作编制。该测验是根据经验效标法建立起来的自陈量表，偏重病理人格方面的测量，选择内容比较广泛，包括健康、心身症状、运动障碍、性问题、宗教、政治、社会态度、教育、职业、家庭、婚姻问题、常见神经症和精神病行为表现等。

1989 年，布契尔等人对 MMPI 进行了修订，称 MMPI-2。目前 MMPI 有纸笔测验和计算机化测验两种形式，共有 567 个问题。MMPI 整体结构分两部分：7 个效度量表：疑问量表（Q）、说谎量表（L）、诈病量表（F）、校正量表（K）、后 F 量表（Fb）、同向答题量表（TRIN）、逆向答题量表（VRIN）；10 个临床量表：疑病量表（HS）、抑郁量表（D）、癔症量表（Hy）、精神病态性偏倚量表（Pd）、男子气 - 女子气量表（Mf）、偏执性人格量表（Pa）、精神衰弱量表（Pt）、精神分裂性人格量表（Sc）、轻躁狂量表（Ma）、社会内向量表（Si）。

适用范围：年满 16 岁，具有小学毕业以上文化水平，无影响测验结果的生理缺陷的人均可参加此测验。也有一些研究者认为，如果被试者合作并能读懂测验表上的每个问题，13～16 岁的少年也可以完成此项测验。

MMPI-2 通常由个体自评，也可团体测验，施测时间一般为 60～90min，被试根据自身真实情况对问题做出"是""否""无法回答"的选择，然后按照使用指导手册进行人工计分或计算机计分，并换算成标准 T 分数。T 分数平均分数为 50 分，标准差为 10 分。常模的划界为 60 分，凡高于 60 分的量表 T 分应考虑临床意义。

2. 艾森克人格问卷（Eysenck personality questionnaire，EPQ）　是由英国心理学家艾森克（Eysenck HG）根据因素分析法编制的，目前在国际上的应用也十分广泛。

EPQ 分为成人和幼年两套问卷，EPQ 成人问卷用于调查 16 岁以上成人的个性类型，幼年问卷用于调查 7～15 岁儿童的个性类型。不同文化程度的被试均可使用。两套问卷中每一个项目只要求被试者回答一个"是"或"否"。国外 EPQ 儿童版本有 97 项，成人 101 项。国内龚耀先修订的版本成人和儿童均为 88 项，陈仲庚修订成人版本为 85 项。

EPQ 包括内外向（E）、神经质（N）精神质（P）和掩饰（L）四个量表。内外向维度（E 量表）主要测量人格的外显或内隐倾向；神经质维度（N 量表）测量情绪稳定性；精神质维度（P 量表）测量潜在的精神特质，或称倔强；掩饰维度（L 量表）为效度量表，测量受测者的掩饰、假托或自身隐蔽等情况。

EPQ 的结果还可以导出相应的气质类型。在 E 维、N 维、P 维组成的立体结构中，N 维是双向维度，即情绪稳定和不稳定，并存在两个极端：情绪极稳定和情绪极不稳定，极度不稳定即为神经质。E 维也是双向维度，即内向和外向。E 维和 N 维交叉成十字，分成四个相，即外向-情绪不稳定、外向-情绪稳定、内向-情绪不稳定、内向-情绪稳定，这四个相分别相当于四种气质类型，即胆汁质、多血质、抑郁质和黏液质。

根据受测者在各量表上获得的总分（粗分），据常模换算出标准分 T 分 [T=50+10×(X−M)/SD]，便可分析受测者的个性特点。各量表 T 分在 43.3～56.7 分之间为中间型，T 分在 38.5～43.3 分或 56.7～61.5 分之间为倾向型，T 分在 38.5 分以下或 61.5 分以上为典型。

3. 卡特尔 16 种人格因素问卷（sixteen personality factor questionnaire，16PF） 是美国伊利诺州立大学人格及能力测验研究所卡特尔（Cattell RB）根据人格特质学说，采用因素分析方法于 1949 年编制的。

卡特尔是人格特质理论的主要代表人物，他认为人格基本结构的单元是特质。经过多年研究，他从个体的行为"表面特性"中抽取 16 项"根源特质"，称为人格因素，并据此编制了 16 种人格因素问卷，测量 16 个根源特质：乐群性（A）、聪慧性（B）、稳定性（C）、恃强性（E）、兴奋性（F）、有恒性（G）、敢为性（H）、敏感性（I）、怀疑性（L）、幻想性（M）、世故性（N）、忧虑性（O）、实验性（Q1）、独立性（Q2）、自律性（Q3）和紧张性（Q4）。其主要目的是确定和测量正常人的基本人格特征。

16PF 英文原版共有 5 种版本：A、B 版本为全版本，各有 187 个题目；C、D 版本为缩减本，各有 106 个题目。这四个版本适用于 16 岁以上具有小学文化程度的成人。E 版本适合于文化水平较低或智力稍差的被试者，包括 128 个题目。16PF 的分量表都是双向量表，所采用的标准分为标准 10 分，8 分以上和 3 分以下为典型特征类型。与其他类似的测验相比较，16PF 能以同等的时间（约 40min）测量更多方面主要的人格特质，并可作为了解心理障碍的个性原因及心理疾病诊断的重要手段，也可用于人才的选拔。

（二）投射测验

投射测验与精神分析理论有关，认为通过某种无确定意义的刺激情境可以引导人们将隐藏在内心深处的欲望、要求和动机冲突等内容不自觉地投射出来，通过分析以了解一个人的真实人格特征。

1. 洛夏墨迹测验（Rorschach ink blot test） 由洛夏（Rorschach H）于 1921 年设计并出版。测验材料包括 10 张结构对称但无意义的墨迹图，5 张为全黑色，2 张为黑色和灰色图外加红色墨迹，另 3 张为全彩色。

测验分三个阶段实施，首先是自由联想阶段，主试将 10 张图片依次展示给被试，并要求被试说出在图中看到了什么。每一张图片不限时间，并鼓励被试尽可能多说；其次进行询问阶段，被试再看一遍图片，请他说明看到的东西是图的全部还是某一部分，说明哪些因素使他得出该答案，如颜色、形状等；最后是极限试探阶段，确定被试能否从图片中看到某种具体的事物，以使被试表露自己的生活经验、情感和个性倾向等。

该测验在记分时主要考虑反应的部位、反应的决定因素和反应的内容，同时也考虑反应的普遍性和反应时间，记分和解释方法比较复杂，经验性成分较多，因此对主试的要求较高。

洛夏测验结果主要反映了个体的人格特征，其精神病理指标，如抑郁指数、精神分裂症指数、自杀指数、应付缺陷指数和强迫指数等对临床诊断和治疗有重要意义。

2. 主题统觉测验（thematic apperception test，TAT） 由美国哈佛大学默里（Murray HA）和摩尔根（Morgan CD）等于 20 世纪 30 年代编制而成。主题统觉测验的基本假定是，被试在编造故事时，常常是不自觉地把隐藏在内心的冲突和欲望等穿插在故事情节中，借故事中人物的行为投射出来。主试可对被试所描述的内容加以分析，了解其内心需求。

该测验由 30 张黑白图片组成，其中按被试者的性别和年龄分为成人男女、儿童男女四种。每次测验选取其中 20 张，图片内容多为一个或数个人物处于某种模糊的场景中，要求被试者根据图片讲故事。

对 TAT 的结果进行分析时要同时考虑故事的内容（情节、心理背景）和形式（如长度、种类等）。TAT 适用于各种年龄阶段和不同种族的个体，在临床上不能作为诊断测验，但可作为精神障碍诊断的参考，不同精神障碍的人在此测验中有不同的特征性表现和人格方面的变化特点。

3. 房树人测验（tree-house-person） 起源于美国心理学家贝克（John Buck）的"画树测验"。被试者利用铅笔、橡皮和白纸，在白纸上描绘房子、树、人的图画，然后主试根据一定的标准，对这些图画进行分析、评定和解释，以此来了解被试的心理特征和功能，判定心理活动的正常或异常等问题。

测验既可以用于群体测试，又可以用于个体测试，可以用作精神健康的普查筛选工具，用于门诊临床以及住院病人的心理诊断，为心理咨询提供有关人格方面的信息，还可以用于调解夫妇关系和亲子关系。

在测验过程中，主试需要记录被试描绘的时间，被试在描绘房、树、人时的顺序，如先画房顶、后画墙壁、再画门和窗等，如果被试在描绘过程中有提问、言语描述以及情绪状态等，都要记录。评定和解释也要按照相应的标准，从画面总体印象、完成时间、顺序、远近感、所占比例、笔划压力和线条等多方面进行。

三、临床评定量表

（一）症状自评量表

90 项症状清单（symptom checklist 90，SCL-90），是包含 90 个项目的精神症状自评量表，由德若迦提斯（Derogatis LR）于 1975 年编制，于 20 世纪 80 年代引入我国。量表适用于 16 岁以上的人群，可以作为心理健康状况调查的工具，也可以用于精神病学的研究。

SCL-90 包含有较广泛的精神病症状学内容，涉及感觉、情感、思维、意识、行为直至生活习惯、人际关系、饮食睡眠等多个方面，并采用 10 个因子分别反映 10 个方面的心理症状情况，包括：①躯体化，主要反映主观的躯体不适感。②强迫症状，与临床强迫症表现的症状、定义基本相同。③人际关系敏感，主要反映人际关系障碍，如不自在感、自卑感，尤其是与他人比较时更突出。④抑郁，指临床上抑郁症状群相联系的广泛概念。⑤焦虑，指临床上明显与焦虑症状群相联系的症状及体验。⑥敌对，主要从思维、情感以及行为来反映被试者的敌对表现。⑦恐怖，与传统的恐怖状态或广场恐怖所反映的内容基本一致，也包括社交恐怖的项目。⑧偏执，主要指思维方面，如投射思维、猜疑、妄想等。⑨精神病性，主要反映精神分裂症状，如幻听、思维播散、被控制感等。⑩其他，主要反映睡眠以及饮食情况。

项目均采用 5 级评分制，评定被测者最近一周以来的自觉症状。分数由低到高的意义，1 代表没有：自觉无该症状（问题）；2 代表很轻：自觉有该症状，但对受检者并无实际影响或影响轻微；3 代表中度：自觉有该项症状，对自身有一定影响；4 代表偏重：自觉常有该项症状，对受检者有相当程度的影响；5 代表严重：自觉该症状的频度和强度都十分严重，对自身的影响严重。这里所指的"影响"，包括症状所致的痛苦和烦恼，也包括症状造成的心理社会功能损害。"轻""中""重"的具体含义，则应由被试自己体会评估。

SCL-90 的统计指标主要是总分与因子分。①总分：90 个单项分相加之和。②阳性项目数：单项分≥2 的项目数。表示病人在多少项目中呈现"有症状"。③阴性项目数：单项分＝1 的项目数。表示病人"无症状"的项目有多少。④阳性症状均分：（总分－阴性项目数）/ 阳性项目数。表示每个"有症状"项目的平均得分。反映该病人自我感觉不佳的项目，其严重程度究竟介于哪个范围。⑤因子分：因子分＝（组成某因子的各项目数总分）/ 组成某因子的项目数。因子分越高、反映症状越多，障碍越明显。

按全国常模结果，总分超过 160 分，或阳性项目数超过 43 项，或任意因子分超过 2 分，可考虑筛查阳性，筛选阳性只能说明可能有心理问题，但不能说明一定患有精神障碍。

（二）焦虑自评量表

焦虑自评量表（self-rating anxiety scale，SAS）由 20 个与焦虑症状有关的条目组成，用于反应最近一周被测者有无焦虑症状及严重程度。

该量表采用四级评分制，每项问题后有 1 至 4 级评分选择：1 分代表"很少有该项症状"；2 分代表"有时有该项症状"；3 分代表"大部分时间有该项症状"；4 分代表"绝大部分时间有该项症状"。

统计时，项目 5、9、13、17、19 为反向评分，按 4～1 计分。被试按照量表说明进行自我评定，回答完毕后将所有项目得分相加，即得到总分粗分。总分粗分乘以 1.25 后取整数部分，就得到标准分。标准分 50 分以下为正常；50～59 分为轻度焦虑；60～69 分为中度焦虑；70 分及以上为重度焦虑。

SAS 评分不受年龄、性别、经济状况等因素的影响，适用范围较广。可用于鉴别焦虑症病人和流行病学调查。

（三）抑郁自评量表

抑郁自评量表（self-rating depression scale，SDS）由 20 个与抑郁症状有关的条目组成，从量表构造的形式到具体的评定方法都与 SAS 十分相似，用于反映最近一周被测者有无抑郁症状及其严重程度。

该量表采用四级评分制，每项问题后有 1～4 四级评分选择：1 分代表"很少有该项症状"；2 分代表"有时有该项症状"；3 分代表"大部分时间有该项症状"；4 分代表"绝大部分时间有该项症状"。

统计时，项目 2、5、6、11、12、14、16、17、18、20 为反向评分，按 4～1 计分。被试按照量表说明进行自我评定，回答完毕后将所有项目得分相加，即得到总分粗分。总分粗分乘以 1.25 后取整数部分，就得到标准分。标准分 53 分以下为正常；53～59 分为轻度抑郁；60～69 分为中度抑郁；70 分及以上为重度抑郁。

SDS 使用简便，评定时间较短，易于掌握，能直观地反映抑郁病人的主观感受。适用于鉴别抑郁症病人，也可用于流行病学调查。

（四）A 型行为类型评定量表

A 型行为量表有许多种，这里主要介绍张伯源主持修订的、适合我国的 A 型行为类型评定量表。该量表由 60 个条目组成，包括三部分："TH"（time hurry）25 道题，反映时间匆忙感、时间紧迫感和做事迅速等特征；"CH"（competitive hostility）25 道题，反映争强好胜、敌意和缺乏耐性等特征；"L"（lie）10 道题，为测谎题。由被试者根据自己的实际情况填写问卷。在每个问题后，符合时答"是"，不符合时回答"否"。

在评估时首先应注意用以考验被试回答真实性的"L"量表得分是否过高，若 L≥7 分则应考虑问卷无效。A 型行为类型的评定则是根据行为总分，即 TH 加 CH 的得分来计算的，并以常人得分的平均分数（27 分）为极端中间型；36 分及以上者为典型 A 型；18 分及以下者为典型 B 型；28～35 分者为中间偏 A 型；19～26 分者为中间偏 B 型。

（五）生活事件量表

目前常用的生活事件量表（life event scale）是由杨德森、张亚林编制的，由 48 条我国较常见的生活事件组成，适用于 16 岁以上的正常人、神经症、心身疾病、各种躯体疾病病人及自知力恢复的重性精神病病人。

量表包括三方面的问题：一是家庭生活方面（28 条），二是工作学习方面（13 条），三是社交及其他方面（7 条），另外有 2 条空白项目，供被试者填写已经经历而表中并未列出的某些事件。LES 属自评量表，填写者须仔细阅读和领会指导语，然后逐条一一过目，并根据自身的实际感受来判断那些经历过的事件对本人来说是好事或是坏事，影响程度如何，或影响持续的时间有多久。

LES 总分越高反映个体承受的精神压力越大。负性生活事件的分值越高对身心健康的影响越大。

（胡　秦）

思考题

病人，男，32 岁，某高校重点培养青年教师。因上班途中遭遇车祸至小腿骨折，入院治疗后病情稳定。但因此次事件导致其失去国外进修机会，该病人情绪低落、烦躁、易激惹，对日常生活缺乏兴趣，入睡困难，食欲下降，不愿进行康复治疗。

问题：为了全面评估该病人的心理状况，可以选择哪些心理测验？

思路解析

扫一扫，测一测

第八章 心理干预

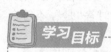

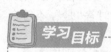

学习目标

1. 掌握心理干预、心理咨询、心理治疗、心理危机、心理危机干预的概念；心理咨询常用技术；放松疗法、系统脱敏疗法、阳性强化法的理论及操作技术。

2. 熟悉心理咨询的形式和程序；心理咨询中的咨访关系；理性情绪疗法的理论及操作技术；心理危机干预的原则、危机干预的实施程序和具体技术。

3. 了解心理咨询师的基本要求；精神分析治疗、人本主义治疗、催眠疗法的基本技术；心理危机的类型和心理危机的临床表现。

4. 初步具备在临床护理工作中实施心理干预的能力。

心理干预（psychology intervention）是根据一定的科学原理，采用特定的程序，帮助人们消除或缓解各种心理烦恼，增进健康。随着医学模式的转变，心理干预包括心理咨询、心理治疗和心理危机干预等。

第一节 心理咨询

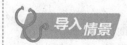

情景描述：

女性，65岁，经检查确诊为乳腺癌。先是惧怕癌症，每日哭泣不止，觉得自己的病情已不可能医治，只有等待死亡；后又觉得自己不可能也不应该得癌，可能是医生诊断错误。化疗期间，该病人不是积极配合医生进行治疗，而是胡思乱想，不敢正视现实，每日以泪洗面，放心不下子女、家庭，以为死亡将至，失去了对生活的信心，整天唉声叹气。

请思考：

1. 该病人出现了什么心理问题？

2. 如何对该病人进行心理干预？

一、概述

（一）心理咨询的概念

心理咨询（psychological counseling）是指心理咨询师运用心理学的理论与技术，协助来访者解决心理问题的过程。

（二）心理咨询的对象

1. 从心理健康的灰色理论看　如果将人的心理正常比作白色，精神病病人比作黑色，那么，在白黑之间存在一个很大的中间区域，称为灰色区，大多数人都散落在这一灰色区域内，如图 8-1。心理咨询的对象可分为三大类：①一般心理问题：精神正常，但遇到了与心理有关的现实问题并请求帮助的人群。②严重心理问题：精神正常，但心理健康水平较低，产生心理障碍导致无法正常学习、工作、生活并请求帮助的人群。③特殊对象，即神经症性心理问题和临床治愈或潜伏期的精神病病人。

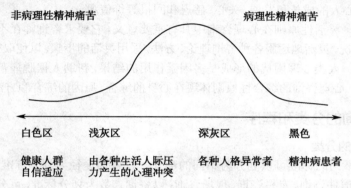

图 8-1　灰色理论示意图

2. 从心理咨询的类型看

（1）心理障碍咨询：是指对存在程度不同的非精神病性心理障碍、心理生理障碍者的咨询，以及某些早期精神病病人的诊断、治疗或康复期精神病病人的心理指导，帮助来访者挖掘病源、寻找对策、去除或控制症状、预防复发。

（2）心理适应和发展咨询：指心理咨询的对象基本健康，如图 8-2，但生活中有各种烦恼、心理有矛盾。咨询的目的是帮助来访者更好地认识自己和社会、减轻心理压力、提高适应能力，充分开发潜能、提高生活质量、促进人的全面发展。

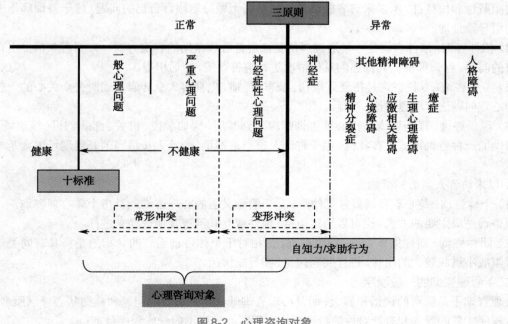

图 8-2　心理咨询对象

（三）心理咨询的基本原则

1. 保密原则　保密原则是心理咨询中最为重要的原则，它要求心理咨询师尊重和尽可能地保护来访者的隐私，需要明确地甚至反复地说明和解释，使之确信你是会替他保守秘密的。只有为来访者保密，才能使他们感到心理上的安全，愿意敞开心扉，使咨询活动顺利开展。但是，有两种情况例外：一是有明显自杀意图者，应与有关人士联系，尽可能加以挽救；二是存在伤害性人格障碍的病人，为避免别人受到伤害，也应做好一些预防工作。

2. 助人自助原则　心理咨询帮助来访者的根本目标是促进来访者成长、自强自立，使之能够自己面对和处理个人生活中的各种问题。

3. 价值观中立原则　价值观中立原则要求心理咨询师承认多元化价值取向存在的权利，不要有意无意地将自己的价值观强加于来访者；咨询师应注意咨询中自己的价值观可能对来访者产生的影响；咨询师在作价值判断时，必须遵循有相对普遍意义的，如尊重人的生命，尊重真理，尊重自由，关心弱者、无助者，关心人的成长和发展，关心、感恩和回报等价值观。

4. 灵活性原则　灵活性原则在心理咨询中具有重要意义，它要求咨询师在不违反其他咨询原则的前提下，视具体情况，灵活地运用各种咨询理论、方法，采用灵活的步骤，以便取得最佳的咨询效果。

5. 综合性原则　人类心理困扰的形成是多因素作用的结果，帮助人摆脱痛苦需要多元的思考和多方面措施的干预。心理咨询的综合性原则体现在心身的综合、原因的综合和方法的综合。

二、心理咨询的分类和程序

（一）心理咨询的分类

心理咨询按照不同的标准可以划分为不同的形式。以咨询途径为划分标准，可有门诊咨询、电话咨询、网络咨询、信件咨询、专栏咨询、现场咨询；以咨询人数为划分标准，可分为个体咨询和团体咨询。

1. 以咨询途径为标准划分

（1）门诊咨询：门诊咨询是心理咨询中最常见、最主要的形式。心理咨询师通过与来访者面对面的交流，对来访者的信息进行全面了解，并作出准确的分析、判断和评估，从而能够随时调整对策，为来访者提供有效的帮助。

（2）电话咨询：电话咨询是心理咨询师通过电话对来访者进行心理帮助的咨询形式。其主要特征是较为方便又迅速及时，它在防止由于心理危机而酝酿的自杀与犯罪方面起到了良好的作用。

（3）网络咨询：网络咨询是指心理咨询师借助互联网对来访者进行心理帮助的过程。因为网络有很强的隐蔽性和快捷性，所以来访者能够通过网络毫无顾忌地倾诉自己的问题，便于咨询师作出切合实际的引导及处理。

（4）信件咨询：信件咨询是一种通过书信交流进行心理帮助的咨询方式。来访者来信提出自己要求解决的问题，咨询师根据其描述的具体情况进行解答疑难，疏通引导。

（5）专栏咨询：专栏咨询是指通过报刊、杂志、广播、电视等大众传媒形式对公众关心的一些较为普遍的心理问题进行专题讨论、答疑。

（6）现场咨询：现场咨询是指心理咨询师深入到基层，例如学校、机关、部队、社区等现场，进行心理帮助的一种咨询形式。在我国，由于咨询人员严重不足，专业人员适当的开展现场咨询是非常必要的。

2. 以来访者人数为标准划分

（1）个体咨询：是心理咨询最常见的形式，一般意义上的心理咨询就是指个体心理咨询。一对一的面谈咨询是最主要的方式，也可以通过电话、信件或互联网等其他途径来进行。

（2）团体咨询：亦称集体咨询、小组咨询，是相对于个体咨询而言的。指的是将具有同类问题的来访者组成小组或较大的团体，进行共同讨论、指导或矫治。

（二）心理咨询的一般程序

心理咨询不是随意的谈话和聊天，而是心理咨询师依据来访者的问题和症结从心理学原理出发，按一定程序实施的深入和有针对性的特殊工作过程。心理咨询的一般程序包括：

笔记

1. 初诊接待与资料的收集　临床资料是我们进行心理咨询工作的基本依据。没有它或者资料不完整，心理咨询就会陷入盲目或无从入手。所以，不管采取哪种咨询风格或治疗手段，第一步必须先收集临床资料。包括摄入性谈话记录，观察记录，访谈记录，心理测量，问卷调查，实验室记录（心理、生理）等。

2. 资料的整理、分析　对收集的资料进行排序、筛选、比较和分析。排序是指按出现时间的先后顺序，将所有资料排序。筛选是按照可能的因果关系，将那些与症状无关的资料剔除，避免犯"以前后为因果"的错误。比较是指将所有症状按时间排序，再按因果关系确定主症状和派生症状。最后分析是将与症状有关的资料进行分析，找出造成问题的主因和诱因。

3. 综合评估　将主诉、临床直接或间接所获资料（含心理测评结果）进行分析比较，对主因、诱因与临床症状的因果关系进行解释，确定心理问题的由来、性质、严重程度，确定其在症状分类中的位置。

4. 诊断　依据综合评估结果形成诊断，主要按照以下步骤进行：

（1）心理问题有无器质性基础。

（2）区分心理正常与异常：根据来访者主客观是否统一，心理活动协调是否一致，人格是否相对稳定，自知力是否相对完整，诊断是否有精神病性问题。

（3）与神经症相鉴别：分析来访者内心冲突类型是常形还是变形。

（4）与神经症性问题相鉴别：根据心理问题的持续时间、精神痛苦程度、社会功能受损情况评分。

（5）分析来访者情绪是否泛化：区别一般心理问题和严重心理问题。

5. 鉴别诊断（防止误诊的措施）

（1）症状定性：症状定性是指按症状的表现确定其性质。

（2）症状区分：症状区分是指将已经定性的症状和在现象上与其相近、性质相类似的其他症状做细致地区分，并做出明确判断。

（3）症状确定：确定鉴别诊断的关键症状和特征，如有无自知力。

（4）症状诊断：按现行的症状诊断标准进行鉴别诊断。

6. 咨询方案的制订　咨询方案是心理咨询实施的完整计划，它是心理咨询进入实施阶段时必备的文件。一般包括七个方面内容：咨询目标，咨询的具体心理学方法或技术的原理和过程，咨询的效果及评价手段，双方各自特定的责任、权利与义务，咨询的次数与时间安排，咨询的相关费用，其他问题及有关说明。

7. 实施咨询方案　尽管来访者的具体心理问题是各式各样的，心理咨询师擅长的咨询理论与流派不尽相同，个性习惯也各不相同，但都可以根据以下三个框架或程序进行咨询。①调动来访者的积极性。②启发、引导、支持、鼓励来访者。③克服阻碍咨询的因素。

8. 咨询效果评估　咨询效果评估应围绕咨询目标展开，可以采用以下六个维度进行：①来访者对咨询效果的自我评估。②来访者社会功能恢复的情况。③来访者周围人士，特别是家人、朋友和同事对来访者的评定。④来访者咨询前后心理测量结果的比较。⑤咨询师的观察与评定。⑥来访者症状的改善程度。

三、心理咨询中的咨访关系

咨访关系是指咨询师和来访者之间围绕改变来访者所表现的心理行为问题或症状而形成的一种特殊关系。在心理咨询中，多数流派都非常重视咨访关系的建立和运作，认为咨访关系是心理咨询的基础。咨访关系技术同样适用于护患关系和广泛的人际关系中。

（一）良好咨访关系的意义

良好的咨访关系是指咨询师与来访者之间相互信任、相互理解、相互接纳、相互卷入的关系。良好咨访关系的意义体现在：①良好咨访关系是心理咨询有效性的前提条件和基础。②良好咨访关系能减少来访者的防御，使来访者的问题不断显现，咨询才能取得良好的效果。③良好咨访关系是来访者发生改变的催化剂，来访者以接纳的态度对待咨询师，认同咨询师的观点，愿意积极配合咨询师，学习和尝试新的行为方式。④咨访关系是当代心理咨询理论与实践的重要主题，心理咨询是一个人帮助人、人影响人的活动，来访者是否接受咨询师的影响与帮助在很大程度上是由咨访关系决定的。

（二）咨访关系的影响因素

1. 咨询师因素　是咨访关系的决定性因素。在咨访关系中起主导作用的是咨询师，因此，在咨询的全过程中，咨询师要根据人际交往的原理，采用有助于形成良好咨访关系的态度和技巧，建立、发展并维护良好的咨访关系。一般来说，咨询师的专业水平、值得信赖感、吸引力以及咨询师 - 来访者组合的融洽程度与咨访关系有中等程度的正相关。

咨询师的严厉僵化、靠不住、挑剔态度、距离感、紧张和心不在焉等特点将对咨访关系产生消极的影响。并且，咨询师对心理咨询的过分结构化、不恰当的自我表露、不恰当的移情解释以及时机不当的沉默对咨访关系都有消极的影响。此外，如咨询师与来访者之间存在重要的分歧，诸如对治疗的期望、心理疾病形成的原因以及解决方式等，也会影响到咨访关系。

2. 来访者因素　来访者因素对咨访关系的建立、咨访关系的水平高低有重要的影响。来访者的认知动机性因素影响了咨访关系的建立以及咨访关系水平的高低。研究表明由咨询期望量表（expectation about counseling brief, EAC-B）所测量的个人责任与咨询效果和咨访关系高度相关。这意味着在治疗中积极主动的来访者比那些完全依赖咨询师的来访者更容易建立牢固的咨访关系。此外，来访者对人友好的关系特点或者形成亲密关系的能力和咨访关系呈正相关，而社会关系或者人际关系不良的来访者以及对人有敌意的来访者，与咨询师形成咨询关系关系会比较困难。

（三）建立良好的咨访关系

良好咨访关系的确立有赖于咨询师和来访者两方面的因素，其中，咨询师的态度是建立良好咨访关系的关键。能否建立起积极的咨询关系，咨询师担负着重要责任。

1. 咨询师应具备良好的咨询态度　来访者最初往往比较紧张，咨询师对来访者的态度直接影响到来访者对咨询师是否信任。热情友好的态度给人以亲切感，可有效拉近双方的距离，降低来访者焦虑水平。咨询的基本态度包括共情、积极关注、尊重、温暖和真诚。咨询师还应具备相应的咨询技能，如关注、倾听等。

2. 注意初次会谈的技巧　在初次会谈时，可向来访者进行简明扼要的自我介绍，也可以用微笑或一个引导来访者坐下的手势等形式开始咨询，给来访者一个整理思绪的机会，使他从开始就能完整地表达自己想说的话。在初次会谈时，咨询师可以就咨询的性质、限度、角色、目标以及特殊关系等向对方作出解释。对这些问题的说明，可以减少对方的困惑，减轻因此而引发的焦虑，也使对方不至于对咨询产生不当或过高的期望。在初次会谈中，也有必要澄清保密性的问题，对咨询过程中必要的记录给予说明，对所谈内容和隐私权的保密与尊重作出肯定性承诺，以消除来访者的戒备心理。

3. 保持与来访者之间的界线　开始建立咨访关系的有效方法之一就是考虑如何创造和保持来访者与咨询师之间的界线。在心理咨询情境下，可以根据不同维度的关系来确定界线。例如，时间界线、物理空间界线、信息界线、亲密性界线、社会角色界线。界线本身形成了咨询师与来访者之间关系的固定框架，可以使咨询师看待来访者行为更趋于客观性，同时，界线的设置提供了对咨询师和来访者双方的一个保护。

4. 自我觉察　心理咨询师需要具备正确和敏锐的自我觉察能力。不论哪种咨询理论取向，产生咨询效果的主要手段是人或咨询师本身。在咨询情境中，咨询师的自我觉察包括：对来访者的觉察，帮助咨询师更好地从来访者的立场或角度看问题；对咨询师自身的觉察，以便更好地了解、客观而准确地把握来访者的内心世界；对咨访关系的觉察，帮助来访者意识到自己的困惑或问题，防止出现依赖。

（四）咨询师的态度

良好的咨访关系建立与咨询师的态度有密切的关系。本节介绍共情、积极关注、尊重、温暖、真诚这五种基本态度。

1. 共情（empathy）　共情又称为同理心、同感、感情移入、共感，是指从来访者角度，而不是咨询师自己的参考框架去理解来访者的能力。共情是心理咨询过程中最主要的成分，咨询师不仅要有能力正确地理解来访者的感受及其含义，同时还要将这种认识向来访者表达，促进来访者对自己的感受和个人经历有更深入的认识和理解。

共情在心理咨询中具有如下重要的意义：①咨询师通过共情，能够设身处地地、准确理解来访者，把握来访者的内心世界。②咨询师通过共情，使来访者感到自己是被理解、接纳的，从而促进良好咨询关系的建立。③咨询师的共情，鼓励并促进来访者进行深入的自我探索，促进了自我表达，促成了来访者深入、全面、准确地认识自我，也促进了咨询双方彼此的理解和更深入的交流。④咨询中某些来访者迫切需要理解、关怀、迫切需要情感倾诉，咨询师的共情可以直接起到明显的助人效果。

卡库夫（R. Carkhutft）将共情分为五个层次水平，代表了不同的共情质量：①毫无共情反应，即完全忽视来访者的感受和行为。②片面而不准确的共情反应，即理解来访者的经验及行为而完全忽略其感受。③基本的共情反应，理解来访者的经验、行为及感受，但忽视其感受程度。④较高的共情反应，理解来访者的经验、行为及感受，并把握其隐藏于内心的感受和意义。⑤最准确的共情，既准确把握来访者言语传达的表层含义，又把握其隐藏的深层含义及其程度。比如：

来访者：我们交往半年了，关系一直都很好，只是偶尔闹闹小别扭，他非常关心我，但我总觉得不踏实，他那么优秀，我既不聪明也不漂亮，就怕自己哪点没做好，就失去他了……

咨询师：你似乎缺乏自信和安全感，觉得自己不如他优秀，害怕配不上他而失去他，感到不踏实。你可以尝试运用这样的一些方式，向你的男朋友表达你的这种感受并从中看到自己的优点。

音频：共情
案例

2.积极关注（positive regard） 是指咨询师以积极的态度看待来访者，注意强调他们的长处，即对来访者言语和行为的积极面、光明面或长处给予有选择的关注，认识和利用其自身的积极因素促使来访者发生积极变化。积极关注意味着把来访者看做是一个有价值和尊严的人，而予以赞扬和尊重。在咨询师提供了一个无条件的积极关注的前提下，来访者才有可能从对自己的"好"与"坏"的评价中挣脱开来，在咨询师的帮助下真正地开始探索自我、认识自己的内心，从而有可能获得心理的成长。

在心理咨询中，积极关注具有重要的意义。积极关注不仅有助于建立良好的咨询关系，促进来访者的自我探索，加强咨询双方的沟通和情感联系，而且本身就具有咨询效果。尤其是对那些自卑感强或因挫折而失望的来访者，咨询师积极的关注能帮助他们深化对自己和所处环境的客观认识，看到自己的长处和对未来的希望，从而激发潜能，树立信心，克服困难。

3.尊重（respect） 尊重是心理咨询师在价值、尊严、人格等方面与来访者平等，把来访者作为有思想感情、内心体验、生活追求和独特性与自主性的活生生的人去看待。尊重既是建立良好咨询关系的基础，也是建立良好咨询关系的重要内容。

在咨访关系中，尊重的意义有以下几点：①能够增强共情和积极关注的效果，进而更好地作用于心理咨询过程。②尊重来访者可以让对方感受和体验到自己处在一个充满温暖与安全的氛围中，使来访者能够减少心理防备，敞开心扉，最大程度地表达自己的内心感受。③尊重来访者可以使对方获得被理解、被接纳的感觉，从而达到提高来访者自我价值感、激发来访者自信心和自尊心、开发其潜能的目的。④尊重来访者还有利于对方产生对咨询师的信任，增强来访者的求助动机，在咨询中更加自觉主动地配合咨询师。

音频：尊重
案例

4.温暖（kindness） 温暖也可叫做温情、热情，与尊重的含义相似，但比尊重更能拉近咨询师与来访者之间的距离。温暖是咨询师主观态度的一种体现，它不仅需要语言的表达，而且还需要咨询师充分运用各种人际沟通的方式，尤其是非语言的沟通形式来表现。温暖是一种真实感情的自然流露，只有咨询师是真正关心来访者、真正充满爱心、真正做到与来访者的共情，温暖才会从他的言谈、姿势、动作、眼神和面部表情等方面最大限度地流露出来。因此，温暖需要咨询师自己从内心深处去开发。

温暖对心理咨询的重要之处在于它可以创造出一种有利于来访者发生变化的咨询气氛，如可以减少咨询过程中的非人性化性质，以免使咨访关系变得公事公办；可以消除来访者的敌意、不安和紧张，建立良好的咨访关系，从而推动咨询向前发展，实现帮助来访者解决心理问题的目的。

5.真诚（sincerity） 是指咨询师应坦诚地面对来访者，开诚布公、直截了当地与来访者交流自己的态度和意见，不掩饰和伪装自己。真诚要求咨询师放下种种角色面具，如教师、心理咨询人员等，真诚的核心是表里如一。

咨询师的真诚具有如下重要的意义：①真诚可以为咨询营造安全、自由的氛围，使来访者感到可以向咨询师敞开心扉，袒露自己的内心世界，坦陈自己的心理问题而无需顾虑，同时感受到自己是被接纳、被信任、被爱护的。②咨询师的真诚为来访者提供了一个良好的榜样，通过榜样学习，来访者学会真实地与咨询师交流，坦然地表露或宣泄自己的喜怒哀乐等情绪，并可能发现和认识真正的自

音频：真诚
案例

我，在咨询师的帮助下，促进自我探索和改变，而这种改变会减少会谈过程中的模糊不清和误解，使双方的沟通清晰和准确。

咨询中如何表达真诚，伊根（G. Egan）提出5种表达方式：①走出角色，咨询师很容易利用其专业角色来避免个体卷入，这其实是一种防卫反应，会造成不必要的情感距离，甚至使来访者感到害怕或不满。②多一点自主性，少一点瞻前顾后，即在没有刻意行为或者没有仔细思考怎么做或说的情况下自然表现出来。③不设防，避免防御反应。④表里一致，要求咨询师的言、行和情感要协调一致。⑤分享自我，愿意自我揭示。

四、心理咨询常用技术

为能够更有效地促进来访者的变化，咨询师应该学会运用心理咨询的基本技术。它包括参与性技术、影响性技术和其他技术。

（一）参与性技术

参与性技术（attending skills），主要是从来访者的角度或参照框架出发，对来访者发出的信息做出反应。在心理咨询的过程中，不仅仅是与来访者谈话，还要借助谈话进行言语的引导，真正"谈到"、"谈出"来访者所讲述的问题、所体验的情感、所持有的观念等，进而澄清问题，启发、引导来访者进行自我探索和实践，最终实现咨询目标，帮助来访者成长与发展，这就是所谓的参与性技术。参与性技术主要包括倾听、提问、鼓励、重复、内容反应、情感反应、具体化、参与性概述等。

1. 倾听技术（attending）　倾听技术是心理咨询的关键技术之一，是要学习掌握的第一项技术。倾听不只是单纯地听，还包含着更多的反应，咨询师还要借助言语的引导，不但要真正"听"出，还要真正"感悟"到来访者所讲述的事实、体验的情感和持有的观念等。

（1）正确的倾听态度：①倾听应有一个框架，即倾听一般包括三个方面：一是来访者的经历，二是来访者的情绪，三是来访者的行为。②倾听与关注相结合：倾听不仅要理解来访者的言语信息，还要关注、留意他的非言语信息，要深入到来访者的内心世界，细心注意他的所思所想、所作所为，只有将倾听与关注两者结合起来，才能完整、准确的理解。③倾听应该客观，摒弃偏见：对来访者要无条件尊重，为获取完整的信息，对其谈话的内容不要惊讶、厌恶；不要随便打断、过早反应。带着偏见的倾听通常会使倾听的内容因过滤和选择而不全面、不准确，容易导致信息交流的歪曲或双方会谈的中断。④倾听者应该敏于反应：为了对倾听加以引导，要借助言语和非言语的反应，如口头应答和表情动作、提问、鼓励、点头微笑等，以表示接纳、理解、同情和反馈。缺乏这些技术，会谈和倾听将难以维持。当然，敏于反应并不是反应越多越好，而是要求倾听者机智灵活、自信果断地适时反应。

（2）专注的倾听体态

1）目光接触：目光接触往往是交流的起点。它不但在心理咨询中具有重要的作用，而且在人际交往中也处于重要位置。目光接触一般要求如下：咨询师在会谈的大多数时间应当面向来访者的方向，不时地同来访者目光接触；咨询师与来访者交谈时，不要不停眨眼、眼神飘忽、怒目圆睁、目光呆滞，更不要目光闪烁，盯住来访者或逼视、斜视、瞟视，这会让来访者产生不信任感；咨询时，双方的目光应处于同一高度，因为居高临下和过度斜视均会造成不平等的印象，使对方产生压力；在大多数时候，咨询师的目光应该以来访者双眼连线中点稍下方为中心自然活动，这样可以给来访者一种舒适、很有礼貌的感觉，并且表情要轻松自然。

2）专注声音特征：声音包括音质、音量、音调和言语节奏的变化等。一般讲话声音放大，往往表示警告或厌烦之情；声音变小减弱可能表示心情不悦或失望。会谈的音调、音域的扩大或压缩，通常可能显示出对交谈内容的夸大或缩小；音调中夹带着的摩擦音可能表现出说话人的紧张和不安，语言杂乱、断裂，而喜悦开朗声则可能表现出说话人的轻松和快乐，语言完整、流畅。言语节奏加快，往往表示紧张、焦虑、急躁的心情或表示情绪的激昂、兴奋；而言语节奏变慢，则随具体情况而异，或表示心平气和，或表示深思熟虑，或表示表达确切，或产生了心理上的阻抗等。

一般来说，说话节奏的快慢可能反映了每个人的个性特征。而语调和语速的变化中，包含更多的情绪变化，对于这些声音成分的具体分析，既要结合当时谈话内容，又要联系整个晤谈中的前因后果。非言语行为传递的信息有时在当时并不能马上确认，但只要留心注意，其中含义总可以明确。

咨询师要仔细留意来访者讲话的声音特征，特别注意把握住声音特征的突然改变。声音的突然变化，会显示来访者内心的秘密，提供真实的、有效的信息。因此，咨询师应对来访者声音特征的突然改变保持高度的敏感性。

2. 提问技术　常用的提问方式包括封闭式提问和开放式提问。

（1）开放式提问（open-ended question）：开放式提问通常不能用一两个字作答，它能引出一段解释说明或补充资料。开放式提问是多数咨询师认为较适用的一种提问方式，它能促使来访者主动、自由地敞开心扉，自然而然地讲出更多的有关情况、想法、情绪等。

（2）封闭式提问（close-ended question）：封闭式提问是指答案唯一、范围较小、有限制的问题，对回答的内容有一定限制，提问时给来访者一个框架，让来访者在可选的几个答案中进行选择的提问方式。在咨询活动中，当会谈内容较为深入，需要进一步澄清事实、缩小讨论范围或集中探讨某些特定问题的时候，可以适当采用封闭性提问。

音频：提问
技术案例

3. 鼓励技术（encouragement）　指咨询师通过语言等对来访者进行鼓励，或者直接重复来访者的话，尤其是来访者回答中的最后一句，鼓励其进行自我探索和改变。鼓励技术具体可以表现为咨询师直接地重复来访者的话或者仅以某些词语如"好""以后呢？""接下来呢？""讲下去"等来强化来访者叙述的内容并鼓励其进一步表达、探索。通过鼓励技术可以促进会谈，促进来访者的表达与探索。鼓励技术的另一个作用是通过对来访者所述内容的某一点、某一方面做选择性关注，引导来访者向着某一方面进行深入的探索和剖析。

咨询师运用鼓励的基本方法：①咨询师应有理解和接纳来访者的心理准备。②咨询师应预计或观察来访者的行为，如沉默、逃避眼神接触、避免直接对话等。③面对这些现象时，咨询师可考虑直接或间接的鼓励方法：一是直接运用言语的鼓励（如请继续、很好等）或非言语的支持（如身体前倾、笑容等），使来访者感到受鼓励；二是间接运用，如有第三者在场，咨询师可提出由第三者去支持来访者或向第三者指出来访者曾做到或可做到的事例。

来访者：自己不敢参加任何集体活动，和同事交流困难，影响了工作；领导总是批评自己，奖金也没了，这个时候女朋友又提出分手，觉得自己什么都不行，天天失眠，很痛苦，有轻生的念头。

此例有多个主题，咨询师可以选择任何一个给予关注，比如"你为什么不敢参加集体活动？""你觉得自己什么都不行？""你失眠了？"等鼓励来访者表达不同的主题就可以引导来访者朝着不同的方向探索，达到不同的深度。

音频：鼓励
技术案例

4. 重复技术（repetition）　指咨询师直接重复来访者刚刚所陈述的某句话，引起来访者对自己某句话的重视或注意，以明确要表达的内容。来访者由于心理困扰前来求助，其表达的大部分信息均出自其自身的认知模式，因而这些内容可能是模糊的、偏激的、不正常的，对此，咨询师可以用重复技术进行澄清。通过重复技术，咨询师对来访者的理解更加深入、准确，由此促进咨询的顺利进行。例如，来访者因学习困难前来咨询。

咨询师："请你谈谈你受教育的情况吧？"

来访者："我6岁上小学，12岁上初中，15岁上高中，18岁大学毕业。"

显然，18岁大学毕业明显与常理不符。此时，咨询师应该使用重复技术。

咨询师："你18岁大学毕业？"，以此引起来访者的重视，强调其刚刚陈述的内容。由于咨询师的重复，来访者要回答进行解释，咨询师就可以明确来访者真正想表达的内容。

来访者：可能回答"啊，18岁大学毕业？我口误了，我是18岁上的大学"，此时咨询师明确了来访者只是出现了口误。

来访者：可能回答"我是真想18岁大学毕业啊，今年21岁了还没有出大学的门"，此时明确的是来访者的愿望。

5. 内容反应技术（reflection of content）　也称"释义技术"或"说明"，是指咨询师把来访者陈述的主要内容经过概括、综合与整理，用自己的话反馈给来访者，以达到加强理解、促进沟通的目的。咨询师所简述的语义，不能扩大或缩小来访者所述的语义，最好是引用来访者最有代表性、最敏感、最重要的词语。

当来访者的叙事冗长，内容繁多时，咨询师必须确定他对来访者的理解是否就是来访者想要表达

笔记

的内容。此时可以使用内容反应技术,将咨询师所了解的重点传递给来访者,以确定两人的互动是在一条线上。其次,在咨询过程中,咨询师为了确定自己的理解是否是来访者关注的,咨询师也可以利用内容反应技术进行检验。另外,有的来访者讲述的内容五花八门,纷繁复杂,利用内容反应技术可以帮助咨询师将来访者的叙述分门别类的归纳、整理,从中发现重要的内容和正确的方向。例如,面对一个四十多岁还没有结婚的来访者。

咨询师:"请你谈谈你恋爱的情况吧?"

来访者:从最早如何喜欢一位女同学讲起,后来是如何经人介绍与某位女孩谈了半年,最后是如何失败的;又讲到与另一位女孩如何恋爱到几乎走入婚姻的殿堂,关键时刻又出现了哪些变故等。

来访者讲了半个多小时,咨询师是否理解了来访者?是否明确来访者的问题?是否把握了其中内在的逻辑关系等?此时需要使用内容反应技术。

咨询师:"你刚才谈了你的 23 次恋爱经历,其中讲到有几次几乎成功,但最终都失败了,是这样的吗?"

若与实际情况不符,来访者会更正。

来访者:"不是 23 次,是 25 次,有 4 次恋爱是成功的,但是婚姻是失败的"。

通过来访者的修正,可以使咨询师达到深入、准确地理解来访者的目的。

6. 情感反应技术(reflection of feeling) 指咨询师把来访者所陈述的有关情绪、情感的主要内容经过概括、综合与整理,用自己的话反馈给来访者,以达到加强对来访者情绪、情感的理解,促进沟通的目的。虽然情感反应技术表面看与内容反应技术很相近,但仍有所区别,内容反应着重于对来访者言谈内容的反馈,而情感反应则着重于对来访者的情绪内容进行再编后反馈给来访者。一般地说,内容反应与情感反应是同时的。

内容反应:"你说你经历了 25 次恋爱,但都以失败而告终了,是这样吗?"

情感反应:"你因此非常伤心、痛苦,是这样吗?"

综合内容反应和情感反应两种技术:"你说你经历了 25 次恋爱,但都以失败而告终了,你因此非常伤心、痛苦,是这样吗?"

情感反应可以使来访者觉察自己的情感。在来访者语言和非语言行为的指导下,咨询师进入来访者的情感世界,体验来访者对过去经验的主观感受,达到感同身受。然后咨询师要跳出来访者的情感圈,用自己的语言,将自己的体会传达给来访者。情感反应技术可以协助来访者重新拥有自己的感受,带领来访者面对自己的情感,觉察自己的情感,进而接纳自己的情感,让被否认的情感成为生命的潜力和动力。

情感反应技术不仅可以让咨询师了解来访者,也可以帮助来访者自己了解自己。当咨询师反应来访者的情感时,提醒来访者鼓起勇气。面对自己的过去,继而整合、改变自己的认知和情感。这个过程,使来访者有机会进一步探索自己、了解自己、表达自己。

情感反应技术还可以帮助咨询师和来访者建立良好的咨询关系。来访者来找咨询师求助时,已经受到问题的影响,内心焦虑、烦躁。咨询师对来访者的情感反应,除了协助来访者觉察自己的感受,更清楚自己的状态外,还可以传达出咨询师对来访者的关心和用心。

7. 具体化技术(specific technology) 指咨询师协助来访者清楚、准确地表述他们的观点以及他们所用的概念、所体验到的情感和所经历的事情。来访者因为各种各样的原因,其所叙述的思想、情感、事件等常常是模糊、混乱、矛盾、不合理的,也使问题变得越来越复杂,纠缠不清,这些常常是引起来访者困扰的重要原因。由于来访者的不具体,咨询师把握的信息很可能是模糊的、错误的,咨询师也难以有针对性地工作。咨询师借助于具体化技术,澄清求助所表达的那些模糊不清的观念及问题,把握真实情况。比如"何人、何时、何地、发生何事、有何感受、有何行为"等问题,协助来访者清楚描述自己的问题,同时帮助咨询师理清思路,对症下药。来访者对问题表达缺乏具体性表现在三种情况:问题模糊、过分概括和概念不清。

(1)问题模糊:如下例。

来访者:"我快烦死了""我很自卑"等,并由此形成自我暗示,自己被自己所界定的这种情绪笼罩,陷入困扰之中。

咨询师："可不可以告诉我是什么事让你很烦?""你因为什么而自卑呢?"

（2）过分概括：引起来访者心理困扰的另一个原因是过分概括化，即以偏概全的思维方式。比如，把对个别事件的意见上升为一般性的结论，把对事的看法发展到对人的看法，把"有时"演变为"经常"，把"过去"扩大到"现在"和"未来"，这就需要予以澄清。

来访者："我觉得自己无能，没有什么本事。"

咨询师："你能具体说说你哪一项能力不行，缺少什么样的本事吗?"

（3）概念不清：来访者可能在某一个概念的内涵和外延上与咨询师的理解不同，此时咨询师需要使用具体化技术澄清，而不能主观地认为这就是来访者的问题，机械地帮助其解决。

来访者：我都好几个月没有睡着觉了。

咨询师：你能具体描述一下你的睡眠情况吗?

求助者：我每天晚上10点多钟上床睡觉，翻来覆去的就是睡不着，有时要折腾到夜里三四点才能睡着，有时迷迷糊糊地醒来，一看才四五点钟。

咨询师：你说有时三四点睡着了，有时醒来才四五点钟?

求助者：是的，总睡不着。

咨询师：我理解的睡不着是无论多长时间都没有睡，可你刚刚说的是睡着了。你是入睡时间延长了，也可以说入睡困难，但不是你所说的睡不着。

8．参与性概述　指咨询师把来访者言语和非言语行为包括情感等综合整理后，以提纲的方式再对来访者表达出来。例如，通过摄入性谈话，把所收集到的资料信息反馈给来访者"你刚刚讲了近一两年来，你在工作上取得了很多成绩，但你的同事嫉妒你的才能，对你无端指责，做出不友善的事，你为此非常生气，你想和他们斗争，又担心惹起众怒，你很苦恼，不知该如何应对。"

参与性概述可使来访者再一次回顾自己的所述，并使咨询有一个暂停调整的机会。参与性概述可用于一次面谈结束前，可用于一个阶段完成时，也可用于一般情况。只要认为对来访者所说的某一内容已基本清楚就可作一个小结性的概述。

（二）影响性技术

在咨询进行过程中，咨询师总要在某个时刻超越来访者的参考框架，从咨询师自己的角度出发，根据所接受的专业训练，所具有的洞察力、感受力和人生经验，主动影响来访者，以使来访者的成长更快一点，称之为影响性技术（influencing skills）。

和参与性技术相比，影响性技术对来访者的影响更为直接，其促进来访者意识到自己需要改变，而且需要一个更为客观的参照框架来指导自己的行为改变，这样来访者的进步就会明显加快。影响性技术包括面质、解释、指导、情感表达、内容表达、自我开放和影响性概述等。

1．面质（confrontation）　又称对质、对峙，是咨询师运用言语反应描述在来访者的感受、想法和行为中存在的明显差异、矛盾冲突和含糊的信息。使用面质技术在于协助来访者深入了解自己的感受、信念、行为和所处的境况，然后鼓励其放下防卫心理，面对自己、面对现实，之后协助其发觉被自己掩盖的能力和优势，最终实现来访者的言语和行为的统一、理想自我和现实自我的统一和前后言语的统一。

面质必须谨慎使用，以免给来访者成长带来不利。进行有效的面质需要四个步骤：①仔细观察来访者，确定他所表现出来的矛盾类型，探查矛盾之处，不要过早地作出面质。②评估面质的目的，确定这是因为来访者需要被挑战；评估咨询关系是否安全，以便使来访者能从面质中受益。③总结矛盾中的不同因素，解决冲突，促进和谐。④评估面质效果，面对面质，来访者可能否认、困惑、假装接受、真正接受，有时面质效果可能不是立即发生的，同时要关注来访者可能更为防御的迹象。

音频：面质技术案例

2．解释（interpretation）　指咨询师对来访者思想、情感、行为和事件之间的联系或其中的因果关系的阐述。解释是最重要的影响技术之一，它能帮助来访者超越个人已有的认识，以一种新的视角重新看待他们自身的问题，从而对问题有更好的理解，甚至还可能使他们的世界观产生认知性的改变。解释也是最复杂的影响技术之一，要依据各种心理咨询和治疗理论，灵活而富有创造性地运用，不能生搬硬套、牵强附会，要针对来访者的不同问题，最终给予真正符合来访者情况的合理解释。

解释内容包括：①是否有心理问题及其性质。②问题的主要原因，演变过程。③咨询的过程、原则等。解释仅仅做到帮助来访者找到问题产生的原因是远远不够的，要使问题得以改变，还需指导来访者在改变其思维方式或行为的模式上下功夫。

3. 指导技术（guidance） 指咨询师直接告诉来访者做某件事及如何做、说某些话或以某种方式行动。指导有很多种，概括起来有两种：①根据不同的心理理论指导来访者做各种训练，如行为主义学派的系统脱敏法、放松训练、自信训练等，理性情绪学派的针对来访者的各种不合理信念予以指导，用合理的观念代替不合理的观念。②咨询师根据个人的咨询经验做出指导。但有些咨询师不赞同用指导技术，他们认为这是把咨询师的意志强加在来访者身上，不利于来访者的成长。

4. 情感表达技术（expression of feeling） 指咨询师将自己的情绪、情感及对来访者的情绪、情感等，告之来访者，以影响来访者，助其成长。情感表达和情感反应完全不同，前者是咨询师表达自己及对来访者的喜怒哀乐，而后者是咨询师将来访者的情感内容整理后进行反馈。例如：来访者讲述"我的室友对我一点都不关心，我很伤心，她和别人说话总是轻声细语，对我总是爱理不理，让我很难过，觉得不公平。"

情感反应："你感到很伤心，难过？"

情感表达："对此我也感到十分难过。"

正确使用情感表达，既能体现对来访者设身处地的理解，又能传达自己的感受，使来访者感受到一个活生生的咨询师形象，也了解了咨询师的人生观。同时，咨询师的这种开放的情绪分担方式为来访者做出了示范，易于促进来访者的自我表达。

5. 内容表达技术（expression of content） 指咨询师传递信息、提出建议、提供忠告，给予保证、进行解释和反馈，以影响来访者，促使来访者实现咨询目标。如咨询师介绍心理咨询是什么，咨询中的保密原则是什么等都是内容表达。

内容表达技术与内容反应技术不同，前者是咨询师表达自己的意见，而后者则是咨询师反应访者的叙述。虽然内容反应中也含有咨询师所施加的影响，但比起内容表达来，则要显得隐蔽、间接、薄弱得多。同样，内容表达技术与解释技术也不同，解释侧重于对某一问题做理论分析，而内容表达则是咨询师提供信息、建议和反馈。

6. 自我开放技术（self-disclosure） 也称自我暴露、自我表露，是指咨询师提出自己的情感、思想、经验与来访者共同分享，它是情感表达和内容表达的一种特殊组合。自我开放技术在咨询会谈中十分重要，咨询师的自我开放与来访者的自我开放有同等价值，它能促进建立良好的咨询关系，能使来访者感到有人分担了其困扰，感受到咨询师是一个普通的人，能借助于咨询师的自我开放来实现来访者更多的自我开放。

自我开放有两种形式，一是咨询师把自己对来访者的体验感受告诉来访者，二是咨询师暴露与来访者所谈内容有关的个人经验。一般来说咨询师的自我开放越多，来访者的相应行为也越多，越愿意谈及自己的所思所想。但也有人认为咨询师的开放应有一定的限度，低于或超过这个限度不但不能起到良好作用，反而对对方的情感和咨询关系有破坏作用。自我开放应以有助于促进咨询关系、促进来访者进一步自我开放和深入地了解自己、加强咨询效果为准则。

7. 影响性概述 指咨询师将自己所叙述的主题、意见等组织整理后，以简明扼要的形式表达出来。影响性概述可使来访者有机会重温咨询师所说的话，加深印象，亦可使咨询师有机会回顾讨论的内容，加入新的资料，强调某些特殊内容，提出重点，为后续的交谈奠定基础。

影响性概述与参与性概述不同，前者概述的是咨询师表达的观点，而后者概述的是来访者叙述的内容，因而前者较后者对来访者的影响更为主动、积极和深刻。

影响性概述既可在面谈中间使用，也可在结束时使用。有时常和参与性概述一起使用。比如，当用于面谈结束时，咨询师可总结来访者的主要问题、原因及影响等，然后小结双方所做的工作，概述自己所阐述的主要观点。这样会使整个咨询过程脉络清楚，有利于来访者把握咨询全局，加深印象。

（三）其他技术

在会谈中，除了参与性技术和影响性技术外，还有一些其他常用技术，例如观察技术、处理沉默现象技术等。

1. 观察技术 在心理咨询活动中咨询师既要注意来访者的谈话内容，又要细心观察其谈话态度、姿势和表情动作,这就需要了解一定的观察技术。

(1)面部表情:在心理咨询中,从面部表情获得的信息量近一半,其重要性是显而易见的。面部表情线索可能稍纵即逝,特别是微表情很难被发现,需要咨询师在咨询中保持敏感和警觉。

眼睛是心灵的窗户,眼睛也是个体脸上最诚实的部位之一。当遇到令人吃惊的事情时,眼睛宽度增大,瞳孔迅速扩张;一旦对事情作出消极认知,瞳孔就会立即收缩,同时眉毛压低;而当遇到高兴的事情时,瞳孔扩张,眉毛上挑(或弯成弓形),呈现出满足感或其他一些积极情感;当感到兴奋、烦乱、紧张或忧虑时,眼睛眨动的频率就会增加,一旦放松,又会恢复常态。

嘴部和眼睛一样,嘴部也能提供很多有价值的信息,当个体压力很大时,会把嘴唇藏起来导致嘴唇的消失,而嘴唇挤压往往是消极情感的反映。而当有不同意见或是准备转换话题时,个体总是会把嘴唇缩拢。

面部其他信息:当压力很大或专注于某项任务时可能会伸出舌头,舔舔嘴唇,舌头反复摩擦嘴唇,以此达到自我安慰的效果,并让自己冷静下来;当个体感到焦虑、悲伤、专注、担忧、不知所措或气愤的时候容易皱眉头,表情上显示出慎重和集中;而当个体情绪高涨时则会表现鼻孔扩张;咬指甲是压力、不安全感或不舒适的信号,与个体的不自信有关。

(2)形体动作:身体语言主要包括手势、躯干姿势、腿脚的动作、点头或摇头等。交流中,最起作用的身体语言是手势,躯体姿势和腿脚的动作。

手能很好地表达个体的情绪、思想和感情。个体说谎时会有压力或紧张,会出现手心出汗,但手心出汗并不代表个体说谎。个体感受到压力、高度兴奋或紧张时,能引起手掌颤抖,但如果手颤动伴随触摸颈部或按嘴唇等安慰动作,则可以与判定和压力(或其他消极的事情)有关。双手冻结一般出现在说谎时,个体通常会尽量减少各种手势和接触,并且很少移动四肢。个体遇到重大事件或变化,感受到压力或低度自信,则会表现出十指交叉紧扣。而处于怀疑或低度压力状态下,个体通常会搓手或抚摸颈部。手部动作的突然转换往往说明个体的思想和感觉发生了急促的变化。个体将手从桌上突然放到桌下,可能是感觉压力或紧张。

当遇到令自己不舒适的人、没有吸引力或令人厌恶的事物时,躯干会倾向远离(躯干倾斜)。而当个体感觉到事情不妙,如关系发生了变化或遇到不喜欢的话题等,则会出现腹侧否决行为,个体就会转换姿势或者转身离开,个体会将身体的腹侧展示给喜欢的人或事物。挺起胸腔、露出部分躯干和大口喘气往往与受很大的压力,准备还击有关。当来访者正处于消极状态下,缺乏信心,而且感到非常不自在,会慢慢地将双肩提升到耳朵的高度,仿佛要把头藏起来一样。

个体高兴时候双腿和双脚一起摆动或颤动。当想要离开当前位置或做好了结束此次见面的准备时,个体先会用双手按住膝盖、躯干前倾或身体放低转向椅子的一侧。当感到高兴或幸福时,个体会出现脚跟着地,脚的其他部位却向上翘了起来,脚趾指向天空。当感到压力、烦乱或威胁时,个体会叉开双腿。当正在承受压力和情绪的波动时,个体不停摆动和弹动的双脚会突然停了下来。当感到不安、焦虑或威胁时,个体会突然将脚趾转向内侧或两只脚互锁。

2. 处理沉默现象技术　沉默是指当需要来访者进行自我探索而回答问题时,来访者出现停止回答与探索的现象,阻碍了咨询的顺利进行。在咨询中,沉默现象属于非语言行为,使得整个咨询过程仿佛突然中断,使咨询双方陷入僵持,甚至是尴尬的境地,从而给双方带来无形的压力。

(1)沉默类型:①思考型,来访者正在思考某一问题而出现的沉默。②反抗型,来访者本人不愿意接受咨询,没有咨询动机,使用沉默这种不合作的方式来进行无声的抗议,甚至表现出不耐烦和敌意。③情绪型,来访者受到某种情绪困扰,或是让其感到羞愧的事情而出现的沉默。④怀疑型,来访者不信任咨询师,因而不愿把某些信息说出来,往往会有怀疑的眼神,感觉局促不安。⑤茫然型,来访者不知道该对咨询师提出的问题作出何种反应时出现的沉默。

(2)沉默处理:①思考型沉默,咨询师可以等待,同时以微笑、目光接触、点头等表示自己的关注、理解和鼓励,一般不宜打断来访者思考。如果思考时间过长,咨询师可进行有技巧的询问,话语中要透露出关心和协助。②反抗型沉默,首先要明确这种反抗是针对咨询本身还是反抗强迫参与咨询这件事。若是对咨询本身不存在偏见,那就需要咨询师以丰富的经验和耐心的态度,慢慢打破这种沉默。若是对咨询本身存在偏见,那就需要向来访者声明,心理咨询师向其提供帮助,建立在彼此自愿

109

的基础上,若其强烈反对,咨询师可以选择结束咨询。③情绪型沉默,咨询师应多使用情感反应和影响性技术,当来访者以沉默表示气愤、对抗时,咨询师要及时发现,主动寻找原因,采取措施。若是咨询师自己失误导致,可主动道歉;若是言语上误会,则进行解释,予以澄清。④怀疑型沉默,咨询师应重视建立良好的咨询关系,获得来访者的信任,同时注意提高会谈技巧。⑤茫然型沉默,咨询师应进行很好的倾听,通过内容反应和内容表达技术,促进来访者充分探索和表达,帮助其准确认识自己,明确自己的问题和原因。

五、心理咨询师的基本要求

心理咨询过程是心理咨询工作者知识、技能、心理品质、职业道德、价值观、人性观等多方面的展示,这直接决定了心理咨询的效果,因此,心理咨询师必须要达到一定的资格要求。

（一）专业知识、技能方面的要求

1. 国外的要求　发达国家心理咨询工作对从业者专业知识和技术有严格的要求。在美国,各个州都对职业心理咨询者有严格的从业要求,若要成为一名国家级资格认定的心理咨询者(NCC),必须通过"国家咨询者资格认定委员会"(以下简称 NBCC)制订的标准化考试,获取相应的开业执照。美国的心理咨询工作者,至少要获得心理咨询硕士学位,并在相应的专业领域完成规定的实习内容和实习时间。包括健康心理咨询、学校心理咨询、职业心理咨询、婚姻与家庭心理咨询、组织心理咨询等。美国学者伊根曾提出心理咨询师专业课程模型,如图 8-3。

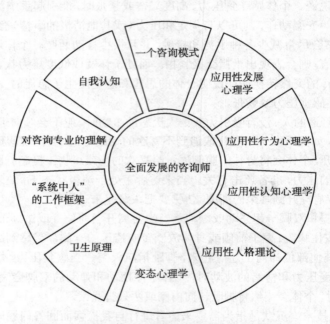

图 8-3　伊根(Egan)提出的咨询师专业课程模型

2. 我国的要求　中国国家劳动和社会保障部于 2001 年 8 月颁布了《心理咨询师国家职业标准》,明确规定要掌握的基础知识包括普通心理学、社会心理学、发展心理学、心理健康与心理障碍、心理测验学、咨询心理学、与心理咨询相关的法律知识等。晋级培训期限心理咨询员不少于 720 标准学时,心理咨询师不少于 520 标准学时,高级心理咨询师不少于 320 标准学时等。

（二）职业道德方面的要求

职业道德规范是鼓励或禁止从业人员从事某些专业活动的根本原则,也是保证从业人员做好本职工作的必要条件。2012 年颁布的《中华人民共和国精神卫生法》对心理咨询师的职业道德作了如下要求:

1. 心理咨询人员应当提高业务素质,遵守执业规范,为社会公众提供专业化的心理咨询服务。

2. 心理咨询人员不得从事心理治疗或者精神障碍的诊断、治疗。

3．心理咨询人员发现接受咨询的人员可能患有精神障碍的，应当建议其到符合本法规定的医疗机构就诊。

4．心理咨询人员应当尊重接受咨询人员的隐私，并为其保守秘密。

（三）心理品质方面的要求

咨询师的个人因素对咨询效果有直接的影响。根据我国心理咨询实践的具体情况，提出心理咨询师应具备以下心理品质：较高的心理健康水平、敏锐的观察力、灵敏的感受性、较强的语言驾驭能力和清晰的自我意识。

第二节 心理治疗

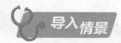

王阿姨爱抱怨，只要一看见护士，就开始抱怨起周围的事物，护士们总是耐心倾听并试图安慰她。但是王阿姨的抱怨不仅没有减少，反且越来越多。有什么办法能使王阿姨不要整天这样不开心呢？

心理医生给出建议：①不论何时看见王阿姨，都要马上对她说些积极的事情。②不管什么时候王阿姨自己说了什么好事儿，护士就应该坚持听下去。③只要王阿姨一开始说起消极的事情，护士就可以借故离去或装作很忙而无法倾听。

数周之后，王阿姨谈论的积极事情越来越多，而抱怨越来越少，她看上去快乐多了。

1．对王阿姨使用了何种心理干预方法？

2．该方法的理论基础、基本技术是什么？

一、概述

（一）概念

心理治疗（psychotherapy）是在良好治疗关系基础上，由经过专业训练的治疗师运用心理治疗的有关理论和技术，对来访者进行帮助的过程，以消除或缓解来访者的问题或障碍，促进其人格向健康、协调的方向发展。

（二）心理治疗的标准

英国的艾森克提出了心理治疗的6个标准：①这是一种在两人或多人之间的一种持续的人际关系。②其中的参与者之一具有特殊经验并受过专门训练。③其中的另一个或多个参与者是由于对自己的情绪或人际适应感到不满意才加入这种关系。④所应用的方法实际上是心理学的原则，包括解释、暗示以及说明等。⑤治疗的程序是根据心理障碍和一般理论以及某一病人的障碍的特殊起因而建立起来的。⑥治疗过程的目的就是改善病人的问题，病人也正是因为有问题才前来寻求帮助的。

（三）心理治疗与心理咨询的关系

1．心理治疗与心理咨询的相同点　两者的工作目的、理论与方法是相似的；咨询与治疗不能完全分开，即使有差异，也是非本质的。

2．心理治疗与心理咨询的不同点　①工作对象：心理咨询的对象称来访者，是在适应和发展方面发生困难的正常人、心理问题较轻或已康复的病人。心理治疗的工作对象称病人，主要为精神病、神经病、心身疾病、心理障碍等。②工作任务：心理咨询主要解决人际关系、学习、升学、婚姻等问题，心理治疗主要解决人格障碍、行为障碍、心身疾病、性变态等问题。③工作者：心理咨询称为临床咨询心理学家，心理治疗称为精神医生、医学心理学家。④工作方式：心理咨询强调教育与发展，费时较少，一次至数次，心理治疗强调人格的改造和行为的矫正，费时较长，数周至数年。⑤工作场所：心理咨询的工作场所相当广泛，包括门诊、学校、社区、职业培训部门等，心理治疗主要在医疗环境或私人诊所进行。

二、行为治疗

（一）概念

行为治疗（behavior therapy）又称行为矫正，是建立在行为学习理论基础上的心理治疗方法，故又称为学习疗法。行为治疗认为，适应性不良行为是在日常的经历中特别是在心理创伤体验中，通过学习并经条件反射固定下来的。因此，通过相反的或替代的再学习可消除或纠正适应性不良行为，建立正常而健康的行为。

（二）基本理论

行为治疗的理论来源主要有三个方面：经典条件反射理论、操作性条件反射理论和社会学习理论。这三种理论的共同点就是学习，它们都是关于有机体的学习的发生机制和条件的理论（详见第一章第五节）。

（三）基本技术

1. 阳性强化法（positive reinforcement therapy）

（1）概念：又称正性强化法，指应用操作性条件反射原理，强调行为的改变是依据行为后果而定的，其目的在于矫正不良行为，训练与建立某种良好行为。即运用正性强化原则，每当出现所期望的心理与目标行为，或者在一种符合要求的良好行为之后，采取奖励办法，立刻强化，以增强此种行为出现的频率，故又称奖励强化法。

（2）理论基础：阳性强化疗法的理论基础是斯金纳的操作性条件反射。强化理论认为，人们会重复那些受到正强化的行为，而修正那些负强化或者被惩罚的行为。正强化的效果往往胜于负强化，如果积极的行为得不到正强化，那么这些行为会出现自然消退的现象。不强化或者既没有批评也没有表扬的淡化做法同样是不利的，因为它会导致病人的正性行为逐渐减弱甚至消失。

（3）阳性强化法的操作过程

1）选择和确定目标行为：①应确定病人哪些行为有利于疾病的治疗，哪些行为不利于疾病的康复，前者是需要正强化的行为，后者是需要改变的目标行为。②确定目标行为出现的条件、频次等。③量化目标行为，作为强化治疗的效果评价指标。

2）选择强化物：按强化物的内容可将其分为消费性强化物、活动性强化物、操作性强化物、拥有性强化物、社会性强化物等，也可以使用代币法，用小红旗、代用品等强化物。强化物的选用要注意个体差异，以达到最佳目标。

3）强化治疗：一旦病人出现适应行为或要塑造和巩固的行为，必须立即给予强化物，直至这一行为巩固。具体实施过程中，要遵循以下原则：①目标行为发生时，要及时、一致地给予强化物。②给予强化物时，要对目标行为进行描述。③强化物的给予要注意强化物的组合与数量。④实施过程中注意强化物本身可能产生的不良影响。⑤强化过程中要注意个体的行为成效。⑥要注意及时地脱离正强化程序。

（4）适应证：正强化是一种临床使用较多的方法，可用于矫正神经性厌食、偏食，降低焦虑，治疗性变态，矫正儿童多动、遗尿、孤独和学习困难等，成人的不良行为习惯等。

2. 放松疗法（relaxation therapy）

（1）概念：又称松弛训练，是按一定的练习程序，学习有意识地控制或调节自身的心理生理活动，以达到降低机体唤醒水平，调整那些因紧张刺激而紊乱了的功能。

（2）理论基础：放松训练的基本假设是改变生理反应，主观体验也会随着改变。也就是说，经由人的意识可以把"随意肌肉"控制下来，再间接地使主观体验松弛下来，建立轻松的心情状态。因此，放松训练就是训练来访者，使其能随意地把自己的全身肌肉放松，以便随时保持心情轻松的状态，从而缓解紧张、焦虑情绪等。

（3）放松疗法的操作过程

1）咨询师介绍原理：咨询师应简明扼要地对来访者讲解放松疗法的原理和过程，明确来访者在放松疗法中的主动作用，激发改变自我的积极性。

2）咨询师进行示范、指导：首次进行放松训练时，心理咨询师应进行示范并讲解要点。应告诉来访者，如果不明白放松时指示语的要求，可以先观察心理咨询师的动作，然后进行模仿。

3）强化来访者的练习：来访者在咨询室中学会了放松训练的方法及要领后，需要自行练习达到真正的放松。心理咨询师可以为来访者提供书面指示语或录音磁带，供来访者练习时使用。要求来访者每日练习 1～2 次，每次 5min 左右。心理咨询师需要向来访者强调，开始几次的放松训练并不能使肌肉很快进入深度放松状态，需要多次重复的练习，才会有效。放松训练有多种方法，来访者可以任意采用其中之一，也可以混合使用，但一般以一两种为宜，不宜过多。主要包括呼吸放松法、肌肉放松法和想象放松法。

4）指导来访者用掌握的放松方法，代替紧张焦虑：咨询师指导来访者当出现紧张焦虑等情绪困扰时，在已经掌握放松方法及要领，能够做到放松的基础上，随时用放松代替紧张焦虑，从而解决情绪困扰。

（4）适应证：可用于治疗各种焦虑症、恐惧症等，而且对各系统的心身疾病都有较好的疗效。

3．系统脱敏疗法（systematic desensitization）

（1）概念：又称交互抑制法，是由南非的精神科医生沃尔普（J. Wolpe）在 20 世纪 50 年代末期发展起来的一种以渐进方式克服或消除神经症性反应的治疗方法，沃尔普称之为"交互抑制"，后来他结合 Jacobson 的肌肉松弛技术和想象暴露的方法，总结出一个基本的治疗模式，称为系统脱敏疗法。这是第一个可供临床使用的并具有逻辑程序的行为疗法，并成为后来许多行为治疗实践的基础。

（2）理论基础：系统脱敏疗法是由交互抑制发展起来的一种心理治疗法，"系统脱敏法"就是通过一系列步骤，按照刺激强度由弱到强，由小到大逐渐训练心理的承受力、忍耐力，增强适应力，从而达到最后对真实体验不产生"过敏"反应，保持身心的正常或接近正常状态。

（3）操作过程

1）放松训练：治疗师可用前面提到的放松训练法训练病人，使其掌握放松的方法。同时布置作业反复练习，直至病人在日常生活环境中可以随意放松，达到运用自如的程度。

2）焦虑等级评定：将曾经引起病人主观不适的各种刺激因素搜集并记录下来，并让病人根据自己的实际感受评定主观不适单位（subjective unit of disturbance），简称 SUD。以百分制为例，心情极度不适时评 100 分，平静没有不适时评 0 分，两者之间各种不同程度心情不适可以评为 100、80、60、40、20 和 10 分等，然后按其分数高低将各种刺激因素排列成表。让病人懂得这种评分标准，并学会按这种标准衡量自己的主观感觉，给自己不同情景中的心情一个较为适当的分数，并示意或报告。以飞行恐惧症病人为例，其 SUD 评分见表 8-1。

表 8-1　飞行恐惧症病人的焦虑等级

唤起焦虑场景	SUD（%）
到达机场	10
登机	20
飞机在跑道上准备起飞	40
起飞的过程中	60
经历轻微颠簸	80
经历严重颠簸	100

焦虑等级评定根据病人的病史、问卷测验结果及与病人的访谈，一般只列出病人认为最重要、最常见的精神刺激，无需包罗求全，排列应由病人完成或得到病人认可。焦虑等级的评定关系治疗的成败，关键是最低层次的精神刺激所引起的不适，应小到足以能被全身松弛所抑制的程度，而且各层次之间的级差要均匀适当。如果开始焦虑分数超过 50，仅靠重复放松很难降低，此时应将焦虑等级划分更细一些。

3）系统脱敏：由最低层次开始脱敏，一个层次的紧张焦虑消失了，才能进入到下一个层次，循序渐进。

治疗者指令：请闭眼想象你已经登机，飞机在跑道上准备起飞。

（病人闭目想象，当想象中的表象逐渐清晰并开始身临其境后，以手势向治疗者示意已进入角色，治疗师计时 30s 到 1min，以下同。）

治疗者：请你告诉我你的感受如何？

（病人以一个手指示意 SUD 为 40，表示有些紧张。）

治疗者指令：抹掉头脑中的想象，放松全身肌肉。

（病人停止想象，放慢呼吸依次放松全身肌肉。几分钟后病人示意 SUD 为 10，表示心情基本恢复平静。）

治疗者指令：再次想象你已登机，飞机在跑道上准备起飞。

（病人闭目想象……）

每次放松后，治疗师都要询问病人多少焦虑分数，如果超过 30 分，就要继续放松（一般放松至病人可耐受的 SUB）。经过想象、放松、再想象再放松……如此重复多次以后，病人在想象中焦虑恐惧的感觉逐渐减轻。直到病人在想象中身处飞机在跑道上准备起飞的情境中已不再紧张时方为一级脱敏。然后想象起飞的过程中、经历轻微的颠簸和严重的颠簸等情境，逐步升级，如法炮制。最后在置身于经历严重的颠簸的想象中时，仍处于可控的焦虑恐惧时即算脱敏完毕。在脱敏之间或脱敏之后，将新建立的反应迁移到现实生活中，即现场脱敏，不断练习，巩固疗效。脱敏过程需要 8～10 次，每日 1 次或隔日 1 次，每次 30～40min。

（4）适应证：主要治疗对特定事件、人、物体或泛化对象的恐惧和焦虑，也可用于强迫症以及癔症、性功能障碍、痛经等。

4. 冲击疗法（flooding therapy）

（1）概念：又称暴露疗法、满灌疗法或快速脱敏疗法，是让病人持续暴露在现实的或想象的能够唤起强烈焦虑刺激情景中的治疗方法。

（2）理论基础：治疗恐惧症，冲击疗法不是使病人按轻重程度逐渐面对所惧怕的情况，而是让病人暴露在最惧怕的情境中，甚至过分地与惧怕的情况接触。由于面对过分的惧怕刺激，恐惧反应逐渐减轻，甚至最终消失。即使没有放松的过程，只要持久地让病人暴露在惊恐因子面前，惊恐反应也终究会自行耗尽，称为"消退性抑制"。

（3）工作程序

1）筛选确定治疗对象：选择身体健康的病人，治疗前要求病人进行必要的体检，排除心血管疾病、癫痫等重大躯体疾病。

2）签订治疗协议：应向病人认真地介绍这种治疗的原理与过程，如实地告诉病人在治疗中要付出痛苦的代价，病人及家属同意，在治疗协议上签字方可执行。

3）治疗前准备：准备病人最害怕和最忌讳的事物，准备必要的急救药品以备不时之需。

4）实施冲击疗法：治疗师迅速、猛烈地向病人呈现刺激物。治疗过程中，病人可能出现惊叫、气促、心悸、出汗、头晕目眩、四肢发抖等表现，除非情况严重，或血压和心电的监测指标出现异常，治疗应该继续。如果病人提出中止治疗，甚至由于激怒而出言不逊，治疗师应保持高度的理智和冷静，酌情处理。当病人的心理和生理反应已过高峰期后则会呈下降、消退趋势。当病人表现为对刺激物不再紧张、精疲力竭时，可继续持续暴露于特定的情景下 5～10min，以达到最佳效果。

（4）适应证：冲击治疗适用于恐惧症，如乘电梯、飞机、地铁恐惧，或动物恐惧如恐蜘蛛、恐狗等；也适用于焦虑症、强迫症等。冲击治疗不宜随便应用，应该是其他心理治疗方法失败之后才考虑的方法。

5. 厌恶疗法（aversive therapy）

（1）概念：是一种用惩罚手段引起厌恶反应，去阻止和消除原有不良行为的治疗方法。

（2）理论基础：其原理是操作性条件反射中的惩罚作用，即将某种不良的行为和痛苦的刺激建立条件反射，从而导致不良行为的消失。

（3）操作过程

1）确定靶症状：病人可能不止一种不良的行为或习惯，但只能选择一个最主要或是病人迫切要求弃除的。

2）选择适当的厌恶刺激：厌恶刺激必须是强烈的。常见的刺激有：①药物刺激：应用化学药物，如能引起恶心、呕吐的药物阿扑吗啡、戒酒硫等，或者使用强烈气味的氨水等。②电击刺激：以一定强度的感应电作为疼痛刺激，或以轻度电休克作为厌恶刺激。③橡圈弹腕刺激：拉弹预先套在手腕上的橡圈，以引起轻微疼痛作为厌恶性刺激，拉弹时同时计数。④想象刺激：如对性心理障碍病人，可让其想象在大庭广众、众目睽睽之下，表现变态性行为，从而使病人自己感到羞耻，由此作为厌恶性刺激。

3）把握时机施加厌恶刺激：在不良行为即将出现或正在出现的同时，实施厌恶刺激。

（4）适应证：厌恶疗法主要适用于酒依赖、吸毒、网络成瘾等成瘾性疾病，露阴癖、恋物癖等性心理障碍，强迫症等神经症，儿童不良行为习惯等。

厌恶疗法应该在严格控制下使用，因为目前尚有两个争议的问题：一是技术方面的问题。从学习理论可知，惩罚是有危险的，如露阴癖病人经电击治疗后而发生阳痿，另一些病人可因惩罚而增加焦虑。二是伦理问题。惩罚作为一种治疗手段，可能与医学宗旨违背。因此，厌恶疗法最好是在其他干预措施无效、病人愿意的情况下选用。

6. 模仿法（modelling）

（1）概念：又称示范法，是向来访者呈现某种行为榜样，让其观察示范者如何行为以及通过这种行为得到了什么样的结果，以引起他从事相似行为的治疗方法。

（2）理论基础：它的理论基础源于班杜拉的观察学习理论。模仿包括榜样示范和模仿练习。榜样示范是治疗师或其他人向来访者清楚地演示新的适应行为。这种演示可以有多种方式，如治疗师、小组、同伴或他人的实际行为示范，影片、录像和录音等象征性示范，想象示范等。模仿练习则是来访者依照样板行为进行实际演练。在有些情况下，只有榜样示范这一方面，来访者未被明确要求进行实际演练，这称为被动模仿学习；既观察榜样示范又进行模仿练习的叫主动模仿学习。

（3）工作程序

1）选择合适的治疗对象：除了必须是适应证以外，还要评估来访者的模仿能力，才能决定是否为合适的治疗对象。每个人的模仿能力是不一样的，有的人模仿特别快而另外一些人则可能模仿能力太差，示范再三，不得要领。模仿能力可以通过来访者的经历和心理测量的结果得以反映。

2）设计示范行为：根据来访者的具体情况，有针对性地设计一个或一组示范行为。示范的情景尽可能真实，如示范与猎狗接触最好是真正的猎狗，而不是狗的录像、狗的模型。同时，示范事件的顺序应该是从易到难，由简到繁，循序渐进。

3）强化正确的模仿行为：在有经验的示范者的影响下，模仿并不十分困难，但要将模仿行为吸收、巩固，融合为个体自然行为中的一部分，就需要给予及时的强化。例如一个性格孤僻的儿童，在姐姐的示范下参加到一群正在游戏的儿童中来，他来到儿童中间，完全是对姐姐行为的模仿，如果此时这群儿童对他的行为给予阳性强化，例如向他微笑，同他谈话，分给他糖果、玩具，让他担任游戏中的角色等等，那么这位儿童模仿学来的参与行为就会得以巩固和加强。

示范者的表现是治疗成败的关键，通常情况下，示范者的感染力越强，模仿者的动机也就越强，成绩越好。另外，示范者与模仿者的共同之处越多，模仿的信心越足，成绩越好。如果示范者高高在上，非同寻常，即使有杰出的示范表现，也只能让模仿者自叹不如。此外，对正确模仿行为的强化，应当适时和恰当。

（4）适应证：模仿法不仅用于治疗多种行为障碍，如恐惧症、强迫症、儿童社会退缩行为、智障儿童的行为学习等，同时更多地用于日常生活中规范人们的行为，如父母、教师教孩子新行为，社会评选道德模范、劳动模范等均属此类。一般来说，模仿法更加适用于年轻的来访者。

7. 生物反馈疗法（biofeedback therapy）

（1）概念：此疗法就是个体运用生物反馈技术，控制和调节不正常的生理反应，以达到调整机体功能和防病治病目的的心理疗法。临床上常用的生物反馈技术有多种，如肌电反馈、皮肤电反馈、心率与血压反馈、皮肤温度反馈、括约肌张力反馈、脑电反馈等。

（2）理论基础：生物反馈技术是借助仪器将人体内一般情况下不能被人感知的生理活动变化信息，如肌电、皮肤电、皮肤温度、血管容积、心率、血压等加以记录、放大并转换成为能被人们所理解的听觉或视觉信号,并通过对这些信号的认识和体验,学会在一定程度上有意识地控制自身生理活动的过程。

(3)操作方法:生物反馈技术是生物信息反馈与放松训练相结合,使病人在信息反馈的鼓励下,更快、更有效地学会放松技术,从而达到调整血压、呼吸、肌肉紧张度等生理指标,进而消除临床症状的作用。

生物反馈治疗有别于普通的医学治疗,如打针、吃药、手术,不管病人主动还是被动接受,都可以药到病除,但生物反馈治疗却是一个病人必须主动参与的过程。生物反馈仪本身对病人没有任何治疗作用,除了提供信息以外,没有给病人任何物理的、化学的干预。治疗师应让病人明白,是他在支配反馈信号,而不是仪器在支配他。如果病人无所用心,他将一无所获。

(4)适应证:生物反馈技术是行之有效的行为治疗技术,已被广泛用于治疗心身疾病、神经症及儿童行为问题等。生物反馈也可使用于如括约肌和骨骼肌的功能训练,以促进功能的恢复。

三、精神分析治疗

(一)概述

精神分析疗法(psychoanalytic therapy),也称心理分析疗法,是以精神分析理论为基础的心理治疗方法,由奥地利精神科医生弗洛伊德于19世纪末创立,在此基础上,衍生出近代多种精神动力治疗理论。精神分析学说强调潜意识中早年心理冲突在一定条件下(如精神刺激、环境变化等)可转化为各种神经症状及心身转换症状(如癔症、焦虑症、消化性溃疡等心身疾病)。因此,通过耐心的长期的"自由联想"等内省方法,帮助病人将压抑在潜意识中的各种心理冲突,主要是幼年时期的精神创伤和焦虑情绪体验挖掘出来,使其进入到意识中,转变为个体可以认知的内容进行再认识,可以使病人重新认识自己,并改变原有的行为模式。

精神分析疗法的目的不是单纯地消除病人的症状,而是注重人格的重建,思维模式、态度的转变,以及解决早年的心理冲突,消除潜意识心理冲突的影响,启发和扩展病人的自我意识。通过分析,达到认知上的领悟,促进人格的成熟。

(二)基本理论

弗洛伊德的精神分析理论学说主要包括潜意识理论、人格结构理论和性心理发展理论等(详见第一章第五节)。

(三)基本技术

1. 自由联想(free association) 是精神分析疗法的基本手段。其最重要的功能是能减轻病人的心理防御机制,逐渐接近潜意识。治疗者要求病人躺在沙发上,治疗者站在病人的后面,鼓励病人毫无保留地诉说他想要说的一切,无论任何微不足道、没有意义甚至是荒诞不经的内容,都毫无保留地讲出来,以挖掘出压抑在潜意识中的情绪体验,如童年的创伤、自我欲望等。治疗者经过观察、分析和解释,引导病人绕过平时的防御机制,逐渐进入潜意识的世界,使潜意识里的心理冲突逐渐被带入到意识领域,找出心理障碍的起因,使病人对此有所领悟,从而建立现实的、健康的心理。自由联想几乎贯穿于整个精神分析治疗的过程。

2. 阻抗分析(resistance analysis) 阻抗是自由联想过程中病人在谈到某些关键问题时所表现出来的自由联想困难。其表现多种多样,如治疗过程中,病人会有意或无意地回避某些问题,或在行动上表现出不合作的态度,这种现象就是阻抗。其目的是阻止受压抑的内容进入意识状态,这也是一种防止心理冲突进入现实世界的自我保护功能。能否消除阻抗是精神分析是否成功的关键,也是一项最为艰难的工作。精神分析理论认为,当病人出现阻抗时,往往是有意义的,触及其心理症结之所在。因此,治疗者的任务就是在整个治疗过程中不断辨认并帮助病人克服各种形式的阻抗,将压抑在潜意识中的情感释放出来。

3. 移情分析(transference analysis) 在精神分析过程中,随着病人与治疗者治疗关系的发展,病人对治疗者的信任和依赖日益增加,病人会将对自己的父母、朋友,甚至恋人或配偶的感情转移到治疗者身上,即把治疗者看成是过去心理冲突中的某一人物,将自己的情感活动转移或发泄到治疗者身上,这种现象称为移情。移情有正移情和负移情之分。正移情是病人爱怜情感的转移,即把治疗者当成喜欢的、热爱的、思念的对象。负移情是病人憎恶情感的转移，是将过去生活中使其体验到攻击、愤怒、痛苦、羞辱等的对象投射到治疗者。面对病人的移情，治疗者应作出恰当的反应，以适当的同理、节制和真诚的态度对待病人讲述的内容。通过对移情的分析，可以了解病人心理上的某些本质的问题，引导病人讲述出痛苦的经历，揭示移情的意义，帮助病人进一步认识自己的态度与行为并给予适当的疏导，以使移情成为治疗的动力。

4．释梦（dream interpretation）　在自由联想的同时，也可建议病人讲述自己的梦，在此，梦被理解为一种形象语言。弗洛伊德将梦的分析看做是精神分析疗法的重要手段，他认为："梦是做梦者潜意识冲突欲望的象征"。梦中的内容与被压抑的无意识心理活动有内在联系，但往往是已经进行过伪装，所以对梦进行分析就是揭开伪装，寻求真实的无意识心理活动。弗洛伊德认为梦的研究不仅能了解一般情况下的潜意识心理过程和内容，而且能了解那些被压抑、被排斥于意识之外的、在自我防御活动时才表现出来的心理过程和内容。

5．解释（interpretation）　治疗者在治疗过程中，对病人的一些心理实质问题，如对他所说的话的潜意识含义进行解释，使其领悟或自知，面对现实并接受现实。解释是一个逐步深入的过程，要以病人所说的话为依据，用病人能够理解的语言告诉他心理症结所在。通过解释帮助病人逐步重新认识自己，认识自己与其他人的关系，使被压抑在潜意识的内容不断通过自由联想和梦的分析暴露出来，从而达到治疗疾病的目的。

尽管精神分析疗法发展历史最悠久，也是心理治疗领域影响最大的一种理论和方法，但由于其技术难度较大，必须由经专门训练过的专业人员实施，且因疗程长、费用高、理论无法证实、缺乏评判标准、结果难以重复等，受到不少批评，经典的分析操作现在也较少使用。但是精神分析治疗的影响仍不可低估，其基本原理和经典的心理分析技术仍在各种改良的心理分析疗法中应用。

（四）适应证

精神分析疗法主要应用于各种神经症病人、某些人格障碍病人、心境障碍病人以及心身疾病的某些症状。

四、人本主义治疗

（一）概述

人本主义治疗是以"人本主义"哲学思想为基础的一系列心理治疗方法的统称，其中包括以人为中心疗法，经验性心理疗法，格式塔疗法和存在主义疗法等。本章主要介绍由罗杰斯创立的以人为中心治疗方法。以人为中心疗法在20世纪中期被誉为继精神分析和行为治疗发展起来的第三大势力。

罗杰斯强调来访者与治疗师之间关系更加平等的非指导性的心理治疗模式，心理治疗的目标是为了促进病人的"个人成长"。在临床工作中，治疗师必须根据病人个人发展来确定治疗方向，把治疗重点更多放在解决现实问题上，而不只是早年问题上；更重视病人感知体验，而不只是其想法；更重视病人自身的资源，而不只是治疗师的资源；更注重病人的潜能，而不只是病态症状；更重视治疗双方的关系能给病人提供积极体验，而不只是给病人提供某种合理的解释。罗杰斯相信，每一个人都具有理解和处理自己问题的能力。

（二）基本原理

以人为中心的理论前提认为人有一种与生俱来的实现的倾向。人的内在的动力是由多种不同需求组成；人的不同需求是由低级向高级发展，并存在着个体差异性；这种实现的倾向不仅要在生理、心理上维持自己，而且要不断增长和发展自己。

因此，以人为中心的治疗相信人在本质上是可信赖的，人有不需要治疗者直接干预就能了解自己及解决自己困扰的极大潜能，只要提供适宜的环境气氛，建立有治疗功能的良好关系，使当事人体验到那些被自己否定和扭曲的感觉，学习接纳自己，增进自我觉察，"将一个具有充分潜能的人早已存在的能力释放出来"，帮助个体认识"真实自我"，他们就能朝着自我导引的方向成长，得以"实现自我"。

（三）基本技术

尽管罗杰斯反对将人本治疗过度执着于一种方法或一种学派的教导或技术，担心会影响治疗的效果，但不少学者仍总结了罗杰斯在治疗过程中常用的基本技术如非指导性的治疗方式、建立有治疗效的治疗关系和会谈技巧。

1. 非指导性的治疗方式 非指导性的治疗方法是强调病人有权为他自己的生活做出选择；重视个体心理上的独立性和保持完整的心理状态的权利；着眼点在病人这个人而不是问题本身。其目的是促进病人的成长，协助病人进行自我探索，使其自我概念向着更接近自我的经验、体验方向发展。

非指导的治疗师常用的会谈技巧顺序如下：①以某种方式确认病人表达自己当下所反映出的情感与态度。②确认或说明病人的行为举止所反映的情感与态度。③指出对话的主题，但让病人自行发挥。④确认病人谈话的主题。⑤提出非常特定的问题。⑥讨论、说明或提供与问题或治疗相关的信息。⑦根据病人的情况确定会谈情境。在非指导的会谈中，病人的活动占优势，治疗师的基本工作是帮助病人认清、理解他自己的情感、态度和行为模式。

2. 建立具有疗效的治疗关系 以人为中心强调治疗师的态度、个人特质和治疗关系的性质是治疗过程中首要决定因素，而治疗师的理论知识与技术则是第二位的。在治疗关系中，治疗者需要具备三种个人特质或态度来建立治疗关系的中心：即真诚或一致性、无条件的积极关注和正确的共情。

3. 会谈技巧 常用的包括：倾听技巧、提问技巧、表达技巧和观察技巧。例如罗杰斯在格洛丽亚个案中应用的提问技巧。

格洛丽亚：我知道你不会给我答案。但我希望你能指导我，告诉我从哪儿开始，怎么才能挽回我们的关系呢？

罗杰斯：我想问一下，你希望我说什么？

格洛丽亚：我希望你对我说"你要诚实，去冒险，帕米会接受你的……"

罗杰斯：嗯，听起来，你知道自己该怎么做……

（四）适应证

人本主义治疗的适用性非常广泛，在某种程度上它对所有的人都适用。目前已广泛应用于个体治疗、团体治疗、家庭治疗和危机干预等临床领域，适合解决焦虑、酗酒、身心障碍、恐惧症、人际交往问题、情绪障碍、慢性病自我管理、肿瘤及人格分裂等相关的临床心理问题。

五、理性情绪行为疗法

（一）概述

理性情绪行为疗法，简称 REBT，也称"合理情绪行为疗法"，是帮助病人解决因不合理信念产生的情绪困扰的一种心理治疗方法，属于认知行为疗法。认知行为疗法中其他代表性的疗法还包括贝克和雷米（V.C. Raimy）的认知疗法（CT）以及唐纳德·梅肯鲍姆（Donald Meichenbaum）的认知行为疗法（CBT）。

（二）基本原理

理性情绪疗法由美国著名心理学家埃利斯于 20 世纪 50 年代创立，其理论认为引起人们情绪困扰、行为结果 C 的并不是外界发生的某一诱发事件 A，而是由经历这一事件的个体对事件的态度、看法、评价等认知内容 B，因此要改变情绪困扰不是致力于改变外界事件，而是应该改变认知，通过改变认知，进而改变情绪，即 ABC 理论。而治疗的核心是对不合理信念加以驳斥和辩论（disputing，D），使之转变为合理的信念，最终达到新的治疗效果（effects，E）。这样，原来的 ABC 理论就进一步扩展为 ABCDE 治疗模型。

（三）操作过程

埃利斯合理情绪疗法的治疗过程一般分为 4 个阶段：

1. 心理诊断阶段 ①建立良好的医患工作关系，帮助病人建立自信心。②找出病人情绪困扰和行为不适的具体表现（C），以及与这些反应相对应的激发事件（A），并对两者之间不合理观念进行初步分析，找出他们最迫切希望解决的问题。③治疗师与病人一起协商，共同制订治疗目标，一般包括情绪和行为两方面的内容。④向病人介绍 ABC 理论，使其接受这种理论和认识到 A、B、C 之间的关系，并能结合自己当前的问题予以初步分析。

2. 领悟阶段 通过解释和证明使病人在更深的层次上领悟到他的情绪和行为问题，是自己的不合理信念造成的，因此他应该对自己的问题负责。注意引导病人把合理的信念与不合理的信念区分开，从而使病人对自己的问题及其与自身的不合理信念的关系达到进一步的领会。一般说来，要帮助病人实现 3 种领悟：①使病人认识到是他们的不合理信念引起了不良情绪和行为后果，而不是激发事件本身。②病人对自己的情绪和行为问题负有责任，应进行细致的自我审查和反省。③使病人认识到只有纠正不合理的信念，才能减轻或消除他们目前存在的症状。

3. **修通阶段** 这是合理情绪疗法中最主要的阶段。主要任务是采用各种方法与技术，使病人修正和放弃原有的非理性观念并代之以合理的信念，从而使症状得以减轻或消除。理性情绪疗法强调人自身的认知、情绪和行为三个维度的功能统一性。下面介绍几种常用的矫正认知、情绪和行为的方法。

（1）与不合理信念辩论：埃利斯认为病人从不把自己的症状与自己的思维、信念相联系，因此要积极主动地、不断地向病人发问，对其不合理信念提出挑战和质疑。它源于古希腊哲学家苏格拉底的辩证法，即所谓"产婆术式"的辩论技术。基本思路是从病人的信念出发进行推论，在推论过程中会因不合理信念而出现谬论，来访者必然要进行修改，经过多次修改，来访者持有的将是合理的信念，而合理的信念不使人产生负性情绪，来访者将摆脱情绪困扰。在上述辩论过程中，当涉及病人对周围的人或环境方面的那些不合理信念时，治疗师可运用"黄金规则"来反驳病人对别人或周围环境的绝对化要求。所谓"黄金规则"，是指"像你希望别人如何对待你那样去对待别人"，这是一种理性观念，可以理解为你希望别人对你好，你就对别人好，你希望你有困难时别人帮助你，在别人有困难时你去帮助别人。一旦病人接受了"黄金规则"，他们很快就会发现自己对别人或环境的绝对化要求是不合理的。

音频：与不合理信念辩论技术

（2）合理情绪想象技术：该技术是帮助病人停止非理性信念的传播。其步骤是：①让病人在想象中进入困扰他的情境，体验在这种情境中的强烈情绪反应。②帮助病人改变这种不适当的情绪反应并体会适度的情绪反应。③停止想象，让病人讲述他怎么想就使自己的情绪发生了变化，此时治疗师要强化病人新的信念和体验，以巩固他获得的新的情绪反应。

（3）认知家庭作业：让病人自己与自己非理性信念进行辩论，它是正式会谈后的继续。主要有合理情绪自助表与合理自我分析报告两种形式。让病人填写合理情绪自助表，在找出 A 和 C 后，再继续找 B。自助表中列出有十几种常见的不合理信念，让病人从中找到与自己情况相符的 B 或单独列出。治疗师进而对其不合理信念进行辩论（D），最后自己评价辩论的效应（E）。这实际上就是病人自己进行 ABCDE 分析的过程。除认知作业外，还有情绪或行为方面的家庭作业。病人对自己每天的情绪和行为表现加以记录，对积极的、适应性行为和情绪给予自我奖励。

（4）其他方法：理性情绪疗法还可以采用一些行为技术，来根除不合理信念。如瓦解羞愧练习，即让病人公开做一些他认为是可耻、愚蠢和荒谬的事情，同时让自己不要感到羞愧，来瓦解病人的羞愧心理。此外，理性情绪疗法的行为技术还包括采用自我管理程序的自我强化、放松治疗、系统脱敏等。

4. **再教育阶段** 主要任务是巩固治疗所取得的效果，帮助病人进一步摆脱不合理信念及思维方式，使新观念和逻辑思维方式得以强化并重新建立起新的反应模式，以减少以后生活中出现的情绪困扰和不良行为。

（四）适应证

理性情绪行为疗法广泛用于干预多种心理问题，包括部分抑郁障碍、焦虑障碍、自杀及自杀企图、强迫症、精神分裂症、进食障碍、睡眠障碍、情绪问题、婚姻家庭问题等。

六、催眠疗法

（一）概述

催眠疗法（hypnosis therapy）是心理治疗的方法之一，其机制尚未完全阐明。但一般认为催眠疗法是运用暗示的方法，使病人产生一种特殊的意识状态。此时，病人与治疗师保持密切的感应关系，会不加批判地接受治疗师的暗示指令，从而达到治疗的目的。催眠的程度，因人而异，并不一致。既有可立即进入深沉催眠状态的人，也有始终无法进入的人。

（二）理论基础

迄今为止催眠的机制还缺乏权威的理论，还处于百家争鸣的阶段，多数人将其分成两类：生理学理论与心理学理论。

1. 生理学方面

(1) 催眠反应性与脑电图（EEG）相关：高敏者静息时 α 波（7～13CPS）有高电压倾向。催眠时，α 及 β 节律增加，振幅也增加。在催眠条件下，做情绪性回忆时，高敏者比清醒时高，低敏者不变。高敏者积极情绪回忆时，两侧密度增加，负性情绪回忆时，左低右高。

(2) 催眠暗示与生理活动相关：研究表明中性暗示无植物性反应的改变，松弛占优势；反之，在不愉快暗示期间，心率及呼吸频率增加。

2. 心理学方面

(1) 部分退化理论：催眠使受试者思维退化至某种较幼稚的阶段，失去了正常清醒时所具有的控制，落入一种较原始的思维方式，因而凭冲动行事并进行幻想与幻觉的制作（Gill, 1972）。

(2) 角色扮演理论：认为是受试者在催眠者的诱导下过度合作地扮演了另外一个角色。受试者对角色的期望和情景因素，使他们以高度合作的态度做出了某些动作。

(3) 意识分离理论：希尔加德（Hilgard, 1977）根据实验观察，认为催眠将受试者的心理过程分离为两个或两个以上同时进行的分流。第一个分流是受试者所经历的意识活动，性质可能是扭曲的；第二个分流是受试者难于察觉、被掩蔽的意识活动，但其性质是比较真实的，希尔加德称之为"隐蔽观察者"。

（三）实施技术

1. 催眠的诱导方法

(1) 从观念运动开始的催眠法：在催眠诱导法中，观念运动是最为切实有效的方法之一。所谓观念运动是指接受暗示后表现为身体运动的现象，催眠同这种观念运动有着密切的联系，可以说观念运动是从觉醒到催眠的桥梁。包括后倒法、扬手法、双手合分法、身体摇动催眠法。

例如后倒法：让来访者把双脚齐脚尖并齐，笔直地站立着，闭上眼睛，双手触额，稍微推向上仰。这样一来，身体就难以保持平衡。催眠师在来访者的背后伸出双手支撑他的双肩。告诉对方放心地靠着，一面喊："一、二、三。"一面放开支撑着的手，身体便会向后倒。只要不断地暗示向后倒，大多数人都会这样站着倒向催眠师的手中。

(2) 放松法：让来访者坐在舒适的椅子上或沙发上，头和背有靠垫为好。指导语同放松疗法类似，不过没有肌肉先紧张后放松的指导，只有肌肉放松的指导。

(3) 凝视法：这是最古老的也是最有效的催眠诱导术之一。使用这种方法时，让来访者的目光固定于某一发光的物体上或催眠师的眼睛，同时用言语来暗示催眠。

(4) 言语结合听觉法：催眠师常常设计一种发出单调声音的装置，结合放松法的指导语以帮助来访者进入催眠状态。

(5) 手触法：先告诉来访者该法需全神贯注于催眠师手指，并体验手指触及之处会有一种特殊沉重感，肌肉会突然松弛无力。当来访者完全领悟，就开始施术。

(6) 惊愕法：这就是在使对方感到惊恐、大吃一惊的瞬间施加暗示，使瞬间的内心空虚状态固定下来。

(7) 远距离催眠法：曾接受过催眠治疗的来访者可施用此法。方法是在做正常催眠治疗时可作如下暗示"你在某日某时卧（或坐）在家中床上（或沙发上），我在办公室里用特别的方法给你催眠，你很快会进入催眠状态，半小时会醒来，达到治疗的目的"。通过催眠状态下的暗示，来访者就能照着去做，同样能达到催眠的目的，该方法实际上是来访者的自我催眠。

2. 催眠的深化方法 催眠的深化方法是用来加深催眠状态的方法。虽然诱导方法同样具有加深催眠的作用，但是催眠师还是感到某些来访者需要深化措施。

(1) 简单计数法：催眠师在数数的同时，暗示来访者随着每一个数的数出而其催眠状态便深化一步。若将此法与意象法联合起来使用，其效果可能会更好。

(2) 意象法：有很多自然情景可以选择利用，不过最好事先与来访者一起选择一种。最常利用的意象情景是坐电梯下降。但是由于并非所有的来访者都喜欢坐电梯，事先应与他们商量就显得十分重要。如果来访者能够接受这一选择，那就直接暗示他们，当电梯下降的时候，他们被催眠的程度便越来越深。然后一面暗示，一面数出下降的楼层。也可以想象在山坡上下行散步，可向来访者暗示很多令人陶醉的秀丽景色。

3. 暗示治疗 此时，来访者与治疗师保持密切的感应关系，会不加批判地接受治疗师的暗示指令，从而达到治疗的目的。催眠师需要判断来访者是否完全进入催眠状态。

催眠状态判断

浅度：意识清晰度下降，呈嗜睡样，肌肉微松弛，感到疲劳无力，眼微闭，保持着认知和判断能力，催眠师的暗示应恰如其分、否则会遭到来访者的抵抗或否定。

中度：意识呈恍惚状态，意识范围缩小，肌肉明显松弛，不能抬脚举臂，对于相似或近似事物辨别能力减退，而对有鲜明差异的事物能识别。常见失去自主能力，在催眠师的指令下，可睁眼、起坐、书写，能叙述发病经过和内心痛苦的体验，有时也会出现抵抗。

深度：意识范围明显缩小，来访者只能与催眠师保持联系，对外周其他刺激毫无知觉，面部表情呆滞，绝对服从施术者的指令，丧失分辨能力。在暗示下针刺无疼痛的感觉。能毫无顾虑地陈述心中的隐秘，甚至埋藏已久而被"遗忘"的小事也能回忆起来。

4. 催眠唤醒法 结束催眠也是一项技术，操之过急，会让来访者醒来后有乏力、头痛、眩晕和心悸等不适的感觉。常用的唤醒方法有：计数法、拍手暗示法、敲钟法、定时法。例如，计数法的唤醒指导语"现在你该清醒了，我将喊 1、2、3 把你唤醒，当我喊到 3 的时候，你就会完全清醒，醒来后觉得很舒适、很愉快。我开始喊了……1，你开始清醒了……2，你的肌肉变得有力了……3，头脑清醒了，完全清醒了，非常舒服，舒服极了，舒服极了。"

（四）适应证

催眠疗法的应用领域十分广泛，对各类神经症（如抑郁症、焦虑症、社交恐惧症、恐高症、癔症、失眠症等）、各类心身疾病（如原发性高血压、消化性溃疡、单纯性肥胖、肿瘤等）、性功能障碍（如功能性阳痿、性冷感等）以及考试紧张综合征、戒酒、口吃、脱发等都有很好的疗效。

第三节 心理危机干预

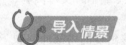

情景描述：

王女士在下班回家的路上接到交通警察打来的电话，告诉她上高中的儿子在放学回家的路上发生了车祸，受伤严重，正在医院进行抢救。当王女士赶到医院时，儿子因抢救无效已经去世了。王女士悲痛欲绝，对生活失去信心。

请思考：

1. 王女士遭遇了什么心理危机？

2. 如何对王女士进行心理干预？

一、心理危机概述

（一）概念

当个体面临突然的或重大的创伤（如丧亲、离婚、交通事故、目击暴力事件、失业等），一旦这种应激或挫折自己不能解决或处理时，会出现心理失衡状态，这种失衡状态便称为心理危机（mental crisis）。一般而言，心理危机有两个含义，一是指突发事件，出乎人们意料发生的，如地震、水灾、空难、疾病暴发、恐怖袭击、战争等；二是指人所处的紧急状态，当个体遭遇重大问题或变化，使个体感到难以解决、难以把握时，平衡就会打破，正常生活受到干扰，内心的紧张不断积蓄，继而出现无所适从甚至思维和行为的紊乱，进入一种失衡状态，这就是危机状态。危机意味着平衡稳定的破坏，引起混乱、不安。

（二）心理危机的特征

1.双重性　危机具有双重性，危险与机遇并存。如果它严重威胁到一个人的生活或其家庭，可能导致自杀或精神崩溃，这种危机就是危险。如果危机给人带来痛苦反应反而迫使当事人寻求帮助，学会新的应对技巧，使心理平衡恢复到甚至超过危机前的水平，这种危机就是机会或转折点。

2.复杂性　危机不是单一事件，往往错综复杂。导致其发生的原因有自然界的原因，也有社会、家庭、现实情境和个人的原因，这些原因往往交织在一起，并产生多方面的问题，需要危机干预工作者进行干预，而心理危机的影响往往也复杂和深远。

3.普遍性与特殊性　危机是普遍存在的，每个人都会遭遇到，无论是成长过程中的危机，还是自然或者社会情境中的危机。危机又是特殊的，每个人所经历的危机都带有个性特点，尽管两个人可能同时面临某一个危机，或者他们在生命的某一阶段发生同样的危机，但是个体对危机的感受、反应模式是不同的。在共同的社会情境中，对于不同的个体来说，危机产生的结果并不一样，干预的方法也就不尽相同。

4.必要性　危机发生后，危机者均面临着多种选择。不管是勇敢面对困境挑战，战胜危机；还是陷入危机之中，无法接受现实，都是一种选择。就危机领域而言，不做任何选择本身就是一种选择。积极的选择结果使人有机会设定目标，形成计划，战胜危机；消极的选择则让人越陷越深，甚至无法自拔。

5.多样性　危机干预的方法多种多样，不存在万验灵药或速效解决的方法。解决的方法要依据具体情境、具体问题进行具体分析。有些危机可以应用"短程疗法"；而对于很多危机，则适用长期干预，如创伤后应激障碍（PTSD）等。对于很多求助者需要药物治疗。对于很多危机者的治疗，可以多种治疗相结合。

（三）心理危机的类型

1.境遇性危机　指出现由外部可见的或突如其来的、个人无法预测和控制的事件引起的危机。境遇性危机的关键特点在于它是随机的、突然的、强烈的和灾难性的，包括亲人及同学死亡，失恋、被强奸或暴力伤害，遭遇地震、洪水等自然灾害。

2.发展性危机　指个人生命发展阶段可能出现的危机。当一个人从某一发展阶段转入下一发展阶段时，他原有的行为和能力不足以应付新问题，而新的行为和能力又尚未发展起来，这时个体常常会处于行为和情绪的混乱无序状态，容易产生发展性危机。例如地位的突然丧失、童年时父母离异、青春期性行为、成长中家庭的冲突或自己身患绝症。

3.存在性危机　指伴随着重要的人生问题，如关于人生目的、责任、独立性等出现的内部冲突和焦虑。如一个60岁的人觉得自己的生活是毫无意义的，人生没有价值。

（四）心理危机的临床表现

1.感知觉障碍　常出现错觉和幻觉，过分敏感或警觉，对痛觉刺激反应迟钝。

2.情绪情感障碍　悲伤，麻木、冷漠、倒错，内疚自责，愤怒、易激惹，紧张、焦虑，无助、绝望等。

3.行为障碍　精神运动性障碍多见，如激越、动作杂乱无目的，易激惹，木僵，暴饮暴食，强迫行为，责怪、不信任他人。

4.思维障碍　意识障碍，定向力障碍，思维迟钝，强迫性、重复性记忆，自发性语言，思维无条理，记忆力减退等。

5.注意障碍　注意力增强或不集中，注意力涣散、狭窄，注意转移困难，无法做决定等。

6.躯体化障碍　易疲倦，肌肉紧张或疼痛，手脚发抖、多汗、心悸、呼吸困难等，头痛，肠胃不适，失眠、噩梦等。

二、心理危机干预概述

心理危机干预（mental crisis intervention），就是通过交谈、引导、沟通、疏导、抚慰等明确有效的措施，帮助心灵遭遇短期失衡的当事人进行情绪的释放、宣泄和重新调整，也就是给予当事人适当的心理援助，使之恢复心理平衡，渡过危机，重新适应生活。

（一）心理危机干预的目标

危机干预的目标有三，且三者间又呈递进的关系，但以第一目标为首要目标，即保护干预对象，预防各种意外的发生。

1. 预防严重后果　重点预防自杀、杀人等危机事件，使损失不再增多。此为危机干预工作者必须而且能够胜任的工作和职责，若做不到，就必须尽早转介到专业的危机干预机构和专家那里，这是最基础也是首要目标。

2. 调整心理状态　使服务对象恢复到危机前的心理平衡状态，能够恢复和发挥正常的社会功能。

3. 提高个体应付危机的能力　使心理危机真正成为一个机会，促进干预对象的发展和成长。

心理危机干预的具体目标和任务要根据危机的评估来确立，强调与干预对象共同商讨确定。

（二）心理危机干预模式

1. 平衡模式（equilibrium model）　该模式认为危机是一种心理失衡状态，危机干预的目的和策略是使个体恢复到原来的心理平衡状态。平衡指个人情绪是稳定的、受到控制的，心理活动是灵活的。不平衡则是指一种不稳定的、失去控制和心理活动受限制的情绪状态。当个体用以往的方式不能解决目前的问题时，会出现心理或情绪的失衡。危机干预应该使危机个体的负性情绪得到宣泄，从而恢复到危机前的状态。在危机刚刚出现时，个体措手不及不知道如何解决问题，此时危机干预者的主要任务是使其情绪得到稳定，之后再进行干预使其获得应付危机的能力。只有当个体自己觉得情绪稳定时，并持续一周左右才能继续往下进行干预，在此之前不宜分析个体产生危机的深层原因。平衡模式适合于危机的早期干预。

2. 认知模式（cognitive model）　该模式源于埃利斯的理性情绪疗法和贝克等人的认知疗法，适合于危机稳定后的干预。认知模式认为，心理危机的形成不是事件本身引起的，而是个体对应激事件的主观判断，人们对危机事件错误的歪曲的思维是干预的重要对象。通过校正错误的思维方式，帮助危机个体克服非理性思维与自我否定，提高自我控制的能力，获得恢复平衡的信心。因此，危机干预者要通过角色训练等技术使危机个体变得积极主动，调动自我潜能，恢复心理平衡。这一模式适合于危机趋于稳定后的危机个体。

3. 心理社会转变模式（psychosocial transition model）　该模式认为人是先天遗传和后天学习以及环境交互作用的产物，危机的产生也是由心理、社会、环境因素引起的，危机应对和干预应从这三个方面寻求方法，要求从系统的角度综合考虑各种内部外部困难，帮助个体选择新的应对方式，善用各种社会支持与环境资源，重新获得对自己生活的自主控制。这一模式同样适合于已经趋于稳定的个体。

（三）心理危机干预原则

1. 及时性原则　心理危机会使个人失去导向及自我控制力，具有引起人的心理结构颓败的潜在可能，因此必须尽早干预，一般在数小时、数天以内为佳。由于求助者的不稳定性，"所有的危险干预单元都被当作最后一次与病人的接触"。因此，要迅速确定要干预的问题，并立即采取相应的措施。

2. 现实性原则　由于危机干预的紧迫性，心理治疗师应该把治疗重点放在其目前的问题上，帮助求助者分析事件的性质和其在事件之中扮演的角色；指出求助者当前目标、生活风格和思想观念的不合理性，以及求助者面对事件所采取的错误的自我防御机制。要把心理危机作为心理问题，而不要作为疾病进行处理。

3. 支持性原则　处在危机之中的求助者比平时更需要支持。心理治疗师不光需要提供当下的直接支持，而且应当努力地寻求更多的来自家庭、单位、社区的支持，因此，最好有其家人或朋友参加危机干预。在结束危机干预之后，求助者可以进一步接受更具体的长程心理疗法。但在此过程中要注意鼓励自信，不能让求助者产生依赖心理。

知识拓展

心理危机干预注意点

1. 心理危机干预是指针对处于心理危机状态的个人及时给予适当的心理援助。这不是一种程序化的心理治疗，而是一种心理服务。

2．心理危机干预的最佳时间是遭遇创伤性事件后的 24h 到 72h。24h 内一般不进行危机干预。若是 72h 后才进行危机干预，效果有所下降。若在 4 星期后才进行危机干预，作用明显降低。

3．心理危机干预的方法是最简易的心理治疗方法，如：净化倾诉、危机处理（心理支持）、松弛训练、心理教育、严重事件集体减压等。

4．心理危机干预必须和社会支持系统结合起来。尤其是在遭遇重大灾害的时候，心理危机干预和社会工作服务是紧密结合在一起的。

三、心理危机干预的实施程序

（一）心理危机的评估阶段

评估不仅是危机干预的重要步骤之一，也贯穿危机干预过程的始终。危机干预者对评估技巧掌握的程度极大地影响危机干预效果。在有限的时间内，干预者必须迅速准确掌握求助者所处的情境与反应。危机评估可以从危机的性质、求助者的功能水平、应付机制和支持系统、自伤或伤人的危险性方面来进行，以确定需要实施的干预策略。

1．对危机事件的评估　首先要了解危机事件是一次性的还是复发性的。事件的性质和严重程度，是否出现自杀行为或其他危险倾向，是否已丧失原有的社会角色能力。对于一次性境遇性危机，往往通过直接的干预，求助者就能较快恢复到危机前的平衡状态，通常能够应用正常的应对机制和现有的资源；而复发性慢性危机的求助者，则往往需要较长时间的干预，以及建立新的应对策略。慢性危机的求助者一般需转诊专业治疗机构，继续进行较长期的治疗。

2．对危机当事人进行评估　当个体面对危机事件时可以从认知、情感和行为三个方面评估求助者的功能水平。

（1）认知状态：对危机认识的真实性、一致性、范围、解释的合理性，是否夸大，持续存在的时间，改变的可能和动机。

（2）情绪状态：情绪表现的形式和强度，情绪状态与环境是否协调一致，情绪表现的普遍性与特殊性，情绪与危机解决的关系，如否认、逃避等。

（3）意志行为：社会功能、社会接触面和频率、能动性水平、自我控制力、危险性行为、确定对自我及他人伤害的危险性。

（4）应对方法、资源和支持系统：什么行动和选择有助于当事人，当事人会采纳的行动是什么，其社会支持资源如何；评价创伤性事件的含义，创伤对当事人生活的影响，当事人在恢复过程中可能面临的问题；了解是否以前有过类似的经历，是如何进行控制的等。

（二）制订干预计划

对于每个个体来讲，危机干预的目标各不相同，具体的目的要根据评估的结果和干预对象一起来商讨确定。针对干预对象当时的具体问题和干预对象的功能水平和心理需要，制订总目标和阶段目标。首先需要解决什么？然后再解决什么？什么问题最容易立即解决？同时还要考虑有关社会文化背景、社会生活习俗、家庭环境等因素，并提出各种方案的可能性，然后再制订干预计划，制订计划的方法与其他心理治疗没有太大的差别。

（三）危机干预的实施阶段

1．干预的内容　使用各种干预技术按既定目标实施干预，帮助干预对象学会并掌握解决心理危机所需要的技能，主要有四个方面的工作：①帮助干预对象正确理解和认识自己当前的危机。②帮助干预对象疏泄和释放被压抑的情感。③学习应对方式。④建立新的生活天地。

2．安全的保证　将保证安全的信息，在适当的时机非常明确地传递给干预对象。首先干预工作者要给干预对象一个承诺（包括口头的和客观的安全保障）；其次干预工作者还要获得干预对象的承诺；第三就是与干预对象建立相互信任的关系。

（四）评价阶段

经过一段时间的危机干预后，个体的危机得到解决或缓解，此时进入结束和总结评价的阶段，干预者和干预对象共同评价措施是否达到了预期的结果，即危机是否被积极地解决。计划阶段所确定的预期目标可以作为干预效果评价的标准，可通过对干预对象生理、心理、行为反应的观察与预定的干预计划进行比较。在结束阶段要鼓励干预对象在今后遇到逆境时，要主动应用新学会的应对技能和社会支持系统来独立解决问题，减少或避免心理危机的发生。

四、心理危机干预技术

危机干预过程中所使用的有关心理治疗技术，可根据干预对象的不同情况和干预者的擅长来选择性地应用。比如焦虑、紧张、自责的处理，可以考虑用放松的方法（沉思、自主训练、放松催眠和生物反馈等）、镇静药物（地西泮、艾司唑仑等）、休息、娱乐（参加社会活动、发展爱好）、行为的脱敏等技术。

（一）一般性支持技术

一般性支持技术旨在尽可能快地解决危机，使病人的情绪状态恢复到危机前水平。它包括暗示、疏泄、运动、饮食与营养、休息和时间的管理控制，必要时考虑镇静药物的应用。

（二）干预技术

干预技术又称解决问题技术，通过具体的方法，紧急处理危机者当前的问题，重点在于给予危机者及时的心理支持，尽快地让危机者接受当前应激性困境的现实，尽可能地帮助危机者建立起建设性应对机制。具体措施有：

1. 保持与危机者密切接触　护士或家属尽可能地陪伴在危机者身旁，耐心地引导和倾听危机者叙述，了解危机发生的原因，同时防止意外事件的发生。

2. 及时地给予危机者心理支持　运用鼓励、安慰、暗示和保证的支持性心理治疗技术，尽快地消除极度的焦虑、紧张、抑郁等负性情绪。给危机者提供疏泄的机会，鼓励其将自己的内心情感表达出来。

3. 利用放松技术为危机者提供安全感，恢复安心感　放松疗法具有良好的抗应激效果，危机者由于负性情绪强烈，通过放松疗法可以稳定情绪，并且可以调整交感神经系统的功能，使身心功能达到最佳状态。

4. 帮助危机者调动和利用社会支持系统，建立新的社交天地　帮助危机者多与家人、亲友、同事接触和联系，以减少孤独和心理隔离。鼓励危机者积极参加活动，扩大社会交往，在现实生活中体验被尊重、被理解、被支持的情感，并且可以获得新的信息或知识。

5. 帮助危机者了解和建立积极的应对方式　有些危机者常常采用消极的应对措施而导致危机的加重，因此，要对危机者使用的应对策略进行分析，引导他们用积极的应对方式取代消极的应对方式，以帮助他们积极面对情景。

6. 提供医疗帮助　及时处理危机时出现的紧急情况，如晕厥、休克等。

（周雪妃　刘翠萍　张　毅）

思考题

1. 女，21岁，大三学生。因"英语四级考了两次还未通过而感到焦虑"前来咨询。近2周来一想到即将到来的英语四级考试，就紧张、心情烦躁，上课注意力无法集中，食欲也没以前好，晚上入睡较难。"我都已经考了两次了，都没通过，而那些平时成绩不如我的同学已经考过。如果我这次四级再不过，我就完了，明年就大四了，英语四级还没过，那我肯定就找不到工作了，那可怎么办呀，我爸妈一定会对我失望透了。"

从小养成了做事情按部就班、追求完美的习惯。来访者自幼性格内向，不太爱与人交往，但学习成绩优秀，深得老师的器重和同学的肯定，邻居也常常把她作为自己的孩子的榜样，父母为她感到骄傲，经常对她说她是家里的希望。

来访者进门时面带愁容，情绪低落，自知力完整，谈到英语四级考试的事情时，情绪明显焦虑，表情很无奈，有迫切的求助要求。

问题：该来访者出现了什么心理问题？诊断依据是什么？该来访者产生心理问题的原因是什么？

2. 男性，48岁，已婚，本科毕业，某公司总经理。前年因一位年轻的同事突发心脏病去世，对来访者触动很大，把抽了20多年的烟戒了，酒也很少喝。春节聚会，象征性地喝了点酒，夜里突然觉得心慌、憋气，感觉胸闷出不来气，感觉是心脏出了问题，急忙到医院看急诊。经过检查，医生说没有明显的问题。来访者担心急诊科医生忙于应付病人不认真，春节后专门住院检查治疗，没有发现明显器质性病变。前些日子，又出现了心慌、憋气等症状，又去医院检查，可还是没有查出问题来。近来经常觉得胸口不舒服，非常频繁地去医院检查。

来访者对自己要求很严格，追求完美，谨小慎微。某名牌大学毕业，曾在某国家机关工作，后来经商，事业有成，工作努力，人际关系良好。平常身体健康，有20余年吸烟史，曾经做过阑尾炎切除手术。其祖父因脑出血去世，一位远房叔叔死于心脏病。

问题：简述对该来访者的诊断及依据。针对该来访者的焦虑情绪，咨询师使用了系统脱敏法，请说出其原理及操作步骤。

思路解析

扫一扫，测一测

09章PPT

学习目标

1. 掌握护患沟通的基本模式。
2. 熟悉病人角色的适应与偏差，护患沟通中的心理效应。
3. 了解病人心理的需要与变化，病人的求医与遵医行为。
4. 能正确运用沟通技巧，满足病人的身心需要。
5. 具有良好的与病人沟通的能力。

第一节 病人心理

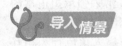

导入情景

情景描述：

王女士，38岁，在外企上班，工作压力很大。近日阑尾区疼痛难忍，医生建议手术，但病人考虑术后需请假以及手术费用问题，遂坚持保守治疗，每天只输液和口服药物。由于疗效缓慢，疼痛持续，所以心情恶劣，烦躁不安。

请思考：

1. 此时王女士所担负的角色是什么？
2. 此时王女士的角色行为出现了哪些偏差？

一、病人角色

（一）病人角色的概念

病人角色（patient role），又称病人身份，当一个人被宣布患有某种疾病后，便会受到不同的对待，人们期待他有与病人身份相适应的心理和行为，即担负起"病人角色"。这一概念是美国社会学家帕森斯（Talcott Parsons）于1951年提出的，是指患病个体在患病状态的同时有寻求医疗帮助的需要和行为，通过患病、治疗和康复的过程，病人与家庭、社会及医务人员之间产生的社会角色。

（二）病人角色的特征

病人角色作为社会角色中的一种特殊类型，同样具有一定的社会规范性。病人角色具有以下5种特征：

1. 社会角色退化　当个体获得了"病人角色"，就可以从原来的社会角色中解脱出来，其原本承担的社会与家庭责任、权利和义务被酌情免除，并可根据疾病性质及严重程度，获得休息或接受医疗帮助。如病人可以因为疾病而减轻或不承担原来的工作重任、家务劳动，还可能获得同事、家人和朋友的照顾等。

2. 自制能力减弱　一般患病后的个体会出现软弱依赖、情绪多变、意志力降低和自我调节能力、适应能力、控制能力下降等情况，被人们视为遭遇不幸、需要同情和呵护的弱势群体，人们会给予更多的关注、照顾、体谅和包容。

3. 求助愿望强烈　无论健康时一个人多么自尊、独立或好强，处于疾病状态时的个体很少能独自排遣病痛，都希望在医护人员的帮助下摆脱痛苦，力求痊愈。因而求助他人的愿望显著增强，以达到减少病痛的折磨、尽快恢复健康的目的。

4. 合作意愿增强　个体进入病人角色后，归属于新的人际群体，希望取得成员的理解与支持，渴望尽快康复，病人的这些需求强化了他们与人合作的意愿。一般情况下，病人都会积极接受诊断、治疗和护理，与医护人员、亲友或其他病人主动、密切合作，争取早日痊愈。

5. 康复动机强烈　面对疾病造成的心身伤害，病人有着强烈的康复动机。这有利于病人寻求医疗帮助，但过于强烈的康复动机易导致病人"病急乱投医"的现象，反而不利于疾病的康复。

（三）病人角色的适应与偏差

在病人角色适应的过程中，部分人因为种种因素的影响，在病人角色和其他社会角色转换过程中没有按实际的角色模式行事，出现角色适应的偏差（图9-1）。

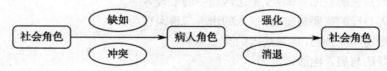

图9-1　病人角色的适应与偏差

1. 角色行为缺如　是指患病者未能进入病人角色。表现为意识不到自己有病；或虽经医生诊断有病，但本人却拒绝承认自己是病人；或虽不否认自己有病，但却低估了病情的严重性。角色行为缺如，常发生在由健康角色转向病人角色或疾病突然恶化时。因不能认同病人角色，常勉强承担正常的社会角色，使劳动、生活及学习效率降低，可能导致病情的进一步恶化或贻误最佳治疗时机。

2. 角色行为冲突　病人在角色转换中，不愿或不能放弃原有的角色行为，与病人角色行为相互冲突。多因工作繁忙不能安心治疗，或不能放弃家庭责任而影响治疗等。多见于承担较多社会和家庭责任而且责任心和事业心较强的人。如某高三教师因病住院，却时刻惦记着自己的学生，想治病又想回到教室。角色行为冲突常发生在由健康角色转向病人角色时。

3. 角色行为强化　是指病人患病后不愿摆脱病人角色，重返社会常态角色的行为。表现为病人的依赖性增强，对自己的能力表示怀疑，过度要求别人照顾，或感觉病情严重程度超过实际情况。安于"病人角色"的现状，病愈后也不愿出院或不愿承担原来的社会角色，期望继续享有病人角色所获得的利益。病人这种角色适应的偏差，常发生于由病人角色转向其他社会角色时。

4. 角色行为消退　是指已经进入病人角色的病人，由于某些环境、家庭、工作以及社会角色、责任、义务等因素的吸引而走出病人角色，过早地转入社会常态角色，去承担其他角色的责任和义务的行为表现。如住院治疗中的母亲因孩子的意外受伤而毅然出院去照顾孩子。

5. 角色行为异常　病人对疾病缺乏正确的认识，表现为过多考虑疾病的后果，对自身健康过度悲观，产生焦虑和恐惧等不良心境。因此易出现行为异常，如攻击性行为、滥用药物、病态固执和拒绝有效的治疗方案，甚至出现抑郁、厌世，以自杀手段来寻求解脱痛苦等。此种适应偏差常出现在久病、重病或患有某些被社会歧视疾病的病人身上。

6. 角色认同差异　病人在转入病人角色后往往较多地强调自己的权利而忽略应尽的义务。而医护人员通常从理性的角度看待病人，强调病人的行为应符合病人角色和身份，履行其义务。

二、病人心理

人一旦生病,其生活和工作规律常被打乱,甚至遭到完全破环。这种变化可成为强烈的信号,冲击病人的内心世界,加上病痛的体验,可改变病人的心理和行为。而影响病人心理活动的因素,除疾病本身外,还包括社会、心理、文化等多个方面。

(一)病人的心理需要

从社会学角度来看,当一个人获得了病人角色,其原有的社会角色就部分或全部地被病人角色所替代。他们除了具有与常人一样的各种需要以外,还有病人角色条件下不同于常人的需要。需要的满足与否直接引起病人相应的情绪体验,带来相应的心理反应。病人的一些基本心理需要如下:

1. 康复的需要 病人的最大愿望莫过于尽快康复,健康成了病人的第一需要。他们十分关注病情的微小变化,稍有不适或病情反复就会出现寝食难安、情绪不稳定和心理压力增大等。病人希望得到最好的救治手段、最正确的诊治方法,在最短的时间内康复。

2. 安全的需要 为了早日康复出院,恢复正常生活和工作,每一个病人都把安全视为最重要、最普遍的心理需要。对诊断、检查、治疗等行为大多心存疑虑,对药物、手术等也十分顾虑,病情变化、诊断不清、手术后遗症等都会让病人担心、恐惧。

3. 尊重和关心的需要 疾病使病人的社会功能有了不同程度的下降,这常常导致他们自我评价较低,但却对别人如何看待自己极为敏感,自尊心也极易受伤。此时他们比平时更需要别人的理解和尊重,尤其希望得到医护人员的关心和重视。

4. 归属的需要 病人入院后,面对医院这个陌生的环境,他们渴望被医务人员和病友这个新群体接纳和关心,以满足情感上的归属需要。

5. 刺激的需要 病人住院后,整日被束缚在病区这个狭小单调的环境里,个人感兴趣的事情都不同程度地减少,每天的任务就是打针吃药,接触的人群也相对单一,这常常让病人觉得沉闷无聊,加之疾病的折磨,更让病人有度日如年的感觉。特别是那些事业心较强和担负一定职务的人更会如此。适当的刺激对机体健康有积极作用,可根据病人情况,组织安排适当的活动,提供新鲜的刺激,如阅读、下棋、听音乐及开展趣味性的活动。有条件者可提供网络 WiFi 等,既满足病人刺激的需要,又满足病人的信息等其他需要。

6. 信息的需要 信息对病人的疾病治疗和康复具有重要的导向作用。病人会特别关注有关自身疾病范围的信息。他们不仅需要知道医院的各种规章制度、治疗设备及治疗水平等情况,还急于知道疾病的诊断、治疗和预后等信息。如果这些信息不能正确地、及时地得到满足,会使病人体验到恐慌、焦虑、无助等负性情绪。他们还面临着与家庭及单位的暂时脱离,如果没有来自家庭或社会的一些新信息,病人会感到孤独。

(二)病人常见的心理变化

人在患病的情况下,机体的生理功能发生改变,认知、情绪、意志等心理活动也会发生一系列变化,甚至会对人格特征产生严重影响。心理行为变化发展到一定程度,可能形成明显的心理问题,影响疾病的诊治、护理和康复。

1. 认知的变化

(1)感知觉的变化:感知觉具有选择性和理解性的特点,易受情绪和人格因素影响。患病后,疾病后果的威胁和病痛的折磨,使病人出现感知觉异常。主要包括:①病人对自身的注意力增强,感受性提高,感觉会异常敏锐。如有的病人对自身姿势、枕头高低甚至被子轻重都有明显感觉,甚至可觉察自己的心跳、呼吸、皮肤温度、胃肠蠕动或出现一些奇特的不适感。②病人对身体的感受性降低。有的病人对痛、温觉刺激感受性下降,如长期卧床病人因感受性降低而产生压疮;也有的病人出现味觉异常,如对食物的色、香、味感觉迟钝,吃饭如同嚼蜡。③病人的时空感觉异常。表现为时间感知错乱,如分不清昼夜或上下午;久病卧床的病人有度日如年的感觉;有时会出现感知空间方位错乱,如感觉房间或床铺摇晃,甚至天旋地转等感觉。④出现错觉或幻觉。如截肢的病人可能出现幻肢痛;有的病人声称看到别人看不到的事物。

(2)记忆的变化:良好的记忆需要良好的身心状态作基础,患病会使病人的生理及心理功能发生紊乱。因此，病人在记忆方面可能会出现不同程度的减退，不但近期记忆出现障碍，而且原有的知识经验也容易忘记。如有些病人不能准确地回忆病史，不能记住医护人员的叮嘱，甚至刚发生在身边的人和事，也难以记起。

（3）思维的变化：病人的思维，特别是逻辑思维能力也可受到损害。有些病人在医疗问题上往往表现为犹豫不决，即便是对不太重要的事情也难以做出决定。有些病人虽可以对疾病做出评价，但因信息的缺乏或主观夸大疾病的作用等原因，其思维结果难免有些主观、片面，不符合实际情况。

2. 情绪反应　病人患病后最常见、最突出的情绪反应是焦虑、恐惧、抑郁和愤怒。

（1）焦虑：是临床病人最常见的情绪反应，是个体面临一种模糊的非特异性威胁和不知所措的不愉快体验。表现为对未来的莫名担忧，唯恐受挫。对于病人来说，病因不明、诊断不清、担忧有威胁性的特殊检查和治疗，或者疾病的转归和预后等都会让他们陷入焦虑。他们希望深入调查病情，但又担心出现可怕的后果；反复询问病情，但又对诊断半信半疑，忧心忡忡；希望通过手术解除痛苦，可又担忧手术的疼痛及能否成功，如此等等。这些内心体验常常使病人坐立不安、辗转难眠，并出现一系列交感神经系统兴奋的症状，如心率增快、血压升高、呼吸加快等。严重的焦虑情绪会影响治疗过程及效果。

（2）恐惧：是个体面临某个已知的威胁或处于某特定危险的情境时所产生的情绪体验。与焦虑不同，恐惧有非常明确的对象，往往是现实中一种无力摆脱的危险事物。伴随着恐惧感的产生，机体内部交感神经系统也进入亢进状态，导致病人心率加快、心慌、心悸、血压升高、呼吸急促、尿频尿急、肢体颤抖、烦躁、失眠、易激动、坐立不安和健忘等症状并伴发逃避行为。临床上以儿童和手术病人出现恐惧最为常见。

（3）抑郁：是以情绪低落为特点的消极情绪状态。在病情重、病程长及性格内向、易悲观的病人身上较为多见。常与现实或预期的丧失有关，如患病后可能失去姣好的外貌形象、身体的完整性、隐私或独立，还有前程、工作、爱情和经济上的损失等。诸多的丧失使病人处于闷闷不乐、忧愁压抑、悲观失望等不良心境中，并会产生消极的自我意识，如自我评价下降、自信心丧失等。生理方面会出现如睡眠障碍、食欲减退、性欲减低、自主神经功能紊乱、内脏功能下降等诸多紊乱。在行为方面，病人会出现言语减少、兴趣丧失、回避人际交往等特点。抑郁者总是想到事物的消极面，常为一些小事而自责自罪，感到孤立无助。严重的抑郁状态会使病人有轻生倾向。

（4）愤怒：指个体因追求目标愿望受阻，需要不能满足时逐渐积累而产生的一种负性情绪反应，多见于患病的初始阶段、疾病迁延不愈、治疗和康复受阻时。病人认为自己患病不公平，加之病痛折磨、生活不能自理、易焦躁烦恼、敌意仇恨、自制力下降、容易激惹和行为失控等。尤其一些争强好胜的病人，看到事业及前途受到影响，更容易出现不满，常为一些小事发火，毫无理智地向亲友、医生、护士等周围的人发泄。医患、护患冲突也易引起病人的愤怒。

3. 意志活动变化　疾病治疗过程也是病人为达到康复目的而进行的意志活动。比如忍受诊疗过程引起的痛苦与不适、改变不良生活方式和坚持功能锻炼等，这都是对病人意志的考验。然而病人由于身体的病理变化和体力的衰弱，在治疗过程中通常都处于他人的帮助下，因此会使病人的依赖性增强、主动性下降，意志活动发生变化。例如，有的病人变得盲从、被动和缺乏主见；有的病人稍遇困难便动摇、妥协，失去治疗的信心；还有些病人缺乏自制力、不遵医嘱、情感脆弱和易激惹等。

4. 人格特征变化　人格具有稳定性，一般疾病不会导致病人发生个性特征的改变。然而"稳定"是相对的，疾病可改变人原有的反应和行为模式，甚至出现一些本不鲜明的人格特征。特别是患慢性迁延性疾病、疑难绝症和影响躯体功能的疾病，如毁容、截肢等，可引起人格行为的改变。例如，有些人患病后变得脾气暴躁或过分依赖，显示出其个性独立性的下降、依赖性增加或易感情用事，性情不稳定；有些病人要求过多或提出违背治疗原则的要求，不考虑他人的感受和需要，显示出他们的人格变得以自我为中心，放纵自己。

5. 自我概念变化与紊乱　自我概念包括自我认识（自我评价）、自我体验（自信与自尊）和自我监控，对个人的心理和行为起着重要的调控作用。由于患病，个体常会发生自我概念变化，对自我及自我能力的评价处于紊乱状态，出现情境性自我贬低。主要表现为自尊心和自信心下降，自我价值感丧失。病人常有自我否定的诉说，认为自己无能力应对问题，有些病人对存在的或感知到的躯体结构或功能上的改变表现出羞辱感、窘迫感或厌恶。如截肢病人对损伤的肢体部分不看也不触碰，故意遮盖或过于暴露；严重时出现自伤行为，如自残、自杀企图、过食或绝食等。

6. 其他心理变化 临床上病人的心理还会出现一些其他变化，如心理防御机制的表现、情感反应等。

三、病人的求医与遵医行为

（一）求医行为

求医行为（health-seeking behavior）是指个体感觉到某种不适、有病感或出现某种症状时，寻求医疗机构或医务人员帮助的行为，也称就医行为。包括以下三种类型：

1. 主动求医行为 当个体有"病感"后产生就医动机，主动寻求医疗机构或医务人员帮助的行为。这种求医行为最为常见，疑病性神经症或者药物依赖性的个体也常采用这种行为。

2. 被动求医行为 个体产生"病感"但无求医动机，在其他人催促或帮助下才就医的行为。一些自知力或自制力缺乏、自理能力下降和就医行动不便的个体常采用这种行为。

3. 强制就医行为 在某些特殊情况下，个体患病后无"病感"和就医动机，由他人或管理机构强制送医的行为，如精神病病人和某些传染病病人等。

个体的求医行为会受到生理、心理和社会等因素的影响：①疾病认知。对疾病的认知是否恰当是影响求医行为的最主要因素。正确了解疾病的性质、严重程度、发生、发展、康复及预后等有关信息有助于激发个体的就医动机，促使个体采取恰当的求医行为。②病人人格。包括病人的性格倾向、疾病体验、生存动机等，个性多疑、胆小怕事者，疾病体验敏感者，生存动机强者易采取求医行为。反之，刻板固执者、疾病体验不敏感者、生存动机弱者不易采取求医行为。③求医条件。包括病人就诊的医疗机构的行医理念、医疗设施、医疗水平和交通状况等因素。④就医经历。主要是指就医满意度，特别与首次就医或急危重症情境下就医的经历有关。⑤社会支持。包括亲友、同事及单位等对病人就医行为的态度，个体的收入及职业发展目标等。

（二）遵医行为

遵医行为（treatment compliance）是指病人的行为与临床医嘱的符合程度。可分为病人对医疗措施的遵从和对健康教育与行为指导等预防措施的遵从。按依从性的程度，遵医行为可分为完全遵医行为和不完全遵医行为（或称不遵医行为），主要受以下因素的影响：

1. 病人自身的因素 包括年龄、记忆力、信念和态度等。儿童和老年人较易出现遗忘、不理解或误解等而发生不遵医行为。另外，疾病相关信息获得的多少也可能会改变个体对疾病的态度，利于病人采取遵医行为，特别是获取那些能够让病人感受到疾病危害性，认识到通过采取遵医行为能有益于健康的信息时。

2. 治疗、护理方案的特征 包括治疗、护理、检查、用药的复杂性、不良反应和费用等。治疗和护理的方案越复杂越不利于病人理解和记忆，从而影响遵医行为。

3. 疾病因素 包括疾病的性质及临床表现等。慢性病病人、病情较轻者、神经症病人、症状不明显者，其不遵医行为较多见；而急性病者、危重症者、症状明显者的不遵医行为少见。

4. 医患关系 病人与医护人员接触的时间、频率、交流方式及医患关系模式对病人的遵医行为产生影响。

5. 社会支持因素 病人的亲友、同事、单位特别是其他病人给予的关心、支持和监督有利于促进病人的遵医行为。

第二节 护 患 沟 通

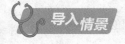

情景描述：

病人，王某，女性，46岁，直肠癌行人造肛门成型术后1周，病情平稳，但病人整日闷闷不乐，偷偷哭泣，责任护士与其交谈了解到，病人因不知如何面对人工肛门的生活而感到焦虑不安。

请思考：

1. 以上情景中，护士与病人可采用何种沟通模式？
2. 护士可运用哪些沟通技巧来帮助病人？

一、护患沟通模式

1. 主动 - 被动型　护士处于主动支配地位，病人处于被动服从地位。这种模式的原型是"母亲 - 婴儿"，突出护士的主导作用。护士通常以"保护者"的形象出现在病人面前，为病人提供必要的支持与帮助，而病人一切听任护士的处置与安排。主要适用于昏迷、休克、全身麻醉术后和精神疾患等生活不能自理或意识障碍的病人。此模式的特点是"为病人做什么"。由于缺乏服务对象对护士的监督，容易忽视病人的正当需求，不利于发挥病人的积极性。因此，此模式中的护士应具有较强的责任心、同情心，主动为病人提供全面的护理和帮助，了解病人的病情，实施合理有效的护理措施。

2. 指导 - 合作型　护士占主动权威地位，病人主动配合并执行护士意见。此模式是目前护理工作中最常见的模式，其原型是"母亲 - 儿童"。护士以"指导者"的形象出现，为病人提供必要的指导和咨询，病人则根据自己对护士的信任程度有选择地接受护士的指导并合作。因此，此模式必须建立在病人充分信任护士，护患良好合作的基础上。其特点是"告诉病人做什么"，适用于重病恢复期、手术及创伤恢复期的病人。此类病人意识清醒，但疾病急重，对疾病知识了解不多。因此，护士应把重心放在"教会病人做什么"，以良好的职业素养赢得病人的充分信任，取得病人的密切配合，并针对病人的疾病及自身心理特点，做好心理疏导，消除病人的焦虑、恐惧等不安情绪。

3. 共同参与型　护士与病人在建立平等关系的基础上，共同发挥各自的主动性。此模式的原型是"成人 - 成人"，护士通常以"同盟者"的形象出现，为病人提供合理的建议和方案，病人对自己的疾病过程有较强的参与意识和行为。适用于慢性病和心身疾病的病人。其特点是"帮助病人自疗"，护士应把重心放在"让病人自愿做"，调动病人发挥其主观能动性，正确引导慢性病病人逐步形成对自己疾病过程的适宜的生活方式。此模式要求护士有丰富的知识结构，能为病人设计多学科融合的、合理的护理计划和方案；也要求病人具有一定的知识水平，对自己病情的发生、发展和转归都有一定的了解，双方能以护患精诚合作的方式营造最佳的利于病人全面康复的人际氛围。此模式值得重视和推广。

4. 消极 - 被动型　此型的特点是护士或病人"不愿意做"，包括两种：

（1）护士消极：护士处于消极状态，缺乏使命感和责任心，只按照医嘱处治或只按照与病人（家属）的约定处治。

（2）病人或家属消极：病人或家属因多种原因失去治疗的信心和勇气，放弃治疗或消极对待治疗等。

知识拓展

SBAR 医护沟通模式

SBAR 是 situation（现状）、background（背景）、assessment（评估）、recommendation（建议）的首字母缩写。SBAR 沟通模式在临床上适用于晨交班、床边交接班、护理查房、转交接病人、医护病情汇报，目前应用最多的就是医护病情汇报和晨交班。

S——病人发生了什么事？有哪些症状和体征？

B——临床的背景和内容是什么？包括病人的主诉、问题的依据及分析。

A——我认为这是什么问题？包括病人的异常反应、异常报告值、给氧情况、病人的心理状态、对问题的评估、观察要点。

R——我们应该如何去解决这个问题？包括已采取的护理措施、对问题处理的建议等。

CICARE 医护患沟通模式

CICARE 是一种流程化的医护患沟通模式，可以应用到出入院介绍、护理操作时、床边交接班、转科时、转运时、健康教育、术前访视。

CICARE，就是 connect（接触）、introduce（介绍）、communicate（沟通）、ask（询问）、respond（回答）、exit（离开）这6个单词首字母的合称；CICARE 模式就是要求每一位医护人员与病人沟通时严格按此模式进行。

Connect——与人见面时恰如其分地称呼对方的名字或以对方喜欢的称呼（先生、女士、老师等）；不可随意用替代性的称呼。

Introduce——自我介绍，介绍我在病人治疗中的角色；也就是告诉病人我是谁？这里包括我的仪态、表情和眼神等。

Communicate——告诉病人我将做什么，需要多长时间，对他（她）有何影响；他需要配合什么，这里体现了我们的专业性。

Ask——进入病人房间前，为病人查体前或为病人做某个诊疗项目前先征得其同意；也就是询问病人需要什么？担心什么？

Respond——了解病人的需求，并对病人所提出的问题和要求给予恰当的反馈；也就是揣摩病人的心理，有的放矢的解答。

Exit——得到病人的允许，向病人解释下一步安排，并礼貌地离开。

二、护患沟通中的心理效应

心理效应（psychological effect）是社会生活中较常见的心理现象和规律，护士正确地认识、掌握并利用心理效应，有利于护患沟通的有效进行和建立良好的护患关系。常见的心理效应有以下五种：

（一）首因效应

首因效应也称"第一印象"效应，是指人与人第一次交往中给人留下的印象，在对方头脑中形成并占据主导地位的效应。第一印象是在短时间内以片面的资料为依据形成的印象，心理学研究发现，与一个人初次会面，45s 内就能产生第一印象。它主要是获得了对方的性别、年龄、长相、表情、姿态、身材、衣着打扮等方面的印象，并以此判断对方的内在素养和个性特征。这一最先的印象对他人的社会知觉产生较强的影响，且这种先入为主的第一印象是人的普遍的主观性倾向，会直接影响到以后的一系列行为。

因此，护士在与病人首次接触时，要"给人留下好的第一印象"，为以后的交流打下良好的基础。面带微笑，这样可能获得热情、善良、友好、诚挚的印象；衣帽整洁，容易留下严谨、自爱、有修养的第一印象；使自己显得可爱可敬，这些必须由我们的言谈、举止、礼仪等来完成；尽量展现自己的职业素养，在对方的心中留下深刻的第一印象，这种印象会左右病人未来很长时间对我们的判断。但首因效应中情感因素常起着重要作用，属感性认识。护士在与病人的交往中，应沉着、冷静、客观地对待病人留下的第一印象，不能以第一印象作为评判病人的唯一依据。

（二）近因效应

所谓"近因"是指个体最近获得的信息。近因效应与首因效应相反，是指在多种刺激一次出现的时候，印象的形成主要取决于后来出现的刺激，即交往过程中，我们对他人最近、最新的认识占据了主体地位，掩盖了以往形成的对他人的评价，也称为"新颖效应"。信息前后间隔时间越长，近因效应越明显。原因在于前面的信息在记忆中逐渐模糊，从而使近期信息在短时记忆中更清晰。如多年不见的朋友，在自己的脑海中印象最深的，其实就是临别时的情景；某人犯了一个错误，人们便改变了对这个人的一贯看法。心理学的研究表明，在人与人的交往中，交往的初期，还处于生疏阶段，首因效应的影响重要；而在交往的后期，彼此已经相当熟悉，近因效应的影响也同样重要。

护士在与相对熟悉的病人交往时，要谦虚为怀、以诚相待。如果引起病人的误会，可在护患对方都心平气和的时候进行坦诚的交流，尽量解决误会，避免激化矛盾。在和相对熟悉的病人告别时，可以用最后几分钟的音容笑貌来给对方留下较好的印象。就像"压轴戏"一样，有画龙点睛般的效果，从而有利于后期的交往。

（三）晕轮效应

晕轮效应又称光环效应，它是根据某人身上一种或几种特征来推论概括该人其他一些未曾了解的特征，属于以点盖面、以偏概全的认知偏差。这就像在刮风的前一天夜里，月亮周围会出现光晕或光环，其实它们是月亮光的扩大化或泛化，故称之为晕轮效应。个人对他人的认知判断主要是根据个人好恶做出的，然后再从这个判断推论出认知对象的其他品质。如果认知对象被标明是"好人"，他就会被一种"好"的光环所笼罩，大家容易把一些好的品质赋予他；反之，如果一个人被标明是"坏人"，他就会被一种"坏"的光环所笼罩，大家就容易把一些坏的品质和他联系起来。晕轮效应是个人主观推断的泛化、扩张和刻板印象的结果。例如，看到某人热情，便认为此人慷慨、聪明、有同情心、做事效率高；看到某人话少，就认为此人待人冷漠、有心计、不好相处、呆板。由于晕轮效应，一个人的优点或缺点容易被夸大或遮挡，使人难以看清其真面目。而晕轮效应不仅表现在以貌取人上，还表现在以服装来判断他人的地位、性格，以言谈来断定他人的才能与品德等。在对不太熟悉的人进行评价时，晕轮效应体现得尤为明显。

护士在与病人在交往中，要注意利用晕轮效应的积极作用，塑造良好的外在形象，优化自己的言谈举止，突出自己的优点和长处，给病人留下良好的印象。同时也要注意克服晕轮效应引发的消极作用，有意识地训练自己从多角度、各方面去观察和评价他人，力求做到实事求是、客观公正地看待和评价病人，不被表面现象所迷惑。

（四）刻板效应

刻板效应，又称刻板印象，是人们对某一类人或事物产生的比较固定、概括而笼统的看法。人们一般认为工人豪爽，农民质朴，军人雷厉风行，知识分子文质彬彬，商人较为精明，诸如此类都是类化的看法，都是人脑中形成的刻板、固定印象。刻板效应虽然可以在一定范围内进行判断，不用探索信息，迅速洞悉概况，节省时间与精力。但是往往可能会形成偏见，忽略个体差异性。人们往往把某个具体的人或事看做是某类人或事的典型代表，把对某类人或事的评价视为对某个人或事的评价，因而影响正确的判断，若不及时纠正进一步发展可能会扭曲为歧视。

护士在与病人的交往中，要善于克服刻板效应。一是要善于用"眼见之实"去核实"偏听之辞"，有意识地寻求和重视与刻板印象不一致的信息。二是要深入到病人群体中去，与群体中的成员广泛接触，并重点加强与群体中有典型化、代表性的病人的沟通，不断地检索验证原来刻板印象中与现实相悖的信息，最终克服刻板印象的负面影响而获得准确的认识。

（五）投射效应

投射效应是指将自己的特点归因到其他人身上的倾向。在认知和对他人形成印象时，以为他人也具备与自己相似的特性的现象，把自己的感情、意志、特性投射到他人身上并强加于人，即推己及人的认知障碍。比如，一个心地善良的人会以为别人都是善良的；爱议论他人的人也认为别人时常在背后议论他；惯于讲假话的人常常不相信别人的话。由于投射作用的影响，人际交往中很容易产生误解而伤害他人。投射效应是一种严重的认知心理偏差，护士应辩证地、一分为二地去对待病人和对待自己，以克服投射效应。

三、护患沟通技巧

（一）语言沟通

1. 口语沟通

（1）交谈：护士应用清晰、明确的语言，温和的音调与病人交谈，同时避免过于亲密、毫无目的、无意义的交流。首先，要克服胆怯、害羞的心理，勇于与病人交谈；其次，要营造良好的谈话氛围，采用倾听的态度和技巧，对病人表示理解、接纳和期待，能分担其痛苦，也能共享其快乐，如恰当的反应和适当的提问等；最后，交谈中，护士要有"口语意识"，少用或不用病人深奥难懂的词语和书面语，尽量使用结构简单、句型较短和附加成分少的短句。

（2）演讲：护士在对病人进行健康教育时，常使用演讲的形式。这种"一对多"的交流中，护士首先应注意语言的准确精炼、形象生动，以达到上口入耳的效果；其次要注意语音、语调、音色、眼神和身体姿势等非语言技巧的运用。

（3）治疗性语言：是指能起到心理治疗作用的语言。包括：①针对病人思想顾虑采用的开导性语言，如对心肌炎病人说"您的心律失常通过治疗、护理以及您的合作能够很快得到控制。"②对某种疾病的暗示性语言，如对肺癌病人说"戒烟将有利于您控制病情。"③对检查结果正常及预后良好的解释性语言，如对胃手术病人说"您的手术病理报告证实未发现癌细胞。"④对不良后果或不治之症病人的保护性语言，如对截肢病人说"您的疾病通过治疗和护理，能够控制在一定范围内，会逐渐恢复肢体功能。"

2. 书面语沟通

（1）在对病人进行健康教育时，护士可运用丰富多彩的书面语，如宣传手册、海报和多媒体 PPT 等形式，既可以起到辅助口语沟通的目的，又能作为学习阅读资料以备病人留存。

（2）病历及知情同意书等是重要的护患沟通工具，是具有法律效力的医疗护理文书。

（3）其他：临床上护患沟通常用的书面语还包括地点指示标识、安全警示标识和用药说明等。

（二）非语言沟通

1. 动态语言

（1）目光：眼睛是心灵的窗户，在与病人的沟通中，护士要善于通过病人的目光来判断其心理。另外，护士应尽可能地平视病人，以示对病人的尊重和护患双方地位的平等，如与患儿交流时可采取蹲姿、半蹲姿或坐姿；同时，护士应注意注视病人的社交凝视区域（以两眼为上线，唇心为下顶点，所形成的倒三角形区域），使病人感受到护士的行为恰当、礼貌；并根据病人的个体特征，注意与其目光接触时间的长短。

（2）表情：护士与病人的交流中，表情应落落大方、自然得体、由衷而发，并注意时间和场合展现出适宜的表情。

（3）首语：包括点头、仰头、低头、摇头等。护士应注意观察病人的首语，如询问病情时，病人会以摇头来表达自己的感受；护士在使用首语时也应注意把握时机、力度和幅度，使病人看懂、看明白。

（4）手势：具有形态多、应用广的特点，护士应注意观察病人手势的意义，如抱胸表示拒绝、猛抓头发意味着遇到了棘手的问题；护士也可在不同的场合、针对不同病人，恰当地使用"指引""赞""鼓掌""触摸"等手势。

2. 静态语言

（1）空间语言：护士应根据治疗护理的需要，以及病人的年龄、性别等，选择与病人保持合适的距离，如为病人进行生活护理时，选择亲密距离；一般健康教育时，保持社会距离；在传染区询问病史时，如离病人很远，就会让病人产生自卑心理；当某些问题涉及病人隐私的时候要特别注意周围的环境。

（2）仪容、体态与服饰：代表着护士的精神面貌，同时也是对病人的尊重。护士的仪容、体态、服饰应与工作场景和工作性质相适应，使病人感到和蔼、亲切、可信。

3. 辅助语言 护士应根据病人情况，控制适当语速，选择合适声调，适时适度地使用音高和重音，如护士可根据病人的理解能力和接受程度，加重某些关键性词语，以起到提示的作用。

4. 类语言 病人的类语言可以传递病情变化的信息，提醒医护人员正确进行医疗护理活动，如病人呻吟表明疼痛不适、哭泣说明伤心或遇到难题；同理，医护人员的类语言也可为病人提供信息，如护士在介绍病情时，不自觉地发出叹息声"唉……"，可能会增加病人的心理负担。

（三）SFBT 在护患沟通中的应用

焦点解决短期治疗（solution-focused brief therapy，SFBT），又称为短期治疗，主要是由 Steve de Shazer 及 Insoo Berg 夫妇在短期家族治疗中心发展出来的一种心理治疗模式。主要的意义在于以正向的哲学观点，从积极面去了解来访者的问题，重视来访者原本具有的天分与能力，引导其发挥自己的优点与能力，展现其成就与自信，鼓励并塑造来访者积极的自我体验，从而创造改变的可能性。根据 SFBT 的主要观点：强调如何解决问题，而非寻找问题的原因；以正向的、朝向未来的、朝向目标的积极态度促使改变的发生。护士与病人交谈中可运用以下技巧：

1. 设定目标 护士应在谈话中引导协助病人制订出具体可行的目标，如你找我谈话的目的是什么？目标应该是病人需要的目标，而非护士为病人设定的目标。并且目标是正向的、具体的、小步的、在病人"可控"范围内的、且实际可行的。

2. 一般化技术 为了降低或疏解病人的情绪，使病人觉得他的遭遇具有普遍性，护士可使用一般化技术。如告知病人"您的困境只是暂时的，是疾病发展过程中常见的情况"，促进病人以专业的、正向的和健康的方式去思考。借此缓解病人的恐惧和焦虑，以信心、勇气、决心与行动来接纳自己的问题。

3. 评量询问 是指利用数值的评量（如0～10），协助病人将抽象的概念以比较具体的方式加以描述的询问方式。如询问病人的疼痛感受、自尊、治疗前改变、自信、对期待的改变、愿意辛苦工作的程度、问题解决的优先级别和进展的评量等。通过评量询问，护士可以协助病人以直觉表达有关他们过去经验的观察和评量未来的可能性，可使护士更具体了解病人主观的感受。

4. 例外询问 例外是问题严重程度比较轻微的情况，也可以是假设问题解决的方法或行动。护士与病人的交谈中应协助病人找出例外，利用病人的资源，从病人所抱怨的问题例外之中寻找协助病人的解决方法，协助病人觉察他们现在和过去与他们目标有关的成功经验，增进病人的自信与自尊。如问病人"什么时候问题不会发生？"

5. 奇迹询问 奇迹询问是依照病人的参照架构，想象问题解决了、问题不存在时的景象，引导病人去看当他们的问题不再是问题时他们的生活景象。奇迹询问将病人的焦点从现在和过去的问题移动到一个未来导向、比较满意的生活。能帮助病人去建立他想要的不一样的生活，思考一个他们想要看到的改变目标，找出适合病人自己的解决方法。

6. 重视小改变 SFBT认为小的开始是成功的一半，小的目标可以带动病人解决行动的信心与动机，尤其是最先出现的小改变是曾经发生过的成功例外时，则行动起来就更容易。就像滚雪球一样，所以护士要引导病人看到小改变的存在，看重小改变的价值，促进小改变的发生与持续。

（邓清红）

思考题

病人，女，42岁，大学本科，公司中层管理者。因腹痛10h入院。病人10h前无明显诱因出现右下腹疼痛不适，呈持续性胀痛，阵发性加剧，无放射痛，无恶心、呕吐，无畏寒、发热、昏迷及抽搐，无尿频、尿急、尿痛及血尿、无呕血，无腹泻及黏液脓血便，无潮热盗汗等。查体：T 37.0℃，P 82次/min，R 19次/min，BP 95/60mmHg。诊断为急性阑尾炎。拟行手术治疗。

问题：根据该病人的特点，护士应在住院期间对其采取何种护患沟通模式？

思路解析

扫一扫，测一测

第十章　心理护理

1．掌握心理护理的概念和原则；不同年龄阶段、不同疾病阶段、不同疾病病人的心理特点；常见临床身心问题的心理护理。

2．熟悉心理护理程序。

3．了解影响心理护理质量的因素。

4．能为临床病人制订心理护理措施并实施。

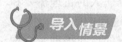

情景描述：

21 岁年轻女性，剧烈腹痛，在同学陪同下来医院就诊，希望医生能马上打止痛针以缓解疼痛，但医生回答"等检查结果出来后才能用药，止痛药不能乱用"，找到护士，护士回答"用药必须见医生的医嘱，我不能乱用的"。病人疼痛难忍，陪伴的同学也很着急、紧张。

请思考：

护士应如何安抚病人及其同学的情绪？

第一节　概　　述

一、心理护理的概念

心理护理的概念有广义和狭义之分。广义的心理护理（psychological nursing）是指护士不拘泥于具体形式、可积极影响病人心理活动和行为的一切言谈举止。狭义的心理护理是指护士针对病人现存的和潜在的心理需要、心理状态以及心理和行为问题，以心理学理论和技术为指导，以良好的人际关系为基础，积极地影响和改变护理对象不良的心理状态和行为，使病人达成最适宜身心状态的过程。

心理护理是整体护理的重要组成部分，是实现优质护理，保证护理质量，形成和谐护患关系的手段和方法之一，也是体现人文关怀的关键所在。

二、心理护理的基本要素

心理护理的基本要素包括护士、病人、心理学理论和技术、病人的心理问题四个要素。这四个要素是影响心理护理科学性、有效性的关键因素，同时该四个要素之间也是相互依存、彼此联系的，任何一个环节的缺失，都会严重影响心理护理的效果。

另外，护患关系的其他要素，如病人亲属、医生及其他工作人员、病人之间也可影响临床心理护理实施的效果，这些因素对心理护理运转具有推动或干扰作用。

三、心理护理的原则

1. 平等原则　维护护士与病人之间的平等关系是心理护理有效实施的基础。护士除了要秉承真诚、友善的态度为病人提供照护，还要对病人一视同仁、公平对待。

2. 尊重原则　护士在进行心理护理时，应尊重病人的人格，真诚热情、措辞得当、语气温和、诚恳而有礼貌，使病人感到受尊重。

3. 保密原则　护士对病人进行心理护理时常涉及病人的隐私，护士对此应承诺并执行保密。保密既体现了对病人的尊重，也是建立良好护患关系的基础。但是，护士对病人应执行有限度的保密，如发现病人有自杀、自伤、杀人等想法或患有严重危害他人健康的传染性疾病时，护士应及时报告，不能帮助病人隐瞒。

4. 启迪性原则　在心理护理过程中，应用医学、心理学及其他相关学科的知识对病人进行指导，以期能给予病人启迪，消除其对疾病的错误认知，改变其对疾病和治疗的认知和态度，同时教给病人改变其消极情绪和不良行为的技术，促进病人的心理健康。

5. 针对性原则　临床疾病复杂多样，不同病人在面临不同疾病时会出现不同的心理问题，不同病人在面临同样的疾病时也会出现不同的心理问题，这不仅是由疾病的复杂性所决定的，也和个体的多元性有密切关系。因此，在实施心理护理时，要认真评估、分析每一个病人的病情、心理状态、心理需要和社会需要，根据病人的具体情况采取有针对性的心理护理措施。

6. 自我护理原则　根据奥瑞姆（Dorothea Orem）的自我护理理论，护士应根据病人的自理需要和自理能力的不同而分别采取不同的护理体系，突出病人在疾病预防、诊治及康复过程中的主体作用，强调健康的恢复首先是病人自我努力的结果，从而满足病人自我实现的需要，良好的自我护理是心理健康的表现。因此，护士应帮助病人以平等的地位参与对自身的医护活动中，有助于满足病人的需要，并维持病人的自尊、自信。

四、心理护理的程序

心理护理是系统化整体护理的重要组成部分，心理护理程序是指按照护理程序的工作方法组织心理护理的过程，通过心理护理评估、心理护理诊断、心理护理计划、心理护理实施和心理护理评价五个步骤完成对病人的心理护理（图 10-1）。

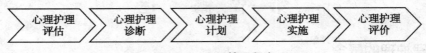

心理护理评估　心理护理诊断　心理护理计划　心理护理实施　心理护理评价

图 10-1　心理护理程序

（一）心理护理评估

心理护理评估（psychological nursing assessment）是根据心理学的理论和方法对病人的心理状态进行全面、系统和深入的客观描述。

1. 心理护理评估的目的　建立基础资料，以后评估所得资料可以与基础资料相比较，以了解病人心理状况的变化及心理护理效果。此外，心理护理评估还为心理护理诊断的提出提供依据。

2. 心理护理评估资料来源　病人本人是资料的主要来源，此外与病人相关的人、其他医护人员及病人的健康档案资料等都是收集心理护理评估资料的来源。

3. 心理护理评估的方法 通常主要采用临床观察法、访谈法,如通过观察病人的表情、动作,倾听病人或其亲人的叙述等,收集反映病人心理状态的信息。条件许可时,还可使用个案分析法、心理测量法、现场实验法、问卷调查法等收集病人的心理资料。

4. 心理护理评估范围 护士在评估病人现存的或潜在的心理社会问题时,首先要收集信息,当发现问题存在于哪个范围时,可将评估聚焦于该范围,称为聚焦性评估。对刚入院的病人,初次心理护理评估应包括基本资料、病人对健康状况的感知、营养与代谢、排泄功能、意志活动水平、睡眠与休息、感知和认知、自我认知、角色关系、承受应激能力。

（二）心理护理诊断

心理护理诊断（psychological nursing diagnosis）是在心理评估的基础上对所收集的资料进行分析,从而确定护理对象的心理健康问题及引起心理健康问题的原因,是护士为达到预期结果选择心理护理措施的基础。比较常用的与心理护理有关的护理诊断见附录。

（三）心理护理计划

心理护理计划（psychological nursing planning）是针对心理护理诊断提出的护理问题而制订的适用于个体的具体心理干预措施。计划的内容及步骤应包括心理护理诊断排序、确定预期目标、制订心理护理措施、护理计划成文。

1. 心理护理诊断排序 将所列出的心理护理诊断按照重要性和紧迫性排列顺序。一般情况下,对病人生命威胁最大的问题排在前面,其他的依次排列。护士根据问题的轻重缓急,与病人共同协商确定问题的首优、中优和次优顺序。

2. 确定预期目标 预期目标是指病人接受心理护理措施后能够达到的状态或行为的改变,是评价心理护理效果的标准。护士应与病人共同制订心理护理的目标,包括短期目标和长期目标。心理护理的短期目标是指在几小时或几天内能达到的目标（一般 1 周以内）；长期目标是指相对较长时间内才能实现的目标（一般超过 1 周）。目标陈述必须包括具体日期甚至时间,为确定评价时间提供依据；目标所描述的行为标准应具体,可观察、可测量、可评价,避免使用含糊、不明确的词句,如了解、降低、增强、尚可等。例如,"焦虑程度降低",应根据具体情况描述为"1 周内病人 SAS 测验标准分低于 50 分"。

3. 制订心理护理措施 制订心理护理措施时,应遵循如下原则。

（1）心理护理措施要具有科学的理论依据：护士应以心理护理的理论为基础,结合个人的知识和技能,根据病人的实际情况,选择和制订恰当的心理护理措施。

（2）与医疗和其他护理工作协调一致：不发生冲突。

（3）心理护理措施要有针对性：针对心理护理诊断与预期目标制订心理护理措施,体现个体化的心理护理服务。

（4）心理护理措施要明确、具体、切实可行：制订心理护理措施时,不仅要考虑病人病情、愿望和耐受能力,还要考虑护士的数量、水平及医院设施的实际情况。

（5）鼓励病人及家属参与心理护理措施的制订过程：有助于他们理解心理护理措施的意义和功能,更好地接受、配合心理护理活动,从而获得最佳的心理护理效果。

4. 护理计划成文 心理护理计划成文为护士实施心理护理提供指导,并作为评价心理护理工作的依据。

（四）心理护理实施

心理护理实施（implementation of psychological nursing）是指为实现心理护理目标,执行心理护理计划,解决护理对象心理问题的过程。所有提出的心理护理诊断都要通过实施各种心理护理措施来得到解决。

心理护理虽然可以借鉴心理咨询和心理治疗的理论和技术,但在工作方式、时间安排等方面又与其有明显不同。因此,心理护理的实施在临床中应尽量模式化,以适应护士工作时间紧、心理学知识不完备的特点。从而使心理护理的措施在有限的条件内达到最优的治疗效果。

（五）心理护理评价

心理护理评价（psychological nursing evaluation）是对病人接受心理护理后产生的认知、情绪和行为变化的鉴定和判断。护理评价虽然是护理程序的最后一步，但实际上病人的变化是随时发生的，因此护理评价应是贯穿整个心理护理的全过程，并应根据评估结果进行相应的调整，如果没有达到预期的效果，就需要重新评估病人的需要并制订新的心理护理措施，以最大成程度地满足病人的各项需要。

1. 心理护理评价方式　包括护士评价、病人自评及病人亲属评价，可以采用观察法、访谈法、测验法等各种主客观方法进行评价。

2. 心理护理评价的内容　包括评价心理护理的目标是否实现，分析问题的原因，心理护理的实施过程评价，评价心理护理计划、重新调整计划并实施。

第二节　不同病人的心理特点

病人患病后会出现不同程度的心理变化，虽然其个性千差万别，但相同的年龄阶段和疾病类型，其心理特点有一定的共性，掌握这些特点，有利于心理护理措施的制订与实施。

一、不同年龄阶段病人的心理特点

人从出生到死亡，主要经历了儿童期、青年期、中年期和老年期四个阶段，每个阶段的个体都有其特殊的心理特点，病人患病之后其心理特点也表现出年龄特征。

（一）儿童病人的心理特点

1. 分离性焦虑　儿童住院治疗，离开了主要抚养人和熟悉的环境，首先会出现"分离性焦虑"，表现为焦虑不安、经常哭闹、拒食、不服药、睡眠不安等，加之医院陌生的环境、其他儿童的哭闹，均会加重患儿的焦虑。

2. 恐惧、抗拒　恐惧也是患儿的主要表现之一。患儿住院离开父母和熟悉的环境、对诊疗措施的不了解以及被强迫接受一些诊疗措施，均会导致儿童出现恐惧情绪。在强烈的恐惧情绪影响之下，有的患儿会出现拒绝住院、拒绝接受治疗，或者大喊大叫、摔东西等表现；也有的患儿对前来探视的父母沉默、抗拒、不理睬，以此来表现自己不愉快的心情。

3. 皮肤饥饿　人类与所有的热血动物一样，都有一种特殊的需要，即相互接触与抚摸，这种现象称之为"皮肤饥饿"。亲子抚触是婴儿非常重要的心理需求，年龄较小的住院患儿，离开了母亲，这种特殊需要得不到满足，常表现为哭闹、食欲缺乏、睡眠不安等。

4. 行为退化　疾病带来的痛苦和折磨，加之住院引起的焦虑、恐惧情绪，都可能导致患儿出现行为退化，如尿床、撒娇、拒食、睡前哭闹、被动依赖等。

（二）青年病人的心理特点

青年人的心理特点是迅速走向成熟而又尚未成熟，这就决定了青年病人在面对疾病时情绪往往变化无常，具有明显的两极性，容易从一个极端走向另一个极端。

1. 震惊与否认　青年人对人生和未来充满了无限的憧憬和向往。此时得知自己得病，尤其是重大疾病，首先会感到震惊，难以接受，进而不相信医生的诊断，出现"否认"的表现，否认自己得病，很难进入病人角色，拒绝接受治疗。直到真正感到病痛的折磨和体力虚弱时才逐渐接受患病的事实。

2. 焦虑与急躁　青年人还常常担心疾病会给学习、工作、恋爱、结婚等带来不利影响，表现出焦虑不安。治疗中往往急于求成，缺乏耐心，希望能一蹴而就，一旦治疗达不到预期效果，或者出现病情反复，就表现出急躁情绪。病情有所好转时又往往盲目乐观，不按医嘱用药、不配合治疗。

3. 悲观与失望　当疾病进入慢性期或留下后遗症甚至恶化时，会对青年人造成很大的打击，容易出现沮丧、悲观、失望甚至抑郁的情绪。青年人容易表现出极端心理和行为，自暴自弃，放弃治疗，甚至产生自杀的想法。

4. 孤独与寂寞　青年人住院后，离开了熟悉的家庭、学校、同学和伙伴，住进陌生的医院，只能自己默默承受疾病的痛苦，过着单调、无趣的生活。住院时间稍长就会出现孤单、寂寞、无聊等情绪。

（三）中年病人的心理特点

中年期病人在家庭和社会中都承担重要的角色，人格和情绪较稳定，但一旦生病，往往表现出复杂的心理活动。

视频：青年病人的心理特点

笔记

1. **焦虑与急躁** 中年人由于其重要的家庭、社会角色，患病后更容易出现焦虑情绪。这样的焦虑情绪又会导致其在疾病治疗时表现出急躁的情绪，进而不能安心养病，希望能尽快治愈，尽早出院。有的病人会因为种种原因而放弃自身的健康，中断治疗，提前出院。

2. **悲观与抑郁** 中年人患病后不能正常工作，经济来源减少，加之昂贵的医疗费，以及赡养父母、子女教育等问题，使其产生悲观失望的情绪，感到强烈的无助感和无望感，甚至产生轻生的念头，以此来减轻家庭的经济负担或者逃避其内心的煎熬。

3. **更年期综合征** 中年人在体力和精力上开始向老年人过渡，常出现体力和精力不济的表现，此时患病，会加速这种转变，可出现更年期综合征。伴有明显的自主神经功能紊乱症状，如头痛、头晕、失眠、食欲缺乏、心慌气短、畏寒怕热等。

（四）老年病人的心理特点

1. **自尊心强** 部分老年人有可能自尊心比较强，希望得到医生、护士的尊重。部分老年人不愿听从别人的安排，不重视年轻医护人员的意见或者拒绝进行治疗和护理，有时又争强好胜，做一些力不能及的事情，如独自上厕所大小便、走路不用搀扶、坚持原有的饮食习惯，这样很容易导致一些意外的发生。

2. **自卑和抑郁** 老年人的社会地位和家庭地位有可能下降，身体的日渐衰弱，常常产生自卑心理。一旦生病，常感到自己在世的日子不长，许多想做的事情无法去完成，进一步加重自卑和无价值感。老年人多患慢性或老化性疾病，对疾病痊愈往往信心不足，进而产生抑郁情绪，甚至自杀。

3. **恐惧、孤独** 当病情较重时，老年人常意识到死亡的来临，故表现出怕死、恐惧等情绪反应。这些情绪有的溢于言表，更多的则隐藏在心底。老年人害怕孤独，在患病时表现尤为突出，他们渴望得到别人的慰藉、照料、陪伴。

4. **以自我为中心** 有些老年人性情刻板、固执，常常以自我为中心，生病住院后也常要求医护人员的诊疗工作，要符合自己的生活秩序和习惯；也常常要求家人给予自己更多关注，对家人过度依赖。

5. **退化** 有的老年人生病后情感和行为变得幼稚，常提出不切实际的要求，情绪波动大，自控能力差，常与家人、病友、医护人员发生冲突。有的老年人小病大养，不愿出院，对医护人员和家人依赖，自己能做的事情也需要别人帮助，甚至和小孩一样，出现"老小孩"现象。

6. **回避** 部分老年病人患病后为避免精神上的压力，长期回避与疾病有关的事件或话题，在人前表现的若无其事而独处时常常落泪，深藏自己的内心感受。

二、不同疾病阶段病人的心理特点

不同疾病阶段的病人其心理反应有一定的规律性，护士可根据这些特点对病人可能出现的心理反应有一定的预判，给予有针对性的心理护理措施。

（一）疾病初期的心理特点

1. **陌生与孤独感** 病人住院脱离了其熟悉的环境和人群进入医院，对病区环境、医院制度的不熟悉，对医护人员和病友的不了解，而产生陌生和孤独感。

2. **轻视或满足** 有的病人由于没有认识到疾病对自身健康的影响，或者因为工作繁忙、经济压力等而轻视疾病，不积极配合治疗；也有部分病人因为疾病病程不长、预后较好，患病可以暂时逃避繁重的学习、工作压力，获得家人的关注和照顾，而感到心理满足。

3. **否认与侥幸** 病人被诊断为难治性疾病一般都会表现为震惊，接着出现的反应是否认，不相信医生的诊断，不相信自己患病；有的仍然带病坚持上班，想以此向自己或他人证明自己的健康状况良好。也常常存在侥幸心理，希望医生诊断错误，或者在某个环节搞错，往往会要求重新检查或换医院进行检查，迟迟不愿进入病人角色；或者表现为对疾病的严重程度半信半疑。

4. **抱怨** 当确认自己患病后，有的抱怨上天不公，有的抱怨工作太忙太累，也有的抱怨家人对自己关心不够，没有照顾好自己的身体。病人常以消极或生气的方式对待疾病，以向医护人员、家属寻事争吵来发泄内心的痛苦。

5. **恐惧** 急危重症的病人对突发的疾病缺乏心理准备，对疾病所带来的痛苦感、濒死感极度恐惧；

身患不治之症、面临重大手术的病人也常常会产生恐惧反应，表现为焦虑不安、忧心忡忡、夜不能寐等。

（二）疾病稳定期的心理特点

病人经过一段时间的治疗，病情稳定，心理反应一般较平稳。慢性病病人可因病情反复或加重，而导致情绪不稳。

1. 接受与适应　病人承认自己患病，逐渐适应医院的生活，与医护人员的关系融洽，积极配合治疗。

2. 担心和焦虑　病人常担心疾病会留有后遗症、病情反复、迁延不愈或急性病变成慢性病。疾病治疗效果不好时，常表现出焦虑情绪。

3. 沮丧与厌倦　病情没有明显好转的病人，常会陷入沮丧的心境中，对于很多治疗方案不再积极配合，反而觉得厌倦。还有的病人认为自己给家人造成沉重的经济和照顾负担，失去生活的信念，悲观失望，产生厌世的念头。

（三）疾病恢复期的心理特点

1. 欣慰与兴奋　有些病人因疾病痊愈或好转，即将离开医院，回到正常的生活中而感到欣慰。也有少数病人则因为病痛缓解而产生兴奋情绪，忘记医护人员的嘱咐，过多活动或过度饮食，乐极生悲，出现不良反应。

2. 焦虑与忧伤　疾病治疗不彻底而形成慢性迁延性疾病者、疾病或外伤导致残疾者，均对未来的生活、工作、社会适应等问题而担忧，产生焦虑和忧伤的情绪。

3. 悲观与绝望　疾病或外伤造成永久性严重伤残者，无法承受残疾造成的巨大心理压力，对未来的生活和人生感到悲观绝望，自暴自弃，甚至出现轻生的念头。这样的病人出院后往往会放弃功能康复锻炼，结果可导致"小残大废"。

4. 依赖与退缩　久病后病人依赖性增强，不能脱离病人角色，小病大养，依赖于他人的照顾。有些病人出现退缩表现，如手术后怕痛而放弃功能锻炼，或者不能面对自己残障的身体。

（四）临终病人的心理特点

临终病人的心理状态极其复杂，美国精神病学家、著名的临终关怀心理学创始人罗斯（Kubler Ross）将临终病人的心理活动变化分为五个时期。

1. 否认期　当病人得知自己的疾病进入晚期时，往往不愿意承认，对可能发生的严重后果缺乏思想准备，总希望有奇迹出现。一般来说，此时病人并非不知道自己病情的严重性，只是采取否认的心理防御机制，以得到心理上的满足。

2. 愤怒期　病人度过否认期后，面对自己临终的事实，常怨天尤人，抱怨命运对自己不公。表现为悲愤、烦躁、自制力下降，甚至拒绝治疗；对家属横加指责；或者因疾病痛苦得不到缓解、各种治疗无效而抱怨，甚至伤害医务工作者。

3. 妥协期　病人由愤怒期转入妥协期后，承认死亡的来临，为了延长生命，病人会提出种种"协议性"的要求，希望能缓解症状。此期病人心态平静、配合治疗，期望得到及时有效的救助，以延缓死亡的到来。

4. 抑郁期　尽管经过多方努力，但病情仍然恶化，死亡终究要到来，此时病人心情极度悲伤，对于身后事考虑较多，如关心死后家人的生活、财产的分配等。许多人很急切地要见到自己的亲人或朋友，希望得到更多人的同情和关心。

5. 接受期　这是临终病人的最后阶段，病人对于面临的死亡已有了准备，心态平和。表现为极度疲劳衰弱，表情淡漠，常处于嗜睡状态。

临终病人心理活动的五个发展阶段，因人而异，时间长短不等，五个阶段并非前后相随，一一经历。所以，护士应能够准确识别病人的心理变化，有针对性进行心理护理。

三、不同疾病病人的心理特点

（一）手术病人的心理特点

手术是一种有创性医疗手段，手术效果、并发症的发生及康复时间等均有很大的不确定性，引发手术病人产生一系列的心理反应。

1. 术前心理反应

（1）情绪反应：最常见的是焦虑与恐惧，表现为睡眠差，食欲减退，频繁向术后病人、医务人员询问手术相关事宜，并对个人和家庭的未来充满担忧。还有的病人担心自己的疾病给家庭、子女造成经济和其他方面的负担，因而出现内疚、自责的心理。另外，面临大手术的病人也常常会出现悲哀、失望、无助和绝望等情绪。还有些病人则变得易激动，产生愤怒、敌对情绪。产生情绪反应的原因：①对手术的安全性缺乏了解。②害怕手术和麻醉会对自己造成伤害，甚至失去生命。③害怕手术引起剧烈疼痛、术后痛苦和不适。④害怕手术会留下后遗症，使自己丧失工作、学习和生活能力，成为家庭和社会的负担。

（2）期望：病人在手术前大都对手术充满了各种期望，如期望能得到技术高超、责任心强、关心体贴自己的医师的帮助；期望从医务工作者或有过相同经历的病友处了解有关手术与麻醉的相关信息；期望能了解手术的效果；期望能尽可能减少术中、术后的痛苦与不适；期望医师能尽可能减少手术创伤和出血，保持脏器的完整性等。

（3）心理冲突：有些病人对是否进行手术存在心理冲突，一方面想通过手术去除病痛，另一方面又担心手术的风险，手术引起的疼痛与痛苦，会影响工作、生活和学习。通常情况下，病人入院时多希望通过手术解除自己的痛苦，但随着手术日期的临近，病人则开始更多地考虑手术的危险与代价，回避手术的倾向急剧增大，有时甚至超过对手术的期待。

2. 术后心理变化

（1）烦躁、抑郁：手术后病人由于伤口疼痛、身体虚弱、疲惫不堪引起烦躁情绪。当疼痛减轻，烦躁情绪平息后，又往往出现抑郁情绪。

（2）病人角色行为强化：病人因为术后的疼痛及生活不便等原因，常常出现角色强化和心理退化的现象。

（3）担忧：术后病人担忧手术效果的情况也较多。如果手术进行了器官切除，则担心手术对自己健康、工作、学习和家庭的不利影响；泌尿生殖器官手术的病人可出现性心理和性功能障碍，担心影响夫妻关系和家庭生活。

（4）无助、绝望：颜面部手术和截肢术等病人由于躯体的正常形象受到破坏，出现无助、悲观、绝望等较严重的心理反应，病人的自尊心、自信心下降。

（二）重症加强护理病房病人的心理特点

病人进入重症加强护理病房（intensive care unit, ICU）后常出现如下心理反应：

1. 恐惧 初入监护病房 1~2d 的病人，恐惧是最突出的表现，严重者可出现惊恐发作或精神性症状。主要与病人对疾病严重程度的自我暗示和重症监护的环境相关，如昼夜不分地受监护、身体的各种导管和换能装置造成的压迫感，同室病人的抢救或死亡，医护人员的工作气氛，与外界隔离等。

2. 否认 进入 ICU 后的第 2d 常出现否认心理，主要表现为从心理上否认自己有病或认为虽然有病但并不需要住进监护病房，第 3~4d 达到高峰。

3. 孤独、抑郁 由于长期与外界隔离及身体状况、社会功能受损，约 30% 的病人在进入监护病房第 5d 后出现孤独、抑郁情绪，主要表现为孤僻寡言、悲观失望、自我评价过低，严重时可出现自杀倾向。

4. 撤离焦虑 有些病人在撤离监护病房时由于缺乏足够的心理准备或已对监护病房产生心理依赖，担心出监护室后出现病危得不到及时救助，而不愿轻易离开监护室，出现撤离焦虑。

（三）恶性肿瘤病人的心理特点

病人得知自己被诊断为恶性肿瘤后，其心理反应可大致分为四期。

1. 休克 - 恐惧期 当病人突然得知自己患恶性肿瘤时会出现一个震惊时期，称为"诊断休克"。病人反应强烈，极力否认恶性肿瘤的诊断，表现为震惊和恐惧，出现心慌、眩晕及昏厥、茫然、面无表情，甚至木僵状态。当进一步证实疾病诊断的确切消息后，则主要表现为恐惧。

2. 否认 - 怀疑期 病人从剧烈的情绪反应中冷静下来后，常借助于否认的心理防御机制来保护自己，以减轻内心的痛苦和紧张。病人怀疑医师的诊断，到处求医，期望能否定癌症的诊断。这种心理防御机制的运用可以暂时缓解病人的精神压力，但是如果持续时间过长则有可能延误病人的最佳治疗时机。

3.愤怒-沮丧期 当病人确信自己患有恶性肿瘤后,陷入极度的痛苦之中,情绪变得异常脆弱,易激惹、愤怒,有时还会伴有攻击行为,这种行为表现在医院治疗期间常常会影响医患关系;病人还会感到悲哀、沮丧甚至绝望,有的病人甚至会出现自杀倾向或行为。

4.接受-适应期 病人最终不得不接受自己患癌的事实,并逐渐适应,此时病人能冷静地面对事实,心境平和,配合治疗。但多数病人很难恢复到患病前的心境,而进入一种长期的抑郁和悲哀之中,这种心态可一直延续到生命终结之时。

(四)传染病病人的心理特点

传染病病人作为传染源可通过直接或间接的途径将病原体传播给他人。病人除了要忍受疾病的痛苦,还要承受自己成了威胁他人的传染源的心理负担,其主要的心理反应有:

1.自卑孤独 传染病病人因其传染性,在家庭、社会生活中需要采取各种隔离措施,大都会产生自卑心理。住院治疗的传染病病人被隔离在医院中,限制家人、亲朋的探望,孤独的情绪较其他病人更严重。

2.回避心理 由于人们对传染病病人存在一些顾虑,导致许多传染病病人不敢说出自己所患的疾病。例如把肺结核说成"肺炎",把"艾滋病"说成"免疫系统疾病",把"性病"说成"尿路感染"等。

3.愤懑情绪 不少病人埋怨别人把疾病传染给自己,而产生愤懑情绪,甚至还会迁怒于他人和社会,故意做出一些把疾病传染给他人的行为。

(五)器官移植病人的心理特点

接受器官移植的病人需要经历一个将新器官合并为身体一部分的过程,即心理同化过程。该过程可分为三个阶段:异体物质期、部分心理同化期和完全心理同化期。

1.异体物质期(foreign body stage) 移植术后初期,受者对移植器官产生强烈的"异物"感,难以接受,自觉机体的功能与"异体"不协调,自己身体的体像和完整性遭到破坏,为自己的生命安全担忧,为丧失自己的器官而忧郁、悲伤。

2.部分心理同化期(stage of partial incorporation) 病人逐渐习惯移植的器官,异体印象及对"异体"器官的关注逐渐减少。

3.完全心理同化期(stage of complete incorporation) 受者将新器官视为身体的一部分,除非被问及或接受检查,一般不会提到其存在。受者的人格特点可因供者的影响而发生一些变化等。

受者的心理状态受移植器官在体内的功能状况影响很大,当发生排斥反应或其他并发症时,病人可产生心理或精神症状,以抑郁和焦虑情绪为主,有的甚至产生自杀倾向或自杀行为。此外,治疗依从性、应对压力方式、社会支持状况、经济状况、人格特征及回归社会情况均可影响病人的心理状态。

第三节 常见临床身心问题的心理护理

不同病人在患病后出现的心理反应有一定的共性,从心理学的角度一般可分为三种类型,即情绪问题、认知问题和行为问题。

一、情绪问题的心理护理

病人在患病后常出现的情绪问题主要有焦虑、抑郁、恐惧、愤怒。

(一)焦虑

焦虑是临床病人最常见的情绪反应,常见于以下病人:儿童或老年病人、新入院及新入监护室病人、手术病人以及其他进行特殊或有创的诊疗护理措施前的病人。

1.焦虑的定义 焦虑是指病人在面临不够明确的、模糊的或即将出现的威胁或危险时,所感受到的一种不愉快的情绪体验。根据焦虑的原因不同,把病人焦虑分为3种类型:①期待性焦虑:面临即将发生但又未能确定的重大事件的不安反应。常见于尚未明确诊断、初次住院、等待手术、疗效不显著的病人等。②分离性焦虑:与自己所熟悉的环境和亲人分离而产生的分离感所伴随的情绪反应。依赖性较强的儿童和老年人容易发生。③阉割性焦虑:自我完整性受到破坏或威胁时所产生的心理反应。其常见于手术切除某脏器或肢体的病人。

2. 焦虑的表现 焦虑主要有以下表现:

(1)情绪反应:病人常常出现与所处处境不相符的情绪体验,如担忧、紧张、着急、烦躁、害怕、不安、恐惧、不祥预感等。感到危险马上发生,内心处于警觉状态,却无力应对。

(2)行为反应:主要是外显情绪和躯体运动症状为主的表现。如表情紧张、双眉紧锁;姿势僵硬、坐立不安、小动作多(抓耳挠腮、搓手等)、颤抖、哭泣等;语速加快、缺乏条理性;注意力不集中、思路不清晰;情绪易激动等。极度焦虑病人还可出现回避、退缩行为。

(3)生理反应:主要表现为植物神经兴奋的症状。它包括胸闷、气短、过度换气;心前区不适、胸痛、心慌、心悸、血压升高等;头晕、记忆力减退、入睡困难、少眠多梦等;尿频、尿急、排尿困难等;食欲缺乏、腹痛、腹泻等;面色潮红、皮肤出汗、寒战、手足心发冷等。

3. 焦虑的评估 评估病人有无躯体功能、心理功能和社会功能的障碍。焦虑状态的评估不仅可通过上述情绪、行为、生理反应进行定性分析,还可通过焦虑评定量表进行定量分析。国内常用的比较成熟的评定量表有焦虑自评量表(SAS)、汉密顿焦虑量表(HAMA)、贝克焦虑量表(BAI)。

4. 焦虑的心理护理

(1)建立良好的护患关系:建立良好的护患关系对心理护理的效果有重要影响,要求护士在实施心理护理过程中,始终把良好的护患关系放在头等重要位置,并贯穿心理护理过程的始终(具体内容可参考第九章第二节护患沟通)。

(2)提供适当的支持:护士能提供给病人的支持包括信息支持、情感支持和社会支持。信息支持是指病人所需要的各种知识,如医院的规章制度,疾病的诊断、治疗、预后等相关知识。情感支持是指护士给予病人的心理支持,如积极倾听、安慰、同情、鼓励和关心等。社会支持是指鼓励病人利用各种内在或者外在的社会支持资源解决自身问题,如亲人、朋友、同事、邻居及慈善机构等的支持。

(3)心理咨询和治疗的技术:①放松疗法:可以有效缓解因焦虑而引起的身体紧张。②系统脱敏疗法:让病人在想象的医疗环境中放松自己的身心,以缓解其焦虑状态。③生物反馈疗法:有条件者可以使用生物反馈技术帮助病人实现身体放松。④理性情绪行为疗法:为病人提供相关知识,纠正其认知错误,建立对疾病的正确态度,进而消除焦虑。

(4)精神药物治疗:焦虑状况比较严重的病人,可以建议请精神科会诊,进行心理治疗或药物治疗。

良好的护患关系和提供适当的支持是实施心理护理的重要前提和基本技术,应贯穿于心理护理的全过程,对任何病人实施心理护理均是必不可少的,在后续内容中不再赘述。

(二)抑郁

1. 抑郁的定义 抑郁表现为情绪低落、思维迟钝,兴趣减退或丧失,感到生活无意义、前途无望而郁郁寡欢,严重者甚至有自杀观念或自杀行为。抑郁程度与个人心理素质有关。如果抑郁程度较重,持续的时间较长,且伴有一定的躯体症状、社会功能障碍,则属于病理性抑郁状态。身患重病、久治不愈和老年病人常出现抑郁情绪。

2. 抑郁的表现 病理性抑郁状态以心境低落、思维迟缓、意志活动减退和躯体症状为主。

(1)心境低落:是抑郁状态的特征症状,表现为显著而持久的情感低落。

(2)思维迟缓:联想抑制和困难,联想的速度减慢及数量减少。表现为语速慢、语量少、语音低,对询问反应迟钝,回答简单,但思维内容不荒谬,能正确反映现实。

(3)意志活动减退:行为缓慢,生活被动,不想做事,常闭门独居、回避社交。严重者生活基本不能自理,可出现抑郁性木僵,无任何自主行动和要求,反应极端迟钝,不食不语,呆坐不动或卧床不起。

(4)躯体症状:普遍有躯体不适或原有躯体不适加重主诉。主要有睡眠障碍、乏力、食欲减退、体重下降、便秘、身体疼痛等。

3. 抑郁的评估 评估病人有无躯体功能、心理功能和社会功能的障碍。抑郁状态的评估需要通过上述临床表现和抑郁评定量表进行综合评估。国内常用的比较成熟的评定抑郁的量表和问卷有抑郁自评量表(SDS)、汉密顿抑郁量表(HAMD)、贝克抑郁问卷(BDI)、抑郁状态问卷、流行病学调查用抑郁自评量表(CES-D)、抑郁体验问卷等。往往还采用功能失调性状态评定量表(DAS)、认知偏差问卷、自动思维问卷(ATQ)等心理测验评估病人与抑郁状态有关的不良认知。

4. 抑郁的心理护理 根据评估的结果和心理问题的层次,结合临床具体情况选择合适的心理护理技术对病人实施心理护理。

(1)良好的护患关系。

(2)积极寻求社会支持:鼓励病人多向亲人、朋友、医务人员倾诉,寻求更多社会支持。

(3)心理咨询和治疗的技术:①理性情绪行为疗法:此疗法对于解决抑郁情绪有明显效果,通过交谈、量表、问卷等方式,找到与抑郁情绪产生有关的不合理认知,通过相关知识介绍、与不合理认知辩论、合理情绪想象、RET 自助表等方式,促进病人认识到自己的不合理信念,建立新的认知模式。②家庭治疗:取得家庭成员的积极配合和支持,对病人家属或亲密朋友进行恰当的教育,为病人提供一个理解、温暖的环境,协助并帮助病人进行各种训练,鼓励病人乐观对待生活,缓解抑郁情绪。③放松疗法:放松训练可以使处于抑郁状态的人从特定事件和环境中摆脱出来,给自己一个轻松的空间,有利于抑郁的缓解。④催眠疗法:运用催眠疗法,充分调动病人的身体和心理的潜能,也能帮助病人缓解抑郁情绪。

(4)积极参加社会活动:当病人处于抑郁状态时,可以鼓励其在身体条件允许的情况下,多参加各种社会活动,以转移其对疾病和躯体症状的注意力。

(5)心理治疗或精神药物治疗:抑郁状况比较严重的病人,可以建议请精神科会诊,进行心理治疗或药物治疗。

(三)恐惧

1. 恐惧的定义 恐惧是病人面临某种具体而明确的威胁或危险时所产生的一种心理体验。临床上儿童和手术病人最常出现恐惧情绪。引起恐惧的因素有医院特殊的氛围和环境、疾病的威胁、一定危险性或有创性的检查、手术、预后不良或威胁生命的疾病等。

2. 恐惧的表现

(1)情绪反应:恐慌、惊惧、心神不宁,表现出束手无策、烦躁不安、失眠、多梦、记忆力减退、将注意力集中在威胁上。

(2)行为反应:活动能力减退、哭泣、逃避、警惕、挑衅性或冲动性行为。

(3)生理反应:呼吸急促、脉搏增快、血压升高、皮肤潮红或发白、多汗、四肢酸软、疲惫无力、肌张力增高、颤抖、厌食等症状,严重恐惧时可出现瞳孔散大甚至昏厥。

3. 恐惧的评估 评估病人有无躯体功能、心理功能和社会功能的障碍。根据病人的情绪反应、行为表现、生理反应等资料进行综合分析;同时分析引起病人产生恐惧的具体原因和相关因素,以期能进行有效的心理护理。

4. 恐惧的心理护理

(1)消除恐惧的对象和原因:护士要分析确认病人出现恐惧的原因和情境,护士应在病人恐惧之前,主动将可能给病人带来的痛苦和威胁作适当说明,以减弱或消除危险情境,并适当给予病人暗示和保证。

(2)心理咨询和治疗的技术:①示范法。这种方法以社会学习理论为基础,让病人提前观看自己要做的手术或检查的视频资料,视频可以多次播放,让病人逐渐适应这种刺激,当面临真实的治疗环境时,可以降低恐惧水平。②阳性强化法。将病人恐惧的刺激和情境与他喜欢的事物相联系,如在进行胃镜检查时让病人想象自己所经历的愉快或喜欢的事物。此方法可以在病人进行恐惧诊疗之前提前进行练习,可与示范法结合进行,即在观看视频出现恐惧情绪时,想象自己所经历的愉快事件,来减轻恐惧情绪。③放松疗法。闭目养神深呼吸,可加上音乐,在轻松身心的状态下,能够有效舒缓恐惧情绪。④理性情绪行为疗法。采用合理情绪想象技术,让病人在想象的情境中应对自己的恐惧情绪,再将这种应对的方法应用到现实中,以克服自己的恐惧情绪。⑤系统脱敏疗法。帮助病人从恐惧等级较低的情境开始放松,直至其能面对最恐惧的情境。⑥宣泄。让病人把自己的恐惧情绪发泄出来也能有效缓解恐惧。一般来讲,如果将几种方法结合使用,效果会更好。

(四)愤怒

1. 愤怒的定义 愤怒(anger)是个人需要不能得到满足,愿望不能实现,追求某一目标的道路上遇到障碍、受到挫折时产生的情绪体验。引起病人愤怒的原因很多,主要有:①医患、护患之间的沟通障碍，如对医务人员服务态度不满意，觉得未能及时满足他们提出的要求，没有受到重视等。②与所患疾病有关的障碍，如无法治愈的疾病、病人期望过高而无法实现的目标。③自然环境不便，如遥远的路途、不便的交通、不良的就医环境等。④社会与家庭障碍，如家庭关系紧张、经济负担沉重、社会对某些疾病的偏见等。

2. 愤怒的表现　愤怒往往伴有攻击、冲动等不可控制的行为反应，表现为对使其受挫的人或事物的攻击性行为，如打人、摔东西等，攻击行为可使心理活动强度增加，表现为烦躁不安、行为失控、吵闹哭泣、敌意仇恨，还可有血压、血糖升高，脉搏、呼吸加快。有时由于各种原因不能对致挫源直接攻击，而将攻击对象转移到无关的人或事称为转移性攻击，如有些病人因恶性肿瘤无法治愈而打骂医务工作者。

3. 愤怒的评估　护士应能根据病人的情绪反应、行为表现、生理反应等资料迅速、准确地判断出病人是否出现愤怒情绪，且能在较短的时间内发现引起愤怒的原因，以便能及时、有效地安抚、处理病人的愤怒情绪，避免出现伤人、伤己的行为。

4. 愤怒的心理护理　由于医疗行业的特殊性，医务人员工作中时常会遇到各种病人愤怒的情景。病人出现愤怒情绪不仅会降低其对治疗护理的配合及医务人员的信任，影响疾病的治疗，而且容易加深医患矛盾，引起医疗纠纷，严重损害医院和医务人员的形象。与愤怒病人实现有效沟通，实施良好的心理护理，在当今医疗环境下显得尤为重要。

（1）理解、接纳病人的愤怒情绪：问至少 3 句可能与诊疗核心情况无关的其他"看似废话"的问题，让病人能回答出"是的"，让病人对护士的问话形成认同，如针对上述病例护士护理可以问"你感觉到腹痛？""您希望尽快缓解疼痛？""您很着急？"这样的问话能使病人感觉被理解、被接纳，为实现进一步的沟通打下基础。

（2）改变环境：病人情绪稳定之后，找一个有利于沟通的环境，如安静、舒适的办公室或会议室，脱离引起病人愤怒的情境和人物。同时也要做好自我保护措施，沟通环境中不能有能造成伤害性的物件，如刀具、玻璃器械等；用固定不能移动的凳子，护士坐靠门边的位置。

（3）心理咨询和治疗的技术：①情绪宣泄。认真倾听，让病人（家属）发泄不满情绪，寻找愤怒原因。②支持性心理干预。采用共情技术理解病人（家属）的感受；从专业角度进行正确解释，随时关注病人的情绪，多用安慰性、鼓励性语言，疏导、平息病人的愤怒情绪。③放松疗法。应用放松训练可以舒缓病人的愤怒情绪，使其达到身心放松。

（4）确定病人的诉求问题，给出解决问题的建议，并就解决方案征求病人意见。

视频：愤怒
情绪的应对

二、认知问题的心理护理

（一）记忆障碍

1. 记忆障碍的定义　记忆障碍（memory disorder）指个体处于一种不能记住或回忆信息或技能的状态，有可能是由于病理生理性的或情境性的原因引起的永久性或暂时性的记忆障碍。这里所说的记忆障碍主要是指由于病理生理原因引起的永久性记忆障碍。主要见于老年病人，老年人记忆力障碍是老年人认知功能减退的主要表现，是老年痴呆早期症状；另外某些疾病也是引起记忆障碍的重要因素，如冠心病、脑卒中、糖尿病、高血压、慢性阻塞性肺疾病、高血脂等。

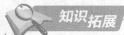

记忆障碍的类型

（1）记忆减弱：记忆过程的全面功能减退，最常见于脑器质性精神障碍，如阿尔茨海默病病人，也可见于正常老年人。

（2）遗忘：①顺行性遗忘。近事遗忘甚于远事遗忘，常见于老年病人。②逆行性遗忘。病人不能回忆起本症发生前一段时间的经历，如非特异性脑疾患（脑震荡、电击等）和麻醉等。③心因性遗忘。所遗忘的事情选择性地限于痛苦经历或可能引起心理痛苦的事情。多在重大心理应激后发生，可见于急性应激障碍。

（3）错构：指病人在回忆自己亲身经历的事件时，对地点尤其是时间的记忆出现错误或混淆，如将此时间段内发生的事情回忆成在另外时间里发生的。

（4）虚构：指病人对自己亲身经历但发生遗忘的经历，用完全虚构的故事来填补和代替之。多见于脑器质性精神障碍如痴呆病人和慢性酒中毒性精神病。

（5）歪曲记忆：病人将别人的经历或者自己曾经的所见所闻回忆成自己的亲身经历，或者将本人的真实经历回忆成自己所见所闻的别人经历。

2．记忆障碍的心理护理

（1）培养兴趣爱好，积极调整情绪：兴趣爱好可以使人心情愉快、提高生活热情、忘却"疾病年龄"和自己的"实际年龄"，从而降低"心理年龄"，促使记忆力提高。如书法绘画、养花养鸟、读书看报、跑步爬山、练气功、打太极拳等。

（2）加强脑功能锻炼，促进记忆力康复：提倡主动用脑，每天有计划地按时看书、看报、看新闻，而后有意识地检验自己记忆了多少，如有时间可简明扼要地书写一段日记，从而起到增强记忆力的目的。如条件允许还可进行记忆训练，如拼图训练、图形记忆、往事回忆、数字运算、讲述小故事、手指保健操等。

（3）合理安排活动日程：减少被动静坐及卧床时间，做到手勤、脚勤、眼勤，刺激病人的记忆力及反应能力，促进有关疾病的康复及记忆力的提高。

（4）培养良好的饮食习惯，制订合理的膳食结构：每日荤素搭配合理，饮食清淡，禁食高脂肪、高胆固醇、高盐饮食。多食新鲜蔬菜和水果，适量增加少量的果、豆制品、木耳、菌菇、海带、紫菜及粗粮、杂粮等，每日摄入足量的水分，饮水 1000～2000ml，尽量不用或者少用铝制锅。

（5）与疾病有关的促进记忆的训练：①失眠及神经衰弱的病人，要保证充足睡眠。②慢性阻塞性肺疾病的病人，鼓励其进行肺功能训练，每天坚持吸氧 5h 以上。③脑卒中病人，尽早进行康复训练，对失写者，要求其练习抄写；对失语者，要求其练习朗诵，练习的量不断增加，以增强脑细胞的活力。

（二）猜疑

1．猜疑的定义　猜疑（suspicion）是指对人对事不放心，没有根据地怀疑别人，或者怀疑别人做事针对自己。常见于某些慢性病病人、急危重症病人和多疑个性的病人。

2．猜疑的表现　主要表现为在人际交往中，自我牵连倾向太重，即总觉得其他什么事情都会与自己有关，对他人的言行过分敏感、多疑。它是一种缺乏依据的消极自我暗示，会影响人对客观事物的正确判断。由于人们主观上都不愿得病，便对诊断产生疑问，甚至泛化涉及整个医疗过程。病人的猜疑主要表现在两个方面：一是怀疑疾病诊断和治疗的正确性，总是担心误诊、怕吃错药、打错针等；二是过度自我牵连，听到别人低声细语，就以为是在议论自己的病情，觉得自己的病情加重，甚至没救了。

3．猜疑的心理护理　对猜疑的病人实施心理护理时，要提供给病人疾病相关信息，以消除其疑虑，同时还要与病人家属做好沟通，确保医护人员与家属言行的一致性。

（1）护士举止大方、得体：不在病人面前议论病情，不和其他人员低声说话，以避免引起病人的猜疑。

（2）暗示疗法：多疑的病人比较容易接受暗示，对此类病人实施心理护理时可以采用暗示疗法，以语言暗示为主，辅以药物和理疗暗示能起到更大疗效。

（3）行为消退：对于极度敏感的病人，先与家属做好沟通，取得家属的配合，适当采取"冷处理"，减少探视次数或护士巡视次数，避免因重视过度，引起病人对疾病的猜疑，误以为病情加重。

（4）示范法：合理安排床位，将敏感多疑病人与生活态度积极、治疗效果显著、疾病恢复良好的病人安排到一起，潜移默化地改变病人对待疾病的态度。病友的榜样示范作用能够让病人逐渐淡化对疾病的恐惧心理。

（5）转移注意力：通过与病人交谈、提供各类书籍报纸或让病人观看其感兴趣的电视节目等措施，分散病人的注意力，减少他们对自身的过度关注。

另外,避免病人独处、医务人员的权威性保证、仪器的先进性、适宜的环境等,均能减轻病人的猜疑心理。

（三）疼痛

疼痛是临床上最常见的症状之一,对病人的诊治和康复有重要影响。

1. 疼痛的定义 国际疼痛研究协会（The International Association for the Study of Pain）将疼痛（pain）定义为伴随着组织损伤或潜在的组织损伤并由这种损伤引起的一种不愉快的感觉和情绪体验。

疼痛不仅包含感觉和情绪情感成分,还伴有自主神经活动改变和运动反应,如个体在感受疼痛的同时常伴有紧张、焦虑、抑郁甚至恐惧等情绪,同时还有血压、心率、呼吸、汗腺等自主神经功能改变,出现畏缩、逃避等运动反应。因此,疼痛不是简单的感觉,而是属于知觉的范畴。

2. 影响疼痛的心理社会因素

（1）早期经验:以往经受过的疼痛体验,特别是幼年时期的经验,对疼痛可产生明显影响,如"一朝被蛇咬,十年怕井绳",一般而言儿童期受到的疼痛警告过多,成年后容易对疼痛过度敏感。

（2）注意力:对疼痛的感知与人注意力集中的方向和程度密切相关。如果将注意力集中在自己疼痛的器官或组织上,疼痛就会更加剧烈,而被加强了的疼痛又会使人进一步把注意力集中于疼痛上,由此形成恶性循环。如果把注意力转向疼痛以外的事情,疼痛就会减轻,甚至意识不到。例如护士打针时与病人聊天,趁其不注意完成了操作,病人的疼痛感会明显减轻。

（3）情绪状态:积极的情绪,如愉快、兴奋使人们对有害刺激的敏感性降低,痛阈升高,因而不易感觉到痛。相反,消极情绪如恐惧、焦虑、悲伤、抑郁等则使痛阈降低。对疼痛的焦虑和恐惧,会进一步加重疼痛感,越是恐惧,疼痛越明显。

（4）暗示:暗示是通过语言或安慰剂的作用影响个体的心理状态。暗示既可提高也可降低个体对疼痛的耐受性。应用安慰剂止痛便是通过暗示提高疼痛耐受性的最好例证。研究发现,外科手术后的疼痛,30% 可被安慰剂缓解,而大剂量的吗啡也只能使 70% 的病人减轻疼痛。相反,负性暗示作用也可以引发或加重疼痛。

（5）认知评价:同等程度的疼痛,对其意义的认识不同,主观感受的疼痛也会不同。研究发现,相对于在和平环境中受伤的市民,战场上的士兵对疼痛有更大的耐受力,因为对一个受伤的士兵来说,从战场上死里逃生已经很庆幸了;而对一个和平环境的市民来说,受伤或接受手术则是一场灾难。

（6）人格:疼痛的敏感性和对疼痛的表达方式与人格类型有很大关系。一般来说,性格刚毅、勇敢者对疼痛的忍耐力较强,反应也较平淡;而性格脆弱、敏感者对疼痛的忍受力较差,反应也比较强烈。外向性格的人对疼痛的耐受性要比内向性格的人强。自尊心强的人常表现出较高的疼痛耐受性。

3. 疼痛的心理护理 疼痛是多种疾病共有的症状,与心理因素有着密切的关系,采用心理疗法,可收到明显效果。

（1）支持疗法:应加强疼痛的心理健康教育,进行疼痛的合理解释,并及时给予安慰、关心、支持和鼓励。

（2）转移注意力:当病人疼痛时,可通过多种形式分散对疼痛的注意力,从而起到减轻疼痛的作用,如看电视、听故事、读书、逛公园等。疼痛时还可通过刺激疼痛部位对侧的健康皮肤,来分散注意力,使其注意不到患处的疼痛感觉,刺激的方法有按摩、捏挤、冷敷及涂抹清凉油等。

（3）放松疗法:放松训练能解除病人的心理紧张,使肌肉松弛,这样就会减轻或阻断疼痛反应,从而起到止痛作用。

（4）暗示和催眠疗法:对于容易接受暗示的病人进行言语、药物暗示或催眠治疗,能有效缓解疼痛。也可让病人进行自我暗示,以减轻疼痛。如让病人告诉自己疼痛是机体的一种保护性反应,表明机体正处于调整状态。

（5）音乐疗法:疼痛病人可通过欣赏自己喜欢的乐曲,以缓解疼痛。可以边听边唱,也可以闭目静听,或随节拍轻微活动手脚,这样既可分散注意力,又可缓解紧张情绪。

（6）认知疗法:对于因为非理性观念导致疼痛的病人,必须从早期经历中找出引起疼痛的心理原因,并让病人对此加以领悟,通过病人疼痛观念的改变来消除或减轻疼痛。

三、行为问题的心理护理

（一）自杀

有些病人不能承受疾病所带来的生理、心理和经济上的重负，希望通过死亡来结束这痛苦的折磨。这是每一个医务工作者都有可能面对的问题。病人的自杀不仅是医疗活动的失败，也会对医务人员的心理产生强烈的影响，更是导致医患冲突和矛盾升级的导火索。

1. 自杀的定义　世界卫生组织将自杀（suicide）定义为自发完成的、故意的行动后果，行为者本人完全了解或期望这一行动的致死性后果。很多研究表明自杀行为是一个从自杀意念到自杀死亡的逐步发展过程，因此国内外学者将自杀行为分为自杀意念、自杀计划、自杀准备、自杀未遂和自杀死亡这五个类别。此分类方案以自杀行为的客观后果和主体的客观行动为主要依据，结合考虑自杀行为的发展过程和死亡意愿的强烈程度，可以更切实际地指导自杀预防和干预工作。肿瘤病人、临终病人、抑郁病人是自杀的高危人群。

知识拓展

目前的研究认为自杀是一个连续性的过程，从自杀意念开始，经过自杀计划和自杀准备，引进自杀未遂或自杀死亡。其各阶段基本特征是：

1. 自杀意念　有了明确伤害自己的意愿，但没有形成自杀的计划，没有行动准备，更没有实际伤害自己的行动。

2. 自杀计划　有了明确的伤害自己的计划，但没有进行任何实际的准备，更没有采取任何实际的行动。

3. 自杀准备　做了自杀行动的准备，但没有采取导致伤害生命的行动，包括实际准备了用于自我伤害的物质、工具、方法。

4. 自杀未遂　采取了伤害自己生命的行动，但该行动没有直接导致死亡的结局。通常存在躯体损伤，但躯体损害不是自杀未遂的必备条件。

5. 自杀死亡　采取了伤害自己生命的行动，该行动直接导致了死亡的结局。死者在采取行动时，必须有明确的死亡愿望，才能认为是自杀死亡。

但迄今为止还缺乏针对自杀行为各阶段的可操作的判断标准。

2. 自杀的评估　对相关病人进行自杀危险性的评估，是预防自杀的重要环节。

（1）自杀前的心理特点：自杀者在自杀前具有共同的心理特征。表现为以下几方面：①大多数自杀者的心理活动呈矛盾状态，处于想尽快摆脱生活的痛苦与求生欲望的矛盾之中。②自杀行为多具有冲动性，常被日常的负性生活事件所触发，且自杀行为常常仅维持几分钟或几小时。③自杀者在自杀时的思维、情感及行为明显处于僵化之中，拒绝或无法用其他方式考虑解决问题的方法。

（2）自杀危险性的基本线索：自杀行为的发生并非完全是突然的和不可预测的，大多数自杀行为的发生存在一定的预兆，可以通过对有关因素的分析和评估，提高对自杀行为的预测和防范。自杀危险性评估的基本线索有：

1）对自己关系亲近的人，直接或间接地表达过想死的念头，或在日记、绘画、信函中流露出来。

2）近期遭受了难以弥补的严重丧失性事件，在事件发生的早期容易自杀，在经过危机干预后自杀的危险性虽然有所下降，但绝望的意念仍可能使他们采取自杀行为，等到他们"习惯"以后，危险性会逐渐减少。

3）近期内有过自伤或自杀行为，既往行为是将来行为的最佳预测因子，当病人采取自杀并没有真正解决其问题后，再次自杀的危险性会增加。此外，在自杀行为多次重复后，周围人常会认为病人其实并不想死而放松警惕，此时自杀的成功率将大大增加。

4）人格改变，如易怒、悲观，抑郁和冷漠，出现退缩行为，不与家人和朋友交往，出现自我憎恨、负疚感、无价值感和羞愧感，感到孤独、无助和无望。无缘无故收拾东西，向人道谢、告别、归还所借物品或送出自己很珍贵的物品。

5）慢性难治性躯体疾病病人突然不愿接受医疗干预或突然出现"反常性"情绪好转，与亲友交代家庭今后的安排和打算。

6）精神疾病特别是抑郁症、精神分裂症、酒精、药物依赖病人是公认的自杀高危人群。

（3）自杀的评估量表：目前有大量的自杀风险评估量表，其中较为常用的有Beck绝望量表（BHS）、Beck自杀意念量表（SSI）、自杀意向量表（SIS）、护士用自杀风险评估量表（NGASR），以及我国学者肖水源等从自杀态度的角度编制的"自杀态度问卷（QSA）"，夏朝云等编制的"自杀意念自评量表（SIOSS）"。

3．自杀的预防与干预

（1）正确认识治疗的目的：要明确预防自杀只是治疗的目的之一，积极处理病人的精神和躯体问题，帮助其解决生理和心理的痛苦，才能真正提高病人的应对能力。

（2）重视可能发生的自杀行为：随时关注、评判病人是否会发生自杀行为，及时将病人的自杀危险性告知病人家属，取得配合；医务人员之间应就病人的自杀危险性及时沟通，在病历等医疗文书中应有关于自杀危险性的评估和干预记录，必要时请专科医生会诊。

（3）保障高危病人的安全：加强对自杀高危人群的护理，与家属沟通病人的自杀危险性，请特护24小时陪伴，甚至采取保护性措施。撤除任何可能用于自杀的工具和条件。请精神科或自杀预防专家会诊，如有可能立即转诊。

（4）关心和支持病人：倾听和理解病人的痛苦和自杀意念，杜绝无效甚至起反作用的"劝慰"；明确表达医务人员的关心和支持，在危机期内保持与病人的有效联系，如提供24h电话支持；帮助亲人、朋友理解病人的自杀行为，关心和支持病人。

（5）将自杀行为"正常化"：使病人认识到可以公开、诚恳地谈论自杀行为，不把自杀行为看做是懦弱的、有罪的、愚蠢的或报复性的行为。就事论事地谈论病人的自杀行为，尊重病人的隐私。不代替病人作出任何价值判断，而是引导病人进行积极思考。

（6）将自杀行为"边缘化"：承认自杀是解脱痛苦的方法之一，理解病人有这样的选择，帮助病人思考解决痛苦的其他方法，将自杀作为解决问题选择之一，而不是唯一的选择。帮助病人认识自杀可能带来的痛苦，以及其他的解决问题方法的好处。帮助病人做出正确有效的解决问题的方案，继而做出计划并执行。

（7）采取积极措施，解决病人的痛苦：缓解病人的疼痛，处理焦虑和抑郁情绪，尽量解决重要性的功能障碍，也是减少病人自杀行为的重要措施。

（8）改变病人的认知：使病人看到希望，认识到他所面临的问题是可以解决的，是最关键的一点。使自杀病人认识到，它可以与痛苦负性情绪共同生存。

（9）自杀行为发生后的处理：紧急抢救病人，不要指责病人家属或其他相关人员。诚恳地向病人家属介绍医院为预防自杀所做的努力，帮助相关人员缓解因病人自杀带来的后悔和痛苦，总结自杀案例的教训，避免以后再次发生。

（二）失眠

1．失眠的定义　失眠（insomnia）是指病人对睡眠时间和（或）质量不满足并影响日间社会功能的一种主观体验。失眠表现为入睡困难（入睡时间超过30min）、睡眠维持障碍（整夜觉醒次数≥2次）、早醒、睡眠质量下降和总睡眠时间减少（通常少于6h），同时伴有日间功能障碍。

2．失眠的类型

（1）根据病程将失眠分为：急性失眠（病程<1个月）；亚急性失眠（病程≥1个月，<6个月）和慢性失眠（病程≥6个月）。

（2）根据病因的不同将失眠分为：原发性和继发性两类。原发性失眠通常缺少明确病因，或在排除可能引起失眠的病因后仍遗留失眠症状，主要包括心理生理性失眠、特发性失眠和主观性失眠3种类型。继发性失眠包括由于躯体疾病、精神障碍、药物滥用等引起的失眠，以及与睡眠呼吸紊乱睡眠运动障碍等相关的失眠。本书主要讨论由于躯体疾病引发的失眠的相关问题。

3．失眠的评估　评估病人失眠的表现形式、作息规律、与睡眠相关的症状以及失眠对日间功能的影响等。失眠的客观评估工具有多导睡眠仪检查和活动记录检查仪。常用的量表包括自评与他评估失眠相关测评量表：① Epworth 思睡量表（ESS）。②失眠严重程度指数（ISI）。③匹茨堡睡眠质量指数量表（PSQI）。④ Beck 抑郁量表（BDI）。⑤状态特质焦虑问卷（STAI）。⑥疲劳严重程度量表（FSS）。⑦生活质量问卷（SF-36）。⑧睡眠信念和态度问卷。

4. 失眠的心理干预　住院病人由于疼痛、体位不适、身体不适、紧张恐惧及病房环境等影响其睡眠质量，护士应给予及时有效的护理干预以控制或减少因基础疾病给病人带来的生理及心理的不适症状，缓解躯体症状和心理压力，降低疾病给病人睡眠造成的不利影响。

（1）睡眠卫生教育：部分病人存在不良的睡眠习惯，帮助病人分析寻找形成不良睡眠习惯的原因，建立良好的睡眠习惯。睡眠卫生教育的内容包括：①睡前数小时（一般下午 4 点以后）避免使用兴奋性物质（咖啡、浓茶或吸烟等）。②睡前不要饮酒，乙醇可干扰睡眠。③规律的体育锻炼，但睡前应避免剧烈运动。④睡前不要大吃大喝或进食不易消化的食物。⑤睡前至少 1h 内不做容易引起兴奋的脑力劳动或观看容易引起兴奋的书籍和影视节目。⑥卧室环境应安静、舒适，光线及温度适宜。⑦保持规律的作息时间。

（2）失眠认知行为治疗：目前非药物治疗失眠的方法常采用失眠认知行为治疗（cognitive behavioral therapy for insomnia，CBT-I），是一种通过改变病人的认知来改善其睡眠状况的心理治疗方法。多项研究表明，CBT-I 短期效果能够达到与药物同等的疗效，长期疗效则优于药物。护士需指导失眠病人更多地关注睡眠质量而非睡眠时间，缓解其因睡眠时间缩短而形成的焦虑、紧张等心理，进而提高睡眠质量。具体可通过睡眠限制、刺激控制疗法、松弛疗法等方法，形成规范的睡眠习惯和睡眠行为。

（3）放松疗法：渐进性放松训练、腹式呼吸训练都能够起到心理放松的作用，促进睡眠质量。这种技术简单易行，无不良反应，医疗费用投入少，为失眠病人提供了一个安全、有效的治疗方案，值得临床选择使用。其他可以起到放松作用的练习，如瑜伽、气功、太极拳、八段锦等均可起到同样的作用。

（4）音乐疗法：是一种可应用于睡眠改善的有效的辅助治疗方式。研究证实音乐不仅可以改善从儿童至老年不同年龄群体的睡眠质量，还可以用于单纯或其他疾病伴发的失眠症治疗之中。可以选取一些抒情优美的乐曲，如《二泉映月》《春江花月夜》《寒江月》《神秘园之歌》或各种摇篮曲。

（5）催眠疗法：催眠可调整机体功能，促进肌肉放松，还可通过暗示，提高病人的睡眠质量。

（三）退缩行为

1. 退缩行为的表现　退缩（witndrawal behavior）主要表现为尽量回避与人交往，在不得不与他人交往时，常有紧张、焦虑、恐惧、不安等情绪体验，病人常感到孤独，希望别人主动关心自己。无特殊原因的退缩行为多发生在 5～7 岁的儿童身上，成年人在受到外界某种刺激或遭遇变故后也可发生，临床常见于传染病病人、烧伤病人、因病致残病人及体像改变的病人等。

2. 退缩行为的心理护理

（1）支持疗法：介绍疾病的相关知识，尤其是传染性疾病的防护等知识，合理解释病情的进展和预后，并及时给予安慰、关心、支持和鼓励。

（2）认知疗法：了解、分析病人在人际交往中存在的问题，帮助其调整对于交往的不合理认知，建立正确的交往观念。

（3）社交训练：说明积极、主动的语言和情感表达对疾病恢复的好处，指导病人学习表达语言及情绪情感的方法，鼓励其主动与他人交流、沟通。分析病人需要纠正的交往行为方式，学习社交问题解决方法，重建正确的交往行为，增强其自信心。

（4）社会支持：指导、培训病人家属和亲朋，使其能配合病人进行社交训练。

（5）系统脱敏疗法：鼓励病人先与熟悉的人在熟悉的环境中交往，逐渐过渡到与陌生的人在陌生的环境中交往。

（6）正念减压疗法：正念练习作为一种自我调节的心理训练方法，可帮助病人调节心理状态，改善负性情绪，帮助病人提高社会适应性。

**知识拓展**

正念减压疗法（mindfulness-based stress reduction，MBSR）是在 1979 年由马萨诸塞大学医学中心的 Kabat-Zinn 教授以"正念"为核心概念建立的一种关于压力管理的心理治疗方法。正念是来自于有目的的、此时此刻的、不评判的注意所带来的觉察，包括：①不对自己的情绪、想法、病痛等身心现象作价值判断，只是纯粹地觉察它们。②对自己当下的各种身心状况保持耐心，有耐性地与它们和平共处。③保持初学者之心，以赤子之心面对每一个身、心事件。④信任自己、相信自己的智慧与能力。⑤不努力强求想要的（治疗）目的，只是无为地觉察当下发生的一切身心现象。⑥接受现状，愿意如实地接纳当下自己的身心现象。⑦放下好、恶，只是觉察当下发生的身心事件。其目的是促进个体保持对体验的觉察，将自己与通常所强烈依赖的信念、想法和情绪分离，从而获得更好的情绪平衡，促进健康。

（许　燕）

思考题

1. 小涛，男性，6 岁，因急性肾小球肾炎入院治疗。住院期间，小涛不配合医生、护士的检查治疗，稍有不如意就大喊大叫，甚至摔东西，食欲不佳，经常拒绝进食，有时夜间会尿床。也不愿与其他小病友玩耍，经常自己一个人在床上摆弄玩具汽车。父母来探望时，最初经常对父母不理不睬，临别时却又央求着父母不要离开。

请问：小涛住院后出现了哪些心理反应？应如何对小涛实施心理护理？

2. 王女士，36 岁，1 个月前因乳腺癌进行手术，术后一般情况良好。近一周来，病人情绪低落，常常独自落泪、兴趣下降、睡眠浅、易早醒，担心自己时日不多、悲观失望，感到生活无意义，出现了轻生的念头。

请问：王女士目前主要的身心问题是什么？作为王女士的责任护士，针对她目前的表现应采取哪些心理护理措施？

思路解析

扫一扫，测一测

实训一 临床自评量表的操作应用

【目的】 掌握 SCL-90、SAS、SDS 的自评、计分和解释。

【准备】

1. SCL-90、SDS、SAS 量表（见教材附录）。

2. 学生 准备好纸和笔，并事先阅读相关内容。

3. 场所 普通教室。

4. 时间 2 学时。

【方法与过程】

（一）SCL-90 操作应用

1. 指导学生明确 SCL-90 的适用范围、用途，评价的时间范围（最近一周），5 个分数的代表含义，各个因子的意义。

2. 学生自行完成量表，注意控制时间。

3. 学生对照计分方法完成总分和 10 个因子分的计算。

4. 指导学生将各个分数与常模进行比较，合理评价自身的心理状态。

（二）SAS、SDS 操作应用

1. 指导学生明确 SAS、SDS 的适用范围，用途，评价的时间范围（最近一周），4 个分数的代表含义。

2. 学生自行完成量表，注意控制时间。

3. 学生对照计分方法完成 SAS、SDS 的粗分和标准分的计算，要特别注意反向如何计分。

4. 指导学生将分数与常模进行比较，合理评价自身的情绪状态。

【小结】

1. 教师针对学生所得结果，解答学生的疑问。

2. 布置作业。为家人、朋友和同学进行 SCL-90、SDS、SAS 量表的评估，并对结果进行解释。

（胡 秦）

实训二 心理咨询基本技术训练

【目的】 掌握咨询基本技术的内涵，能将咨询技术运用到临床护理工作中。

【准备】

1. 用物 角色扮演脚本、道具。

2. 学生 熟悉扮演角色内容和配合步骤。

3. 场所 实验室等安静的场所。

4. 时间 1 学时。

【方法与过程】

1. 教师讲解心理咨询基本技术的训练计划，包括态度性技术、参与性技术、影响性技术和观察技术（参考脚本见附录，根据实训重点选用）。

2. 学生分组扮演角色。

3. 观察组的学生点评角色扮演效果。

【注意事项】

1. 相关技术应用要点参见第八章相关内容。

2. 提前把脚本发给各组,并在角色扮演过程中要求录像反馈。

【小结】

1. 教师针对学生角色扮演效果讲评,解答学生疑问。

2. 布置作业,将咨询基本态度的内涵应用到人际沟通中。

（周雪妃）

实训三　"放松疗法"的操作技术训练

【目的】　学会放松疗法的操作技术,帮助他人和自己调节紧张情绪,实现心身和谐。

【准备】

1. 用物　录音机、放松疗法技术的音像资料。

2. 学生　着装宽松,熟悉放松疗法的步骤和要求。

3. 场所　实验室等安静的场所。

4. 时间　1学时。

【方法与过程】

1. 教师讲解放松疗法的训练计划:呼吸放松训练、肌肉放松训练、想象放松训练(指导语见附录)。

2. 每班分成若干组,按教师演示要求进行放松疗法的训练。

3. 在训练时,指导者说话声音要低沉、轻柔、温和,让学生舒适地靠坐在沙发或椅子上,闭上双眼。

4. 教师选择1～2种放松方法演示。

5. 学生分组互动放松训练。

音频:鼻腔　　音频:腹式　　音频:肌肉　　音频:想象
呼吸放松　　呼吸放松　　放松训练　　放松训练
训练　　　　训练

【注意事项】

1. 第一次进行放松训练时,作为示范,施治者也应同时做,这样可以减轻求治者的羞涩感,也可以为求治者提供模仿对象。事先得告诉求治者,如果不明白指示语的要求,可以先观察一下施治者的动作,再闭上眼睛继续练。

2. 会谈时进行的放松训练,最好用施治者的口头指示,以便在遇上问题时,能及时停下来。施治者还可以根据情况,主动控制训练的进程,或者有意重复某些放松环节。

3. 在放松过程中,为了帮助求治者体验其身体感受,施治者可以在步与步的间隔时,指示病人,如"注意放松状态的沉重、温暖和轻松的感觉""感到你身上的肌肉放松"或者"注意肌肉放松时与紧张的感觉差异"等。

【小结】

1. 教师针对学生互动放松训练过程进行效果讲评,解答学生疑问。

2. 布置作业,自我放松体验,与家人、同学和朋友进行放松训练。

（周雪妃）

实训四　焦虑病人的心理护理

【目的】　学会SAS量表的操作,能根据心理护理程序为焦虑病人制订并实施有效的心理护理措施。

【准备】

1. 用物　案例一份,SAS量表,答题卡,纸,笔。

2. 学生　事先熟悉测验操作步骤和计分要求,学习焦虑病人心理护理的相关内容。

3. 场所　实习室。

4. 时间　2学时。

【方法与过程】

1. 案例

病人老王,男,64岁,退休教师。因突发胸痛2小时,收入我院心内科治疗。入院后护士遵医嘱对病人进行床旁心电监护,老王向护士询问每一个监护指标的意义,并不时进行观察,一出现报警就按呼叫器叫护士到床旁,每次测血压时老王均会观察监护仪上的血压,当血压正常时,老王则松一口气。一次老王坐起吃饭时,测量血压140/100mmHg,就让家属叫来医生,询问血压升高的原因,而且每次血压偏高时,老王均会立即记录测量的时间及血压的数值。同时老王也会利用一切护士到病房的机会向其了解心梗的病因及发病机制、目前先进的治疗方法和手段、预后及平时的注意事项。多次催促医生和护士尽早安排进行冠状动脉造影检查。

2. 讨论问题

(1) 对病人正确地实施心理评估。

(2) 根据心理评估结果,按照护理程序的要求,对病人制订心理护理措施。

3. 每班分成若干组进行讨论。

4. 每组派代表报告本组讨论结果。

5. 教师指导学生优化心理护理措施,并组织学生运用角色扮演的方式,对病人实施心理护理。

【小结】

1. 教师针对学生报告的结果讲评。

2. 解答学生的疑问。

(许　燕)

一、艾森克人格问卷（成人版）

指导语：请你依次回答这些问题，符合自身情况时请在符合"是"处划"√"，不符时请在"否"栏划"√"。如果不回答，默认为"否"。每个答案无所谓对错，请务必按自己的实际情况回答，且不用花太长时间考虑。

问题	是	否
1. 你是否有广泛的爱好？		
2. 在做任何事情之前，你是否都要考虑一番？		
3. 你的情绪时常波动吗？		
4. 当别人做了好事，而周围的人认为是你做的时候，你是否感到洋洋得意？		
5. 你是一个健谈的人吗？		
6. 你曾经无缘无故地觉得自己"可怜"吗？		
7. 你曾经有过贪心使自己多得分外的物质利益吗？		
8. 晚上你是否小心地把门锁好？		
9. 你认为自己活泼吗？		
10. 当你看到小孩（或动物）受折磨时是否感到难受？		
11. 你是否常担心你会说出（或做出）不应该说或做的事？		
12. 若你说过要做某件事，是否不管遇到什么困难都要把它做成？		
13. 在愉快的聚会中你是否通常尽情享受？		
14. 你是一位易激怒的人吗？		
15. 你是否有过自己做错了事反倒责备别人的时候？		
16. 你喜欢会见陌生人吗？		
17. 你是否相信参加储蓄是一种好办法？		
18. 你的感情是否容易受到伤害？		
19. 你是否服用有奇特效果或是有危险性的药物？		
20. 你是否时常感到"极其厌烦"？		
21. 你曾多占多得别人的东西（甚至一针一线）吗？		
22. 如果条件允许，你喜欢经常外出（旅行）吗？		
23. 对你所喜欢的人，你是否为取乐开过过头的玩笑？		
24. 你是否常因"自罪感"而烦恼？		
25. 你是否有时候谈论一些你毫无所知的事情？		
26. 你是否宁愿看些书，而不想去会见别人？		
27. 有坏人想要害你吗？		
28. 你认为自己"神经过敏"吗？		
29. 你的朋友多吗？		
30. 你是个忧虑忡忡的人吗？		
31. 你在儿童时代是否立即听从大人的吩咐而毫无怨言？		
32. 你是一个无忧无虑逍遥自在的人吗？		
33. 有礼貌爱整洁对你很重要吗？		
34. 你是否担心将会发生可怕的事情？		
35. 在结识新朋友时，你通常是主动的吗？		

续表

问题	是	否
36. 你觉得自己是个非常敏感的人吗？		
37. 和别人在一起的时候，你是否不常说话？		
38. 你是否认为结婚是个框框，应该废除？		
39. 你有时有点自吹自擂吗？		
40. 在一个沉闷的场合，你能给大家增添生气吗？		
41. 慢腾腾开车的司机是否使你讨厌？		
42. 你担心自己的健康吗？		
43. 你是否喜欢说笑话和谈论有趣的事情？		
44. 你是否觉得大多数事情对你都是无所谓的？		
45. 你小时候有过对父母鲁莽无礼的行为吗？		
46. 你喜欢和别人打成一片，整天相处在一起吗？		
47. 你失眠吗？		
48. 你饭前必定先洗手吗？		
49. 当别人问你话时，你是否对答如流？		
50. 你是否宁愿有富裕时间喜欢早点动身去赴约会？		
51. 你经常无缘无故感到疲倦和无精打采吗？		
52. 在游戏或打牌时你曾经作弊吗？		
53. 你喜欢紧张的工作吗？		
54. 你时常觉得自己的生活很单调吗？		
55. 你曾经为了自己而利用过别人吗？		
56. 你是否参加的活动太多，已超过自己可能分配的时间？		
57. 是否有那么几个人时常躲着你？		
58. 你是否认为人们为保障自己的将来而精打细算、勤俭节约所费的时间太多了？		
59. 你是否曾想过去死？		
60. 若你确知不会被发现时，你会少付给人家钱吗？		
61. 你能使一个联欢会开得成功吗？		
62. 你是否尽力使自己不粗鲁？		
63. 一件使你为难的事情过去之后，是否使你烦恼好久？		
64. 你曾否坚持要照你的想法去办事？		
65. 当你去乘火车时，你是否最后一分钟到达？		
66. 你是否容易紧张？		
67. 你常感到寂寞吗？		
68. 你的言行总是一致吗？		
69. 你有时喜欢玩弄动物吗？		
70. 有人对你或你的工作吹毛求疵时，是否容易伤害你的积极性？		
71. 你去赴约或上班时，曾否迟到？		
72. 你是否喜欢在你的周围有许多热闹和高兴的事？		
73. 你愿意让别人怕你吗？		
74. 你是否有时兴致勃勃，有时却很懒散不想动弹？		
75. 你有时会把今天应该做的事拖到明天吗？		
76. 别人是否认为你是生气勃勃的？		
77. 别人是否对你说过许多谎话？		
78. 你是否对有些事情易性急生气？		
79. 若你犯有错误你是否愿意承认？		
80. 你是一个整洁严谨、有条不紊的人吗？		

续表

问题	是	否
81. 在公园里或马路上,你是否总是把果皮或废纸扔到垃圾箱里?		
82. 遇到为难的事情你是否拿不定主意?		
83. 你是否有过随口骂人的时候?		
84. 若你乘车或坐飞机外出时,你是否担心会碰撞或出意外?		
85. 你是一个爱交往的人吗?		

【计分方法】

E 量表:外向 - 内向。第 1、5、9、13、16、22、29、32、35、40、43、46、49、53、56、61、72、76、85 题答"是"和第 26、37 题答"否"的每题各得 1 分。

N 量表:神经质(又称情绪性)。第 3、6、11、14、18、20、24、28、30、34、36、42、47、51、54、59、63、66、67、70、74、78、82、84 题答"是"每题各得 1 分。

P 量表:精神质(又称倔强)。第 19、23、27、38、41、44、57、58、65、69、73、77 题答"是"和第 2、8、10、17、33、50、62、80 题答"否"的每题各得 1 分。

L 量表:测定被试的掩饰、假托或自身隐蔽,或者测定其朴实、幼稚水平。第 12、31、48、68、79、81 题答"是"和第 4、7、15、21、25、39、45、52、55、60、64、71、75、83 题答"否"的每题各得 1 分。

【结果解释】:(实际上应按标准差计算再确定)

E 量表分:分数高于 15,表示人格外向,可能是好交际,渴望刺激和冒险,情感易于冲动。分数低于 8,表示人格内向,如好静,富于内省,不喜欢刺激,喜欢有秩序的生活方式,情绪比较稳定。

N 量表分:分数高于 14 表示焦虑、忧心忡忡、常郁郁不乐,有强烈情绪反应,甚至出现不够理智的行为。低于 9 表示情绪稳定。

P 量表分:分数高于 8 表示可能是孤独、不关心他人,难以适应外部环境,不近人情,与别人不友好,喜欢寻衅搅扰,喜欢干奇特的事情,并且不顾危险。

L 量表分:L 量表分如高于 18,显示被试有掩饰倾向,测验结果可能失真。

二、气质问卷

指导语:以下 60 个问题可以帮助你大致确定自己的气质类型,请你按题号顺序阅读,并根据你的实际情况在最符合的栏目里划"√"。

题目	很符合	比较符合	介于符合与不符合之间	比较不符合	完全不符合
1. 做事力求稳妥,不做无把握的事。					
2. 遇到可气的事就怒不可遏,想把心里话全说出来才痛快。					
3. 宁肯一个人干事,不愿很多人在一起。					
4. 到一个新环境很快就能适应。					
5. 厌恶那些强烈的刺激,如尖叫、噪声、危险的镜头等。					
6. 和人争吵时,总是先发制人,喜欢挑衅。					
7. 喜欢安静的环境。					
8. 喜欢和人交往。					
9. 羡慕那种能克制自己感情的人。					
10. 生活有规律,很少违反作息制度。					
11. 在多数情况下情绪是乐观的。					
12. 碰到陌生人觉得很拘束。					
13. 遇到令人气愤的事,能很好地自我克制。					
14. 做事总是有旺盛的精力。					
15. 遇到问题常常举棋不定,优柔寡断。					

续表

题目	很符合	比较符合	介于符合与不符合之间	比较不符合	完全不符合
16. 在人群中从不觉得过分拘束。					
17. 情绪高昂时，觉得干什么都有趣。					
18. 当注意力集中于一件事时，别的事很难使我分心。					
19. 理解问题总比别人快。					
20. 碰到危险情境，常有一种极度恐怖感。					
21. 对学习、工作、事业怀有很高的热情。					
22. 能够长时间做枯燥、单调的工作。					
23. 符合兴趣的事情，干起来劲头十足，否则就不想干。					
24. 一点小事就能引起情绪波动。					
25. 讨厌做那种需要耐心、细致的工作。					
26. 与人交往不卑不亢。					
27. 喜欢参加热烈的活动。					
28. 爱看感情细腻、描写人物内心活动的文学作品。					
29. 工作、学习时间长了，常感到厌倦。					
30. 不喜欢长时间谈论一个问题，愿意实际动手干。					
31. 宁愿侃侃而谈，不愿窃窃私语。					
32. 别人说我总是闷闷不乐。					
33. 理解问题常比别人慢些。					
34. 疲倦时只要短暂的休息就能精神抖擞，重新投入工作。					
35. 心里有话宁愿自己想，不愿说出来。					
36. 认准一个目标就希望尽快实现，不达目的，誓不罢休。					
37. 学习、工作同样一段时间后，常比别人更疲倦。					
38. 做事有些莽撞，常常不考虑后果。					
39. 老师或师傅讲授新知识、技术时，总希望他讲慢些，多重复几遍。					
40. 能够很快地忘记那些不愉快的事情。					
41. 做作业或完成一件工作总比别人花的时间多。					
42. 喜欢运动量大的剧烈体育活动，或参加各种文娱活动。					
43. 不能很快地把注意力从一件事转移到另一件事上去。					
44. 接受一个任务后，希望把它迅速完成。					
45. 认为默守陈规比冒风险强些。					
46. 能够同时注意几件事物。					
47. 当我烦闷的时候，别人很难使我高兴起来。					
48. 爱看情节起伏跌宕、激动人心的小说。					
49. 对工作抱认真严谨、始终一贯的态度。					
50. 和周围人们的关系总是相处不好。					
51. 喜欢复习学过的知识，重复做已经掌握的工作。					
52. 喜欢做变化大、花样多的工作。					
53. 小时候会背的诗歌，我似乎比别人记得清楚。					
54. 别人说我"出语伤人"，可我并不觉得这样。					
55. 在体育活动中，常因反应慢而落后。					
56. 反应敏捷，头脑机智。					
57. 喜欢有条理而不甚麻烦的工作。					
58. 兴奋的事常使我失眠。					
59. 老师讲新概念，常常听不懂，但是弄懂以后就很难忘记。					
60. 假如工作枯燥无味，马上就会情绪低落。					

【计分方法】

很符合自己的情况	记 +2 分
比较符合自己的情况	记 +1 分
介于符合与不符合之间	记 0 分
比较不符合自己的情况	记 −1 分
完全不符合自己的情况	记 −2 分

根据不同气质类型所包含的题目，计算各气质的总分：

胆汁质，包括 2, 6, 9, 14, 17, 21, 27, 31, 36, 38, 42, 48, 50, 54, 58 各题；

多血质，包括 4, 8, 11, 16, 19, 23, 25, 29, 34, 40, 44, 46, 52, 56, 60 各题；

黏液质，包括 1, 7, 10, 13, 18, 22, 26, 30, 33, 39, 43, 45, 49, 55, 57 各题；

抑郁质，包括 3, 5, 12, 15, 20, 24, 28, 32, 35, 37, 41, 47, 51, 53, 59 各题。

【结果解释】

如果某种气质得分明显高出其他三种（均高出 4 分以上），则可定为该种气质；如两种气质得分接近（差异低于 3 分）而又明显高于其他两种（高出 4 分以上），则可定为二种气质的混合型；如果三种气质均高于第四种的得分且相接近，则为三种气质的混合型。

三、症状自评量表（SCL-90）

指导语：下面是有些人可能会有的问题，请你仔细地阅读每个条目，然后根据最近一星期内这些情况对你影响的实际感觉，在最符合的一项上划"√"。答案没有对错之分，不要对每个表述花太多的时间去考虑，但所给的回答应该最恰当地体现你现在的感觉。本问卷共 90 题，作答时间约 15min。

问题	没有 1 分	轻度 2 分	中度 3 分	偏重 4 分	严重 5 分
1. 头痛。					
2. 神经过敏，心中不踏实。					
3. 头脑中有不必要的想法或字句盘旋。					
4. 头昏或昏倒。					
5. 对异性的兴趣减退。					
6. 对旁人责备求全。					
7. 感到别人能控制您的思想。					
8. 责怪别人制造麻烦。					
9. 忘记性大。					
10. 担心自己的衣饰整齐及仪态的端正。					
11. 容易烦恼和激动。					
12. 胸痛。					
13. 害怕空旷的场所或街道。					
14. 感到自己的精力下降，活动减慢。					
15. 想结束自己的生命。					
16. 听到旁人听不到的声音。					
17. 发抖。					
18. 感到大多数人都不可信任。					
19. 胃口不好。					
20. 容易哭泣。					
21. 同异性相处时感到害羞不自在。					
22. 感到受骗，中了圈套或有人想抓住您。					
23. 无缘无故地忽然感到害怕。					
24. 自己不能控制地大发脾气。					

问题	没有1分	轻度2分	中度3分	偏重4分	严重5分
25. 怕单独出门。					
26. 经常责怪自己。					
27. 腰痛。					
28. 感到难以完成任务。					
29. 感到孤独。					
30. 感到苦闷。					
31. 过分担忧。					
32. 对事物不干兴趣。					
33. 感到害怕。					
34. 您的感情容易受到伤害。					
35. 旁人能知道您的私下想法。					
36. 感到别人不理解您，不同情您。					
37. 感到人们对您不友好，不喜欢人。					
38. 做事必须做得很慢以保证做的正确。					
39. 心跳得很厉害。					
40. 恶心或胃部不舒服。					
41. 感到比不上他人。					
42. 肌肉酸痛。					
43. 感到有人在监视您、谈论您。					
44. 难以入睡。					
45. 做事必须反复检查。					
46. 难以作出决定。					
47. 怕乘电车、公共汽车、地铁或火车。					
48. 呼吸有困难。					
49. 一阵阵发冷或发热。					
50. 因为感到害怕而避开某些东西、场合或活动。					
51. 脑子变空了。					
52. 身体发麻或刺痛。					
53. 喉咙有梗塞感。					
54. 感到前途没有希望。					
55. 不能集中注意。					
56. 感到身体的某一部分软弱无力。					
57. 感到紧张或容易紧张。					
58. 感到手或脚发重。					
59. 想到死亡的事。					
60. 吃得太多。					
61. 当别人看着您或谈论您时感到不自在。					
62. 有一些不属于您自己的想法。					
63. 有想打人或伤害他人的冲动。					
64. 醒得太早。					
65. 必须反复洗手、点数目或触摸某些东西。					
66. 睡得不稳不深。					
67. 有想摔坏或破坏东西的冲动。					
68. 有一些别人没有的想法或念头。					
69. 感到对别人神经过敏。					

续表

问题	没有1分	轻度2分	中度3分	偏重4分	严重5分
70. 在商店或电影院等人多的地方感到不自在。					
71. 感到任何事情都很困难。					
72. 一阵阵恐惧或惊恐。					
73. 感到公共场合吃东西很不舒服。					
74. 经常与人争论。					
75. 单独一人时神经很紧张。					
76. 别人对您的成绩没有做出恰当的评价。					
77. 即使和别人在一起也感到孤单。					
78. 感到坐立不安心神不定。					
79. 感到自己没有什么价值。					
80. 感到熟悉的东西变成陌生或不像是真的。					
81. 大叫或摔东西。					
82. 害怕会在公共场合昏倒。					
83. 感到别人想占您的便宜。					
84. 为一些有关性的想法而很苦恼。					
85. 您认为应该因为自己的过错而受到惩罚。					
86. 感到要很快把事情做完。					
87. 感到自己的身体有严重问题。					
88. 从未感到和其他人很亲近。					
89. 感到自己有罪。					
90. 感到自己的脑子有毛病。					

【计分方法】

SCL-90 量表共包括 10 个因子，即 90 项分为十大类，每一因子反映受检者的一方面情况，下面是各因子名称及所包含项目：

躯体化：1、4、12、27、40、42、48、49、52、53、56、58 共 12 项；

强迫症状：3、9、10、28、38、45、46、51、55、65 共 10 项；

人际关系敏感：6、21、34、36、37、41、61、69、73 共 9 项；

抑郁：5、14、15、20、22、26、29、30、31、32、54、71、79 共 13 项；

焦虑：2、17、23、33、39、57、72、78、80、86 共 10 项；

敌对：11、24、63、67、74、81 共 6 项；

恐怖：13、25、47、50、70、75、82 共 7 项；

偏执：8、18、43、68、76、83 共 6 项；

精神病性：7、16、35、62、77、84、85、87、88、90 共 10 项；

其他：19、44、59、60、64、66、89 共 7 项。

1. 总分：90 个单项分相加之和；

2. 阳性项目数：单项分≥2 的项目数；

3. 阳性症状均分：（总分－阴性项目数）÷阳性项目数；

4. 因子分：因子分＝（组成某因子的各项目数总分）/组成某因子的项目数。

【结果解释】

1. 总分超过 160 分，提示阳性症状；

2. 阳性项目数（单项分≥2 的项目）超过 43 项，提示有问题；

3. 因子分超过 2 分，可考虑筛查阳性。

4. 测验测量的是你最近一周的状态，筛选阳性只能说明心理状态不佳，需要调整，但不能说明一定患有心理问题或精神障碍。

四、焦虑自评量表(SAS)

指导语:请仔细阅读下面 20 道题,并根据你最近 1 周的实际感觉,选择最适合你的答案。(1. 没有或很少时间 2. 小部分时间 3. 相当多时间 4. 绝大部分或全部时间)

题目	分数			
1. 我觉得比平常容易紧张和着急	1	2	3	4
2. 我无缘无故地感到害怕	1	2	3	4
3. 我容易心里烦乱或觉得惊恐	1	2	3	4
4. 我觉得我可能将要发疯	1	2	3	4
5. 我觉得一切都好,也不会发生什么不幸	1	2	3	4
6. 我手脚发抖打颤	1	2	3	4
7. 我因为头痛、颈痛和背痛而苦恼	1	2	3	4
8. 我感觉容易衰弱和疲乏	1	2	3	4
9. 我觉得心平气和,并且容易安静坐着	1	2	3	4
10. 我觉得心跳得很快	1	2	3	4
11. 我因为一阵阵头晕而苦恼	1	2	3	4
12. 我有晕倒发作,或觉得要晕倒似的	1	2	3	4
13. 我吸气呼气都感到很容易	1	2	3	4
14. 我的手脚麻木和刺痛	1	2	3	4
15. 我因为胃痛和消化不良而苦恼	1	2	3	4
16. 我常常要小便	1	2	3	4
17. 我的手脚常常是干燥温暖的	1	2	3	4
18. 我脸红发热	1	2	3	4
19. 我容易入睡并且一夜睡得很好	1	2	3	4
20. 我做噩梦	1	2	3	4

【计分方法】

项目 5、9、13、17、19 为反向评分,按 4～1 计分。

【结果解释】

标准分 50 分以下为正常,分数越高,焦虑程度越高;50～59 分为轻度焦虑;60～69 分为中度焦虑;70 分以上为重度焦虑。

五、抑郁自评量表(SDS)

指导语:请仔细阅读下面 20 道题目,并根据你最近 1 周的实际感觉,选择最适合你的答案。(1. 没有或很少时间 2. 小部分时间 3. 相当多时间 4. 绝大部分或全部时间)

题目	分数			
1. 我觉得闷闷不乐,情绪低沉	1	2	3	4
2. 我觉得一天之中早晨最好	1	2	3	4
3. 我一阵阵哭出来或觉得想哭	1	2	3	4
4. 我晚上睡眠不好	1	2	3	4
5. 我吃得跟平常一样多	1	2	3	4
6. 我与异性密切接触时和以往一样感到愉快	1	2	3	4
7. 我发觉我的体重在下降	1	2	3	4
8. 我有便秘的苦恼	1	2	3	4
9. 我心跳比平时快	1	2	3	4
10. 我无缘无故地感到疲乏	1	2	3	4

题目	分数			
11. 我的头脑跟平常一样清楚	1	2	3	4
12. 我觉得经常做的事情并没有困难	1	2	3	4
13. 我觉得不安，难以平静不下来	1	2	3	4
14. 我对将来抱有希望	1	2	3	4
15. 我比平常容易生气激动	1	2	3	4
16. 我觉得作出决定是容易的	1	2	3	4
17. 我觉得自己是个有用的人，有人需要我	1	2	3	4
18. 我的生活很有意义	1	2	3	4
19. 我认为如果我死了别人会生活得好些	1	2	3	4
20. 我平常感兴趣的事我仍然照样感兴趣	1	2	3	4

【计分方法】

题目 2、5、6、11、12、14、16、17、18、20 为反向评分，按 4～1 计分。总分粗分乘以 1.25 后取整数部分，就得到标准分。

【结果解释】

标准分 53 分以下为正常，分数越高，抑郁程度越重；53～59 分为轻度抑郁；60～69 分为中度抑郁；70 分以上为重度抑郁。

六、A 型行为类型评定量表

指导语：请你对下列每个句子用"是"或"否"两个标准进行评定，符合你情况的选"是"，不符合的选"否"。本问卷各题的答案没有对错之分，请你如实填写。在一个题目上不要耗费太多的时间，尽快作答。

题目	是	否
1. 我常常力图说服别人同意我的观点。		
2. 即使没有什么要紧事，我走路也很快。		
3. 我经常感到应该做的事很多，有压力。		
4. 即使是已经决定了的事，别人也很容易使我改变主意。		
5. 我常常因为一些事大发脾气，或和人争吵。		
6. 遇到买东西排长队时，我宁愿不买。		
7. 有些工作我根本安排不过来，只是临时挤时间去做。		
8. 我上班或赴约时，从来不迟到。		
9. 当我正在做事，谁要打扰我，不管有意无意，我都非常恼火。		
10. 我总看不惯那些慢条斯理，不紧不慢的人。		
11. 有时我简直忙得透不过气来，因为该做的事情太多了。		
12. 即使跟别人合作，我也总想单独完成一些更重要的部分。		
13. 有时我真想骂人。		
14. 我做事喜欢慢慢来，而且总是思前想后。		
15. 排队买东西，要是有人插队，我就忍不住要指责他或出来干涉。		
16. 我觉得自己是一个无忧无虑、逍遥自在的人。		
17. 有时连我自己都晓得，我所操心的事，远超出我应该操心的范围。		
18. 无论做什么事，即使比别人差，我也无所谓。		
19. 我总不能像有些人那样，做事不紧不慢。		
20. 我从来没想过要按照自己的想法办事。		
21. 每天的事情都使我的神经高度紧张。		
22. 在公园里赏花、观鱼时，我总是先看完，等着同来的人。		

续表

题目	是	否
23. 对别人的缺点和毛病，我常常不能宽容。		
24. 在我所认识的人里，个个我都喜欢。		
25. 听到别人发表不正确的见解，我总想立即去纠正他。		
26. 无论做什么事，我都比别人快一些。		
27. 当别人对我无礼时，我会立即以牙还牙。		
28. 我觉得我有能力把一切事情办好。		
29. 聊天时，我也总是急于说出自己的想法，甚至打断别人的话。		
30. 人们认为我是一个相当安静、沉着的人。		
31. 我觉得世界上值得我信任的人实在不多。		
32. 对未来我有许多想法，并总想一下子都能实现。		
33. 有时我也会说人家的闲话。		
34. 尽管时间很宽裕，我吃饭也很快。		
35. 听人讲话或报告时，我常替讲话人着急，我想还不如我来讲。		
36. 即使有人冤枉了我，我也能够忍受。		
37. 我有时会把今天该做的事拖到明天去做。		
38. 人们认为我是一个干脆、利落、高效率的人。		
39. 有人对我或我的工作吹毛求疵，很容易挫伤我的积极性。		
40. 我常常感到时间晚了，可一看表还早呢。		
41. 我觉得我是一个非常敏感的人。		
42. 我做事总是匆匆忙忙的、力图用最少的时间办尽量多的事情。		
43. 如果犯了错误，我每次全都愿意承认。		
44. 坐公共汽车时，我总觉得司机开车太慢。		
45. 无论做什么事，即使看着别人做不好我也不想拿来替他做。		
46. 我常常为工作没做完，一天又过去了而感到忧虑。		
47. 很多事情如果由我来负责，情况要比现在好得多。		
48. 有时我会想到一些坏得说不出口的事。		
49. 即使受工作能力和水平很差的人所领导，我也无所谓。		
50. 必须等待什么时候，我总心急如焚，像"热锅上的蚂蚁"。		
51. 当事情不顺利时我就想放弃，因为我觉得自己能力不够。		
52. 假如我可以不买票白看电影，而且不会被发觉，我可能会这样做。		
53. 别人托我办的事，只要答应了，我从不拖延。		
54. 人们认为我做事很有耐性，干什么都不会着急。		
55. 约会或乘车、船，我从不迟到，如果对方耽误了，我就恼火。		
56. 我每天看电影，不然心里就不舒服。		
57. 许多事情本来可以大家分担，可我喜欢一个人去干。		
58. 我觉得别人对我的话理解太慢，甚至理解不了我的意思似的。		
59. 人家说我是个厉害的暴性子的人。		
60. 我常常比较容易看到别人的缺点而不太容易看到别人的优点。		

【计分方法】

TH：第2、3、6、7、10、11、19、21、22、26、29、34、38、40、42、44、46、50、53、55、58题回答"是"的和第14、16、30、54题回答"否"的记1分。

CH：第1、4、5、9、12、15、17、23、25、27、28、31、32、35、39、41、47、57、59、60题回答"是"的和第18、36、45、49、51题回答"否"的记1分。

L：第8、20、24、43、56题回答"是"和第13、33、37、48、52题回答"否"的记1分。

【结果解释】

TH：时间匆忙感

高分者：惜时如金，生活和工作节奏快，总有一种匆匆忙忙、感到时间不够用的感觉。渴望在最短的时间内完成最多的事情，对于节奏缓慢和浪费时间的工作或事会不耐烦、不适应。容易粗心大意，急躁。

低分者：时间利用率不高，生活、工作节奏不快，悠闲自得，心态平和，喜欢休闲和娱乐，做事有耐心，四平八稳，容易给人一种慢条斯理的感觉。

CH：争强好胜

高分者：生活及工作压力大，渴望事业有所成就，竞争意识强烈，争强好胜，希望能出人头地，并对阻碍自己发展的人或事表现出激烈的反感或攻击意识。

低分者：与世无争，容易与人平和相处，生活和工作压力不大，也可能生活标准要求不高，随遇而安，也可能是过于现实。

L：掩饰分

高分者：未能真实回答，可能认识不清或理解能力不足造成的。L 分≥7，反映回答不真实，答卷无效。

行为总分＝TH＋CH

行为总分得分：平均分数（27 分）为极端中间型；36 分及以上者为典型的 A 型；18 分及以下者为典型的 B 型；28～35 分者为中间偏 A 型；19～26 分者为中间偏 B 型。

A 型行为者的主要特点有：

过分努力地工作，有雄心和强烈的竞争意识；总是处于时间压力下，从来不满足于工作的进度，总是试图在最短的时间内完成尽可能多的工作；对过去的成就总不满意，不断地为自己确立新的更高的奋斗目标，并为此不懈地努力，宁愿牺牲娱乐和家庭生活；没有耐心，对人常怀有敌意。

B 型行为者的主要特点有：

从容不迫，悠闲自得，稳重，现实，随遇而安，对人较随和，较少侵犯性。

七、生活事件量表

指导语：下面是每个人都有可能遇到的一些日常生活事件，究竟是好事还是坏事，可根据个人情况自行判断。这些事件可能对个人有精神上的影响（体验为紧张、压力、兴奋或苦恼等），影响的轻重程度是各不相同的。影响持续的时间也不一样。请您根据自己的情况，实事求是地回答下列问题，填表不记姓名，完全保密，请在最合适的答案上打钩。

生活事件名称	事件发生时间				性质		精神影响程度				影响持续时间				备注
	未发生	一年前	一年内	长期性	好事	坏事	无影响	轻度	中度	重度	极重	三月内	半年内	一年内	一年以上	
举例：房屋拆迁		✓			✓			✓					✓		
家庭有关问题：															
1. 恋爱或订婚															
2. 恋爱失败、破裂															
3. 结婚															
4. 自己（爱人）怀孕															
5. 自己（爱人）流产															
6. 家庭增添新成员															
7. 与爱人父母不和															
8. 夫妻感情不好															
9. 夫妻分居（因不和）															
10. 夫妻两地分居（工作需要）															
11. 性生活不满意或独身															

续表

生活事件名称	事件发生时间				性质		精神影响程度					影响持续时间				备注
	未发生	一年前	一年内	长期性	好事	坏事	无影响	轻度	中度	重度	极重	三月内	半年内	一年内	一年以上	
12. 配偶一方有外遇																
13. 夫妻重归于好																
14. 超指标生育																
15. 本人(爱人)做绝育手术																
16. 配偶死亡																
17. 离婚																
18. 子女升学(就业)失败																
19. 子女管教困难																
20. 子女长期离家																
21. 父母不和																
22. 家庭经济困难																
23. 欠债																
24. 经济情况显著改善																
25. 家庭成员重病、重伤																
26. 家庭成员死亡																
27. 本人重病或重伤																
28. 住房紧张																
工作学习中的问题:																
29. 待业、无业																
30. 开始就业																
31. 高考失败																
32. 扣发奖金或罚款																
33. 突出的个人成就																
34. 晋升、提级																
35. 对现职工作不满意																
36. 工作学习中压力大(如成绩不好)																
37. 与上级关系紧张																
38. 与同事邻居不和																
39. 第一次远走他乡异国																
40. 生活规律重大变动(饮食、睡眠规律改变)																
41. 本人退休、离休或未安排具体工作																
社交与其他问题:																
42. 好友重病或重伤																
43. 好友死亡																
44. 被人误会、错怪、诬告、议论																
45. 介入民事法律纠纷																
46. 被拘留、受审																
47. 失窃、财产损失																
48. 意外惊吓、发生事故、自然灾害																
如果您还经历其他的生活事件,请依次填写																

【计分方法】

一过性的事件如流产、失窃要记录发生次数，长期性事件如住房拥挤、夫妻分居等不到半年记为 1 次，超过半年记为 2 次。影响程度分为 5 级，从毫无影响到影响极重分别记 0、1、2、3、4 分，即无影响 = 0 分、轻度 = 1 分、中度 = 2 分、重度 = 3 分、极重 = 4 分。影响持续时间分三月内、半年内、一年内、一年以上共 4 个等级，分别记 1、2、3、4 分。

生活事件刺激量的计算方法：

1．某事件刺激量 = 该事件影响程度分 × 该事件持续时间分 × 该事件发生次数

2．正性事件刺激量 = 全部好事刺激量之和

3．负性事件刺激量 = 全部坏事刺激量之和

4．生活事件总刺激量 = 正性事件刺激量 + 负性事件刺激量

另外，还可以根据研究需要，按家庭问题、工作学习问题和社交问题进行分类统计。

【结果解释】

LES 总分越高反映个体承受的精神压力越大。95% 的正常人一年内的 LES 总分不超过 20 分，99% 的不超过 32 分。负性生活事件的分值越高对身心健康的影响越大，正性生活事件分值的意义尚待进一步的研究。

附录2 "放松疗法"训练指导语

一、呼吸放松法

1. 鼻腔呼吸放松法

（1）示范

请你在一个舒适的位置上坐好，姿势摆正，将右手的食指和中指放在前额上，用大拇指按压住右鼻孔，然后用左鼻孔缓慢地轻轻吸气，再用无名指按压住左鼻孔，同时将大拇指移开打开右鼻孔，由右鼻孔缓慢地尽量彻底地将气体呼出，再用右鼻孔吸气，用大拇指按压住右鼻孔，同时打开无名指，再用左鼻孔呼气，由此作为一个循环，我们可以同时做5个，以5个为一组，可以增加到两组或者三组，也就是说我们可以重复这样的动作10～15个循环。

（2）练习

好！现在让我们来做练习，先做好准备，用右手的食指和中指放前额上，将大拇指按压住右鼻孔。

好！现在用左鼻孔吸气，用无名指移到左鼻孔，打开大拇指用右鼻孔呼气，再用右鼻孔吸气，同时大拇指按压住右鼻孔，打开左鼻孔呼气。左鼻孔吸气，好！打开右鼻孔呼气，右鼻孔吸气，左鼻孔呼气，左鼻孔吸气，右鼻孔呼气。再来右鼻孔吸气，左鼻孔呼气，好！随着控制呼吸，你变得很放松，非常放松，你体验到了这种放松，不知你学会了没有？

（3）强化练习

如此作为一个循环，下面让我们再来复习一遍。请做好准备，用右手的食指和中指放前额上，将大拇指按压住右鼻孔，现在用左鼻孔吸气，将无名指移到左鼻孔，打开大拇指呼气，再用右鼻孔吸气，打开左鼻孔，呼气。左鼻孔吸气，右鼻孔呼气，右鼻孔吸气，左鼻孔呼气，左鼻孔吸气，右鼻孔呼气，右鼻孔吸气，左鼻孔呼气，好！现在你的全身肌肉，你的全身心情都非常放松，你的确体验到了这种放松，放松让你很舒服。练习就到这里……

2. 腹式呼吸放松法

（1）示范

请你用一个舒适的姿势半躺在椅子上，一只手放在腹部，另一只手放在胸部，注意先呼气，感觉肺部有足够的空间来做后面的深呼吸，然后用鼻子吸气，保持3s，心里默数1-2-3，停顿1s，再把气体缓缓地呼出，可以在心中默数1-2-3-4-5，吸气时可以让空气进入腹部，感觉那只放在腹部的手向上推，而胸部只是在腹部隆起时跟着微微的隆起，要使你呼气的时间比吸气的时间长。

（2）练习

好！让我们先来练习一下，请听我的指导语然后去做，深吸气，1-2-3，请保持1s，再呼气，1-2-3-4-5。深吸气，1-2-3，请保持1s，再呼出，1-2-3-4-5。再来，深吸气，1-2-3，保持1s，再呼气，1-2-3-4-5。深吸气，1-2-3，保持1s，再呼出，1-2-3-4-5。

当你感觉这样的呼吸节奏使你感到舒服的时候，可以进一步进行平稳的呼吸，要尽量做到深而大的呼吸，记得要用鼻子深吸气，直到不能吸为止。请保持1s后，再缓缓地用嘴巴呼气，呼气的时候一定要把残留在肺里的气呼干净，同时头脑中可以想象，你所有的不快、烦恼、压力都随着每一次呼气将之慢慢地呼出了。好！我们再来练习几次。

（3）强化练习

下面请听我的指导语，深吸气，1-2-3，请保持1s，再呼气，1-2-3-4-5。深吸气，1-2-3，请保持1s，再呼出，1-2-3-4-5。同时想象不快、烦恼、压力都随着每一次的呼气将之慢慢地呼出了。好，继续这些缓慢的深呼吸练习，你可以感觉到身体完全放松了。让我们最后再来练习一组。准备好，深吸气，1-2-3，请保持1s，再呼气，

1-2-3-4-5。深吸气，1-2-3，请保持 1s，再呼出，1-2-3-4-5。想象不快、烦恼、压力都随着每一次的呼气将之慢慢地呼出了。现在你的身体越来越放松，你的心情很平静，你已经学会了放松。

二、肌肉放松法

1. 准备

现在我们要做肌肉放松训练，学习这项放松训练可以帮助你完全的放松身体。首先，请把眼镜、手表、腰带、领带等妨碍身体充分放松的物品摘下来，放在一边，可以把上衣的第一道扣子也解开。请你坐在软椅上，把头和肩都靠到椅背上，胳膊和手都放在扶手或自己的腿上，双腿平放在椅子上，双脚平放在地上，脚尖略向外倾，闭上双眼，这时你很放松地坐在椅子上，感到非常舒服。在下列的步骤中，感到紧张时，请你再持续这种状态 5s，直到感觉紧张到达极点，当你要放松时，又一下子完全松弛下来，并且感觉有关部位的肌肉十分无力，注意一定要用心体验彻底放松后的一种快乐感觉。

2. 练习

现在，请跟着我的指示做。首先，请深呼吸三次，吸气——呼气——吸气——呼气——吸气——呼气，现在左手紧握拳，握紧，注意有什么样的感觉。好，现在放松。

现在，再次握紧你的左拳，体会一下你感到的紧张状况，然后放松，好！

听我的指令再来一次，握紧你的左手，现在放松，去想象紧张消失得无影无踪了，非常好。接下来的训练中，你都要感觉到肌肉的紧张，然后充分地放松，体会放松后的感觉。

现在，右手紧紧握拳，注意你的手臂、手和前臂的紧张状态，1-2-3-4，好！现在放松。

现在再一次握紧右拳，1-2-3-4，好！请放松。

现在左手握拳，左手臂弯曲，使二头肌拉紧，紧紧坚持着，1-2-3-4，好！现在放松。

现在右手握紧拳头，1-2-3-4，右手臂弯曲，使二头肌拉紧，紧紧坚持着，感觉这种紧张状态，好！现在放松。好，感觉血液流过肌肉，所有的紧张流出手指。

好，把你的眉毛用力向上抬，紧张使你的前额起了皱纹，1-2-3-4，好！现在放松。

现在请皱眉头，眼睛紧闭使劲把你的眉毛往中间挤，感觉这种紧张通过额头和双眼，1-2-3-4，好！现在放松。注意放松的感觉流过双眼，好，继续放松。

现在，嘴唇紧闭，抬高下巴，使颈部肌肉拉紧，用力咬牙，1-2-3-4，好！放松。

现在各个部位一起做，皱上额头，紧闭双眼，使劲咬上下颚，抬高下巴，拉紧肌肉，紧闭双唇，保持全身姿势，并且感觉紧张贯穿前额、双眼、上颚、下颚、颈部和嘴唇保持姿势，1-2-3-4，好，现在放松。注意体会此时的感受。

现在双肩外展扩胸，肩胛骨尽量靠拢，好像你的两个肩膀合到一起，1-2-3-4-5-6-7-8，好！放松。

现在尽可能使劲地向后收肩，一直感觉到后背肌肉被拉得很紧，特别是肩胛骨之间的地方，拉紧肌肉，保持姿势，1-2-3-4，好！现在放松。

现在，再一次把肩胛骨往内收，这一次腹部尽可能往里收，拉紧腹部肌肉，紧拉的感觉会贯穿全身，保持姿势，1-2-3-4，好！现在放松。

3. 强化练习

现在听我的指令，我们要做刚才所有肌肉系统的练习，首先，请深呼吸三次，吸气——呼气——吸气——呼气——吸气——呼气，好，准备好了吗？

握紧双拳，双臂弯曲，把二头肌拉紧，紧皱眉头，紧闭双眼，咬紧上下颚，抬高下巴，紧闭双唇，双肩往内收，收腹并拉紧腹部肌肉，保持这个姿势，感觉到强烈的紧张感贯穿上腹各个部位，好！放松深呼吸一次，感到紧张消失，想象一下所有肌肉手臂、头部、肩部和腹部都放松，放松。

现在轮到腿部，伸直你的双腿，脚尖上翘，使你的小腿后面的肌肉拉紧，好！放松。

现在把左脚跟伸向椅子，努力向下压，抬高脚趾，使小腿和大腿都绷得很紧，抬起脚趾，使劲蹬后脚跟，保持，1-2-3-4，好，放松！

接着把右脚跟伸向椅子，努力向下压，抬高脚趾，使小腿和大腿都绷得很紧，抬起脚趾，使劲蹬后脚跟，保持，1-2-3-4，好，放松！

好！我们一起来，双脚跟伸向椅子，努力向下压，抬高脚趾，使小腿和大腿都绷得很紧，抬起脚趾，使劲蹬后脚跟，保持，1-2-3-4，好，放松！

好！现在，深呼吸三次，吸气——呼气——吸气——呼气——吸气——呼气，好！将前面所练习过的所有的肌肉都开始拉紧，左拳和二头肌，右拳和二头肌，前额、眼睛、颚部、颈肌、嘴唇、肩膀、腹部、右腿、左腿请保持这个姿势，1-2-3-4，好！现在放松。

深呼吸三次，吸气——呼气——吸气——呼气——吸气——呼气，好！我们从头到尾再做一次，左拳和二头肌，右拳和二头肌，前额、眼睛、颚部、颈肌、嘴唇、肩膀、腹部、右腿、左腿，保持这个姿势，1-2-3-4，好！现在放松。

体会全部紧张后又全部放松的感觉，现在进行正常的呼吸，享受全身肌肉完全没有紧张的惬意之感，深呼吸三次，吸气——呼气——吸气——呼气——吸气——呼气，然后活动一下你的颈部、手腕，好，你已经完全学会了放松，慢慢睁开你的双眼……

三、想象放松法

请来访者找出一个曾经经历过的、给自己带来最愉悦的感觉，有着美好回忆的场景，可以是海边、草原、高山等，用自己多个感觉通道（视觉、听觉、触觉、嗅觉、运动觉）去感觉、回忆。

《海滩》指导语

我静静地躺在海滩上，周围没有其他的人，蓝天白云，湛蓝的大海，岸边是高大的椰树，身下是绵绵的细沙，阳光温柔地照在身上，我感到无比的舒畅。微风带着一丝海腥味轻轻地拂过我的脸颊，我静静地聆听着海浪悦耳的歌唱，阳光照得我全身暖洋洋的，我感到一股暖流顺着我的头部，流进我的右肩，让我感到温暖、沉重；我的呼吸变得越来越慢，越来越深。

这股暖流又流进我的右臂，再流进我的右手，整个右手也感到温暖、沉重；这股暖流又流回我的右臂，从后面流进脖子，脖子也感到温暖、沉重；我的呼吸变得更加的缓慢深沉。

这股暖流又流进我的左肩，左肩感到温暖、沉重；我感到越来越轻松，这股暖流又流进我的左臂，再流进我的左手，左手也感到温暖、沉重。这股暖流又流回我的左臂，左臂感到温暖、沉重；我变得越来越轻松，心跳变慢了，心跳更有力了，这股暖流又流进我的右腿，右腿也感到温暖、沉重；我的呼吸缓慢而又深沉。

这股暖流流进我的右脚，整个右脚也感到温暖、沉重；这股暖流流进我的左腿，整个左腿也感到温暖、沉重；我的呼吸越来越深，越来越轻松。

这股暖流流进我的腹部，腹部感到温暖、沉重；这股暖流流进我的胃部，胃部感到温暖、轻松；这股暖流最后流进我的心脏，心脏也感到暖、轻松；心脏又把暖流送到了全身，我的全身都感到了温暖而沉重，舒服极了。我的整个身体都十分平静，也十分安静，我已经感觉不到周围的一切了，周围好像没有任何东西，我安然地躺在海边，非常轻松，十分自在……

（周雪妃）

附录3 北美护理诊断协会(North American Nursing Diagnosis Association,NANDA)心理护理诊断一览表(2015—2017)

1. 健康促进领域

健康管理无效(ineffective health management)

有健康管理改善的趋势(readiness for enhanced health management)

家庭健康管理无效(ineffective family health management)

不依从行为(noncompliance)

有健康行为改善的趋势(risk-prone health behavior)

2. 活动/休息领域

失眠(insomnia)

睡眠剥夺(sleep deprivation)

有睡眠改善的趋势(readiness for enhanced sleep)

睡眠型态紊乱(disturbed sleep pattern)

自我忽视(self-neglect)

3. 感知/认知领域

情绪控制失调(labile emotional control)

冲动控制无效(ineffective impulse control)

记忆功能障碍(impaired memory)

有沟通增进的趋势(readiness for enhanced communication)

语言沟通障碍(impaired verbal communication)

4. 自我感知领域

有希望增强的趋势(readiness for enhanced hope)

无望感(hopelessness)

有个人尊严受损的危险(risk for compromised human dignity)

自我认同紊乱(disturbed personal identity)

有自我认同紊乱的危险(risk for disturbed personal identity)

有自控能力增强的趋势(readiness for enhanced self-control)

长期低自尊(chronic low self-esteem)

有长期低自尊的危险(risk for chronic low self-esteem)

有情境性低自尊的危险(risk for situational low self-esteem)

情境性低自尊(situational low self-esteem)

体像紊乱(disturbed body image)

5. 角色关系领域

照顾者角色紧张(caregiver role strain)

有照顾者角色紧张的危险(risk for caregiver role strain)

父母角色冲突(parental role conflict)

无效性角色行为(ineffective role performance)

社会交往障碍(impaired social interaction)

6. 应对/应激

情绪调控受损(impaired mood regulation)

创伤后综合征(post-trauma syndrome)

有创伤后综合征的危险（risk for post-trauma syndrome）

强暴创伤综合征（rape-trauma syndrome）

迁移应激综合征（relocation stress syndrome）

有迁移应激综合征的危险（risk for relocation stress syndrome）

焦虑（anxiety）

妥协性家庭应对（compromised family coping）

无能性家庭应对（disabled family coping）

防卫性应对（defensive coping）

应对无效（ineffective coping）

有应对增强的趋势（readiness for enhanced coping）

社区应对无效（ineffective community coping）

有家庭应对增强的趋势（readiness for enhanced family coping）

对死亡的焦虑（death anxiety）

无效性否认（ineffective denial）

恐惧（fear）

悲伤（grieving）

复杂性悲伤（complicated grieving）

有复杂性悲伤的危险（risk for complicated grieving）

有能力增强的趋势（readiness for enhanced power）

无能为力感（powerlessness）

有无能为力感的危险（risk for powerlessness）

持续性悲伤（chronic sorrow）

压力负荷过重（stress overload）

婴儿行为紊乱（disorganized infant behavior）

有婴儿行为调节改善的趋势（readiness for enhanced organized infant behavior）

有婴儿行为紊乱的危险（risk for disorganized infant behavior）

7. 生活准则领域

抉择冲突（decisional conflict）

道德困扰（moral distress）

精神困扰（spiritual distress）

有精神困扰的危险（risk for spiritual distress）

8. 安全／防护领域

有对他人施行暴力的危险（risk for other-directed violence）

有对自己施行暴力的危险（risk for self-directed violence）

自残（self-mutilation）

有自残的危险（risk for self-mutilation）

有自杀的危险（risk for suicide）

9. 舒适领域

有孤独的危险（risk for loneliness）

急性疼痛（acute pain）

慢性疼痛（chronic pain）

社交孤立（social isolation）

参 考 文 献

1. 陈力. 医学心理学. 2版. 北京：北京大学医学出版社，2010.
2. 高翔，戴艳，郑日昌. 焦点解决短期治疗（SFBT）简介. 中国心理卫生杂志，2004，18（5）：321-322.
3. 郭念锋. 心理咨询师（三级）. 修订版. 北京：民族出版社，2015.
4. 郭念锋. 心理咨询师（二级）. 北京：民族出版社，2017.
5. 胡佩诚. 心理治疗. 2版. 北京：人民卫生出版社，2013.
6. 胡佩诚，蒋继国. 医护心理学. 3版. 北京：北京大学医学出版社，2014.
7. 黄丽，骆宏. 焦点解决模式：理论和应用. 北京：人民卫生出版社，2010.
8. 蒋继国. 护理心理学. 2版. 北京：人民卫生出版社，2012.
9. 雷厉. 发展心理学. 2版. 北京：中国人民大学出版社，2013.
10. 李健慧，李松，王苹. 正念减压干预对颜面部烧伤患者伤残接受度及社交回避与苦恼的影响. 护理管理杂志，2016，16（2）：118-120.
11. 李金秀，甘玉芬，潘玉琼，等. 护理干预对维持性血液透析患者社交回避与苦恼的影响研究. 护理实践与研究，2014，11（9）：33-34.
12. 李丽华. 护理心理学. 2版. 北京：人民卫生出版社，2014.
13. 李正姐. 护理心理学. 北京：中国医药科技出版社. 2015.
14. 李祚山. 心理咨询技术. 重庆：西南师范大学出版社，2014.
15. 林崇德. 发展心理学. 2版. 北京：人民教育出版社，2009.
16. 林潇骁，罗非，王锦琰. 情绪通路异常与认知情绪偏差：慢性痛与抑郁症共病的神经心理机制. 心理科学进展，2016，24（05）：725-738.
17. 刘林林，迟明. 心理暗示在敏感多疑肿瘤患者护理中的应用. 护理学杂志，2013，28（5）：65-66.
18. 马存根，张纪梅. 医学心理学. 4版. 北京：人民卫生出版社，2014.
19. 帕里斯. 失眠的认知行为干预逐次访谈指南. 北京：人民卫生出版社，2012.
20. 潘芳，吉峰. 心身医学. 2版. 北京：人民卫生出版社，2017.
21. 彭聃龄. 普通心理学. 4版. 北京：北京师范大学出版社，2012.
22. 沈渔邨. 精神病学. 5版. 北京：人民卫生出版社，2010.
23. 王先华，敬琳，栾佳，等. 冠心病患者记忆力障碍的护理. 西北国防医学杂志，2012，33（6）：692-693.
24. 魏源. 浸润后现代精神的心理治疗模式——焦点解决短期疗法述评. 医学与哲学，2004，25（4）：34-35.
25. 许维素. 焦点解决晤谈中的积极倾听与形塑技巧. 心理技术与应用，2014（11）：45-48.
26. 姚树桥，杨彦春. 医学心理学. 6版. 北京：人民卫生出版社，2013.
27. 杨艳杰. 护理心理学. 3版. 北京：人民卫生出版社，2014.
28. 杨艳杰，曹枫林. 护理心理学. 4版. 北京：人民卫生出版社，2017.
29. 叶美凤，蒋永红. 焦点式解决健康教育模式在情感性精神障碍患者中的应用. 护士进修杂志，2013，28（12）：1107-1109.
30. 叶奕乾，何存道，梁宁建. 普通心理学. 4版. 上海：华东师范大学出版社，2010.
31. 杨凤池. 咨询心理学. 2版. 北京：人民卫生出版社，2013.
32. 杨凤池，崔光成. 医学心理学. 3版. 北京：北京大学医学出版社，2013.
33. 汪启荣. 医护心理学基础. 北京：人民卫生出版社，2017.
34. 张赞，李亚军. 综合医院及老年医院老年护理单元人性化设计. 中国医院管理，2014，34（12）：72-73.
35. 曾琴，胡正委，李燕萍等. 护士与愤怒病人沟通核心技能及标准化流程介绍. 护理研究，2013，27（8C）：2656-2658.
36. 中华医学会神经病学分会睡眠障碍学组. 中国成人失眠诊断与治疗指南. 中华神经科杂志，2012，45（7）：534-540.
37. 周郁秋，孙萍，邓斌菊. 护理心理学基础. 北京：人民卫生出版社，2016.
38. Lahey BB. 心理学导论. 9版. 吴庆麟等，译. 上海：上海人民出版社，2010.
39. Corey G. 心理咨询与治疗的理论及实践. 8版. 谭晨，译. 北京：中国轻工业出版社，2015.
40. Maslow AH. 动机与人格. 3版. 许金声等，译. 北京：中国人民大学出版社，2017.
41. 岳丽坤，翟泡杨. 浅谈非语言沟通在护理工作中的运用. 中国伤残医学，2014，22（5）：259.
42. Yapko MD. 临床催眠实用教程. 4版. 高隽，译. 北京：中国轻工业出版社，2016.
43. Chen W，Zheng R，Baade PD，et al. Cancer statistics in China，2015. CA：A Cancer Journal for Clinicians，2016，66：115-132.